Making Cognitive-Behavioral Therapy Work:

Clinical Process for New Practitioners (Third Edition)

认知行为疗法
——新手治疗师实践指南
（原著第三版）

［美］德博拉·罗思·莱德利　　布莱恩·P. 马克思　　理查德·G. 亨伯格　著
　（Deborah Roth Ledley）　　（Brian P. Marx）　　（Richard G. Heimberg）

王建平　李婉君　等　译

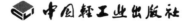

中国轻工业出版社

图书在版编目（CIP）数据

认知行为疗法：新手治疗师实践指南：原著第三版／
（美）德博拉·罗思·莱德利（Deborah Roth Ledley），（美）
布莱恩·P. 马克思（Brian P. Marx），（美）理查德·G. 亨伯
格（Richard G. Heimberg）著；王建平等译. —北京：中国
轻工业出版社，2022.1（2025.5重印）

ISBN 978-7-5184-3559-3

Ⅰ. ①认⋯　Ⅱ. ①德⋯ ②布⋯ ③理⋯ ④王⋯
Ⅲ. ①认知−行为疗法　Ⅳ. ①R749.055

中国版本图书馆CIP数据核字（2021）第120013号

版权声明

Copyright © 2018 The Guilford Press
A Division of Guilford Publications, Inc.
Published by arrangement with The Guilford Press

责任编辑：孙蔚雯　　　责任终审：张乃柬
策划编辑：孙蔚雯　　　责任校对：刘志颖　　　责任监印：吴维斌

出版发行：中国轻工业出版社（北京鲁谷东街5号，邮编：100040）
印　　刷：三河市鑫金马印装有限公司
经　　销：各地新华书店
版　　次：2025年5月第1版第5次印刷
开　　本：710×1000　 1/16　　印张：20.25
字　　数：200千字
书　　号：ISBN 978-7-5184-3559-3　　定价：82.00元
读者热线：010-65181109
发行电话：010-85119832　　 010-85119912
网　　址：http://www.chlip.com.cn　http://www.wqedu.com
电子信箱：1012305542@qq.com
版权所有　侵权必究
如发现图书残缺请拨打读者热线联系调换
250755Y1C105ZYW

Making Cognitive-Behavioral Therapy Work:

Clinical Process for New Practitioners (Third Edition)

认知行为疗法
——新手治疗师实践指南
（原著第三版）

［美］德博拉·罗思·莱德利　　布莱恩·P. 马克思　　理查德·G. 亨伯格　著
（Deborah Roth Ledley）　　（Brian P. Marx）　　（Richard G. Heimberg）

王建平　李荔波　李婉君　林　灵　胡　泊　徐　慊　蔡　远　译
（以上按姓氏笔画排序）

中国轻工业出版社

距离翻译并出版新手治疗师实操必读系列之《认知行为疗法》（原著第二版），已经过去了整整十年。这十年正是认知行为疗法（cognitive-behavioral therapy，简称 CBT）在中国不断被认识、接纳和实践的十年，而我持续为中国心理咨询师及治疗师提供的认知行为疗法两年系统培训项目也走过了十年的旅程，《认知行为疗法》（原著第二版）是我的培训项目中的学员们必读的书籍。很高兴看到德博拉·罗思·莱德利（Deborah Roth Ledley）博士、布莱恩·P. 马克思（Brian P. Marx）博士和理查德·G. 亨伯格（Richard G. Heimberg）博士再次将他们丰富的临床工作经验融入第三版的撰写中。他们在新版中做了大幅修订，使用全新的更复杂的个案贯穿全书，以呈现认知行为疗法的全过程，撰写的视角更加聚焦于新手治疗师在实践中常常遇到的困惑，并对此进行了充分的回应。此外，第三版对数字化时代的新技术给咨询/治疗带来的挑战进行了充分的讨论，同时增加了关于为特殊人群提供具有文化回应性的认知行为疗法的重要性和具体做法等内容。

我们很欣喜地看到，学习和实践认知行为疗法的临床工作者越来越多，而我的培训项目也在为更多的学员提供训练的过程中不断精进和发展，这些都离不开我的 10 名团队成员的共同努力。他们均接受过系统的心理学方向学历教育，其中 7 位是我的博士、1 位是我的硕士，还有 2 位是跟随我学习多年的认知行为疗法的临床实践者。和年轻的认知行为疗法的临床实践者一起工作和学习，也让我有更多的机会了解到他们在不同的发展阶段所面临的共同挑战与困惑，而在翻译此书的过程中，我常看到对这些挑战的回应，也能感受到作者对新手治疗师给予了很多理解和支持，提供了非常多的具有操作性的具体建议。

本书在导言部分对新手治疗师在临床实践中常常遇到的 11 个共同挑战进行了阐释，并在后续的 10 个章节中给出了相应的回应，第十一章则再次提炼总结了导言中的 11 个挑战。第三版以全新的个案串起了认知行为疗法的工作过程，第一章以"旅程"为隐喻阐释了认知行为疗法的全过程，介绍了认知行为疗法的原理及核心，特别探讨了为更好地做好治疗的准备，新手治疗师所需的"管理我们的想法"和"采取有益的行动"等。后续的章节中分别介绍了与来访者的初次互动、评估、个案概念化、制订治疗计划、反馈与撰写评估报告等治疗前的准备内容，以及在治疗的开始、中间和结束阶段的目标和挑战。此外，本书新增了一个关于与特殊人群工作的章节，讨论了提供具有文化回应性的认知行为治疗的重要性，并就如何与儿童和家庭合作给出了指导性建议。本书的最后一个章节对导言中提出的 11 个挑战再次进行了总结性凝练，带着读者再一次回顾了全书的内容，给予了非常多的鼓励。

本书的翻译由我的认知行为疗法培训与督导团队的成员共同完成。他们大多是经验丰富的高校专职心理咨询师，在认知行为疗法的临床实践中都有至少五年的经验。在翻译前，我们照例对翻译风格以及用词等方面进行了统一，同时将译文结合临床工作经验做了进一步阐释，以帮助读者更好地理解。整个翻译过程共进行了四轮校对统稿，译者被按不同的方式进行组合以对彼此的译文进行反复的校对和打磨，期望尽可能达到"信达雅"的翻译效果。各章具体的翻译执笔情况为：李婉君（江苏食品药品职业技术学院）负责第一章、第六章和第九章；李荔波（宁波大学科学技术学院）负责第二章和第八章；胡泊（中国矿业大学）负责第三章；蔡远（南京审计大学）负责第四章和第五章；徐慊（西南财经大学）负责第七章；林灵（个人执业者）负责导言、第十章和第十一章。李婉君承担了全书多轮的统稿和校对工作，我对全书进行翻译指导并做最终的审校。翻译过程也是一个学习的过程，大家感到收获很多，因此我们相信无论是新手咨询师／治疗师，还是有经验的咨询师／治疗师都会在阅读此书的过程中有所收获。参与翻译工作的团队成员为本书的翻译定稿付出了巨大的心血，在此对他们表达深深的谢意！我以和他们在一起工作为荣，期待我们可以为认知行为疗法在中国的发展做出更多有价值的事情，无论是继续翻译和撰写新的书籍，还是提供专业的系统培训。

　　希望经由我们的翻译，作者所付出的心血和智慧能够与更多的中国读者共享，期待本书成为心理健康及相关领域工作者重要的临床参考书籍。尽管我们力求完美，但囿于水平和时间的限制，译本难免出现疏漏之处，诚请同行、专家及读者不吝指正，以便未来进一步修订完善。我的邮箱是：wjphh@bnu.edu.cn。

王建平

2021 年 3 月 26 日

献给詹娜（Jenna），她拥有和我一样的对写作的热爱。

献给马修（Matthew），我们充满好奇和同理心的实习医生。

献给加里（Gary），他支持我所做的每一件事，我对他的爱绵延无尽。

——德博拉·罗思·莱德利（Deborah Roth Ledley）

献给科林（Colin）和丹尼斯（Denise），他们每天都在教我一些有价值的东西。

——布莱恩·P. 马克思（Brian P. Marx）

献给克里斯（Chris），他总是让我感到自豪。

献给康纳（Connor）和莱利（Riley），他们总是让我微笑。

最重要的是，献给琳达（Linda），她照亮了我的生活。

——理查德·G. 亨伯格（Richard G. Heimberg）

序 言

　　早在 1999 年，当我（德博拉·罗思·莱德利）在坦普尔大学做博士后时，布莱恩·P.马克思（当时是助理教授）、理查德·G.亨伯格（当时是我的导师）和我就萌生了为新手治疗师写一本书的想法。即使在我们所参与的优秀培训项目中，我们也被培训中的缺口所震惊。虽然学生们知道了很多关于认知行为疗法和他们所治疗的疾病的情况，但是他们在治疗室里面对来访者时依然会不知所措。而且，在我自己还是新手治疗师的时候，也有同样的感受。我有太多的"我该怎么办？"要问。我会问："当来访者问我个人的问题时，我该怎么办？""当来访者在会谈中生气时，我该怎么办？""当来访者出乎我的意料要结束治疗时，我该如何处理自己的失望情绪？"没有书能解决这些重要问题。我自己的困惑与挣扎，还有我们共同的受训者的困惑与挣扎，激励我们写出了这本《认知行为疗法——新手治疗师实践指南》（*Making Cognitive-Behavioral Therapy Work: Clinical Process for New Practitioners*）。

　　自从本书第一版在 2005 年出版以来，情况发生了很大的变化！我已经不再是一个没有经验的治疗师了。在过去的十年或更长的时间里，我们治疗了无数来访者，也督导了大量治疗。这一集体的经验促使我们大幅修订了本书的第三版。在这个新版本中，我们新增了一个关于与特殊人群工作的章节。在该章（第九章）中，我们讨论了提供具有文化回应性的认知行为疗法的重要性，并就如何与儿童和家庭合作提供了指导。我们增加了一些新的案例，其中一个案例从评估开始直至治疗结束。这个案例比我们在本书前两版中包含的案例更复杂，它源于我们日常工作中会遇到的来访者，并不完全符合某一种单一的诊断类别。我们还特别关注了治疗师在日益数字化的世界中所面临的新挑战。当年我们刚开始构思这本书的时候，我们都还在担心 1999—2000 年的"千年虫"问题，那时我们还没有接触到社交媒体、短信、远程医疗和通过互联网发送治疗会谈的录音等新生事物。随着新技术的出现，我们需要密切注意围绕这些技术可能出现的伦理议题，因为法律的规范远远滞后于此。我们试图在这本书的新版本中阐明治疗师应怎样应对这一领域的常见问题。

我们希望这本书有助于减轻新手治疗师的焦虑，也能解决相对有经验的治疗师面临的日常挑战。我们欢迎读者对这个新版本提出宝贵意见。

| 目　录 |

新手治疗师面临的共同挑战

每位专业人士都有他们的第一次：建筑师要设计他们的第一座房子，教师要上他们的第一堂课，外科医生要做他们的第一台手术……同样，认知行为流派的新手治疗师需要接待他们的第一批来访者。学习新技能并建构自己的职业身份将充满乐趣与兴奋感，但也令人备感压力。

在第三版《认知行为疗法——新手治疗师实践指南》伊始，我们列出了新手治疗师在开始执业时会遇到的一些共同挑战。贯穿本书的目标就是为应对这些挑战提供建议。

1. **感觉自己不胜任和 / 或被认为不胜任**。正如我们刚才提到的，每个人在职业生涯之初都是新手。就算到了职业生涯后期，我们也可能遇到对来访者被诊断出的障碍没有干预经验，或可能需要使用一种刚学到的新治疗技术才能顺利工作的情况。不胜任的感觉会引发我们一系列的担心，可是担心不仅不能帮助来访者，还会让他们变得更糟。此外，我们也许还会担心给来访者和他们的家人留下不胜任的印象，这些担忧会分散我们的注意力，并在实际上影响干预效果。在第一章、第六章和第九章中，我们会讨论如何应对关于自身胜任力的担忧，以及如何在治疗过程中保持专注。

　　新手治疗师还经常担心在他们的督导师面前表现得不够胜任。在第十章中，我们将讨论如何管理在督导中的焦虑，以及如何通过有效的督导来真正帮助受训者建立胜任感和自信心。

2. **被认为不能与来访者产生共鸣。**新手治疗师可能会忧心，来访者会认为自己无法理解他们的经历与体验。一位未婚的治疗师是否能够理解一个正在处理婚姻中不忠行为的来访者？一位没有孩子的治疗师能指导父母如何教孩子遵守纪律吗？一位看起来快乐又健康的治疗师能体会极度抑郁的感觉吗？在第六章和第九章中，我们梳理了来访者在治疗关系中提出此类问题的真正含义，以及如何回应才能让来访者感觉被理解。

3. **弄清楚如何整合来访者报告的所有信息。**与一位新的来访者开展治疗有时会让人手忙脚乱。在会谈最初的几小时里，来访者会分享大量关于当前问题和个人史的信息。我们该如何整合所有信息，以便更好地理解和治疗所遇到的每一位来访者？在第一章和第四章中，我们讨论了进行个案概念化的重要性，它能帮助我们理解来访者及其问题和治疗之道。贯穿整本书，我们将反复提到这一概念，因为个案概念化从来都不是一成不变的——随着与来访者工作的深入，我们对于他们所遇问题的理解和治疗方法都在持续变化和发展中。

4. **在操作手册化的评估和干预方案时，表现得僵化和不灵活。**认知行为治疗师使用的很多评估工具和干预方案都是手册化的。在培训期间和临床研究的背景下，遵照手册显得尤为重要。虽然有一套手册化的评估体系或干预方案会令新手治疗师安心许多，但它也可能引发焦虑：如果我听起来像是在复述事实，而不是共情式地倾听，怎么办？如果使用干预方案／手册让我看起来像是缺乏经验，怎么办？如果来访者提出了手册中没有涵盖的问题，怎么办？我们回应了这些关切，并讨论了使用结构化的评估（第三章）和干预方案（第一章、第四章、第六章、第七章和第九章）的艺术与科学之处。

5. **感觉被来访者错综复杂的生活所淹没**。新手治疗师可能会因为来访者错综复杂的生活而不知所措。这种情况在退伍军人医疗保健系统、城内贫民区的学校和社区精神卫生诊所等环境中尤其多。尽管我们接受了不少使用一本简易手册来治疗某个特定心理障碍的培训，但当来访者不仅共病了多种心理障碍，而且伴随有多个现实性的"生存问题"时，所有结构化的东西可能都将被抛诸脑后。那么治疗该怎么进行呢？它还应该保持聚焦吗？治疗师应该介入来访者所面临的众多现实问题吗？或者，新手治疗师是否应该调整一种视角来看待来访者的那些困难？这些问题的答案将在第四章、第七章和第九章中揭晓。

6. **管理对治疗结果不切实际的期望**。我们中的许多人在开始受训时都对来访者在治疗过程中的改善程度抱有一种理想化的态度。认知行为疗法的研究数据支持这一观点：我们的治疗如此有效！于是我们相信，只要遵照干预方案，同时建立起牢固的治疗关系，每位来访者都应该变好。但事实上，我们忽略了没有如他们（或我们）所期待的那种好转的来访者的比例。在第七章和第八章中，我们讨论了如何看待个案进展不顺利的情况，以及如何应对毫无改善的来访者的失望情绪。

7. **与难以治疗的来访者合作**。刚步入职业生涯的新手治疗师不仅常认为他们可以帮助到每个人（见挑战 6），还坚信每个人都想要获得帮助。但在现实中，一些来访者对于为了过上更健康、更有效率的生活而做出改变是抗拒的。另一些人可能希望有所改变，却提出了各种阻碍因素。在第六—九章中，我们将重点介绍如何识别这些阻碍（它们可能非常微妙！）以及如何移除它们，推动治疗取得进展。我们还会探讨如何与那些没有做好改变准备的来访者进行结束治疗的工作。

8. **管理我们在与来访者互动时可能产生的情绪**。治疗是一份带有情绪色彩的工作。新手治疗师经常担心自己的临床技能，也为他们与来访者的互动而焦虑。尽管成熟的治疗师可能会比他们的新手同行少一些焦虑，但任何有个案在进行中的治疗师都会在某个时刻体验到一系列情绪：我们可能会对做出错误选择的来访者感到愤怒，为来访者所过着的生活感到悲伤，为屡屡受挫后取得成功的来访者感到高兴……在这样的治疗过程中，我们该如何管理自己的情绪？我们将在第一章、第六—九章和第十章中讨论这个问题。

9. **把工作情绪留在工作中。**在应对了前面的那些挑战之后，要指出的重要一点是，治疗师在治疗过程中体验到的情绪会在工作结束后持续下去。几次没有成效的会谈，或者与有严重抑郁或愤怒问题的来访者一起工作，都可能让治疗师陷入情绪低潮。对于大多数治疗师来说，当离开办公室时，仍然必须面对自己"真实"的生活。掌握克服这些情绪的方法，从而继续过好我们每一天的生活，是我们作为治疗师自我关照的重要组成部分。我们在第六—九章中讨论了这个问题。

10. **与可能伤害自己或他人的来访者一起工作。**尽管我们觉得对每一位来访者都负有责任，但当与一位可能伤害自己或他人的来访者一起工作时，没有什么比做好风险评估和制订安全计划更能体现这份责任感了。对来访者是否会真正实施伤害计划的恐惧与我们对自身安全的恐惧交织在一起——按照法律和伦理标准，我们做出的所有决定都是"正确"的吗？第七章涉及这个复杂的问题，第十章将在督导关系的背景下重回对它们的讨论。

11. **知道如何应对新技术。**自从电子邮件、手机短信和社交媒体出现，治疗师的工作变得更为复杂。在一周里，一名治疗师可能会收到来访者发来的短信，需要回应另一位来访者在脸书网（Facebook）上的加好友请求，并设法在不泄露来访者隐私的情况下撰写一篇与临床问题相关的博客。新技术手段为治疗师提供了令人兴奋的机遇，但也带来了伦理方面的挑战。在第六章中，我们将讨论应对这些挑战的最新指导准则。

第一章

认知行为疗法的过程

成为治疗师的过程可能令人生畏。遭受情感和行为问题困扰的来访者将其内心最深处的想法和感受托付给治疗师，与我们分享的也许是他们从未与他人分享过的经历。他们对我们寄予厚望，期望我们能够解决那些让他们烦扰的问题。这是一项重大责任。

鉴于心理治疗是人与人之间的互动，因此我们必须记住，来访者进入这种状况时所抱有的信念是他们在与我们互动之前早就持有的。也许他们在与其他治疗师的工作中有过负面的体验。也许他们是由高度挑剔的父母养育的。在学校和工作中多年的失败可能使他们相信，即使付出很大的努力，他们也永远无法成功。当来访者走进治疗室时，我们必须接纳他们。他们所带来的任何东西都将成为我们共同工作的一部分。

从事心理治疗意味着整天要面对各种情绪。治疗师可能会在一天中遭遇来访者的愤怒、悲伤、强烈的焦虑，甚至是如钢铁般的沉默并因此难以与任何一种情绪联结。我们必须学习如何对来访者的情绪状态做出有效的反应，以及如何在一天结束时将工作留在一个舒服的情绪空间，而不是将来访者的烦扰带入工作以外的生活。

此外，治疗师会接触到来访者各种不同的行为。每天，我们都会遇到行为失调的来访者，例如，他们会吸烟、酗酒、暴饮暴食和赌博等。我们遇到的来访者没有采取可能改善他们生活的行为，例如，一个抑郁的来访者整天躺在床上，而不是起床去做可能会帮助他感觉更好的事情。我们会看到有的来访者由于恐惧和回避而错过了自己的生活。来访者会与我们持有不同的观点（例如，支持令我们反感的政治观点），或者从事我们认为在道德上错误的行为（例如，入店行窃，疏于照看儿童）。定期会见这些来访者对治疗师来说也是具有挑战性的。在个人生活中，我们可能会选择与此类人保持距离，但在职业生活中，这些都可能是一天的工作。呈现在我们治疗室里的各种行为几乎令我们窒息。我们甚至会怀疑如何才能开始帮助每个走进治疗室的人。

　　在本章中，我们将讨论如何获得作为治疗师的信心。但是，首先让我们对治疗过程做一个形象的比喻——在路上。

治疗之旅

　　许多人喜欢旅行。有些人是"说走就走"的旅行者，但更多的人通常更喜欢在出行之前制订计划。毕竟，当我们旅行时，时间和财力是有限的，因此我们希望能够充分地利用它们。

　　也许我们可以从选择一个大致的地点开始计划旅行。然后根据和谁去旅行、旅行时候的天气如何、所需费用、时长等做决定。一旦选择了一个大致的位置，就可以打印出该地区的地图，设计出从一个地方到另一个地方的路线，这对确定最终的行程安排是很有帮助的。

　　考虑旅行的开始、中间和结束通常很有意义。在旅行的前几天，我们可以在周围走走或者乘坐游览巴士，对旅行地有一个初步了解，从中感受一下那些值得深度了解的有趣的地方。旅途中间将会令人兴奋——可能是在国家公园中进行的一次漫长而艰苦的远足、听一场精彩的音乐会或在一家别具特色的餐厅用餐。在旅行结束前一两天，收拾行装并整理好一切，做好重新回到"现实"生活中的准备。

认知行为治疗中治疗计划的制订过程就像是为旅行制订行程。此行程将带领我们从旅途的开始到结束，并列明旅行中的所有要点。与旅行一样，在理想情况下，治疗应从相识开始。治疗师和来访者先彼此认识，一起了解治疗方式和所呈现的问题，并讨论在治疗期间可能采用的特定治疗策略。旅程中"令人兴奋"的部分涉及认知行为疗法的所有工具——认知工作、暴露、放松练习、正念技巧等，所有这些都经过精心选择，目的是使来访者达到终点，即达成共识的目标。一路上，我们可能会面临挑战。当我们旅行时，我们可能会遭遇车胎没气了，有人可能生病，或者由于装修或其他无法预见的原因，我们期待已久的景点或目的地可能被关闭。在治疗中，我们同样可能遇到对改变有阻抗的来访者、过着混乱生活的来访者，或者治疗师可能将自己的问题带入治疗关系，导致该过程变得不太理想。我们必须有效应对所有挑战，以使来访者能够在合理的时间内实现其目标。

就像平静地结束旅行一样，治疗也不应该突然结束。认知行为疗法会对治疗做出总结、思考收获，并确保将这些收获延续到未来。换句话说，在搭乘飞往"现实生活"的飞机之前，我们要确保来访者已将他们的纪念品（认知行为疗法策略）装入行李。在本书中，我们将讨论如何与来访者成功地走上认知行为疗法的道路。

必须指出的是，在出行之前制订计划并不意味着我们在旅行时不能偏离它。也许网上看起来很棒的酒店简直就是一个垃圾场。也许我们计划停留两天的地方是如此美好，以至于我们决定在那里待上五天。或者，也许我们在一个遥远的地方遇见了一位当地人，他带我们进行了一次冒险，而这些是我们在家借助旅行参考书籍制订计划时无法想到的。个案概念化就像我们的行程一样。我们在离开家之前设定了行程，但是我们总是需要留出调整的空间。在认知行为疗法中，我们创建了个案概念化，它可以帮助我们了解来访者及其问题以及在治疗关系初期如何解决这些问题。但是这种概念化不可能是静态的。我们必须不断检查是否需要对其进行调整，从而最好地满足来访者的需求。在本书中，我们还将向你展示如何制订和修改个案概念化，以便我们共同的旅程是有回报和有效的。

了解认知行为疗法背后的理论

理论假设可以帮助你进行认知行为疗法的个案概念化和实践，但我们无法在本书的范围内提供关于理论假设的深入理解。不过，我们会简要介绍一些理论要点。在阅读本书时，必须首先对这一理论有一个清晰的了解，原因有二。首先，这本书讨论了认知行为疗法的过程。掌握认知行为疗法背后的理论有助于治疗师了解维持有问题的信念和行为的原因，以及可以使用哪些方法来帮助来访者改变生活。其次，这本书超越了技术，还使用了认知行为疗法的策略来帮助治疗师克服他们在与来访者的日常工作中可能遇到的困难。认知行为疗法的魅力在于我们可以在使用理论和技术帮助来访者的同时帮助我们自己。

认知行为疗法是两种最初独立的理论方法的整合：行为方法和认知方法，它们都可用于理解和治疗心理障碍。行为方法（在最严格的界定上）仅专注于可观察、可测量的行为，而忽略所有心理事件。它认为思想／大脑是一个"黑匣子"，是不可知的，因此不是治疗中尝试改变的适当重点。相反，它注重环境和行为的相互作用。认知方法则侧重于心智的作用，特别是作为感觉和行为决定因素的认知。

行为方法

约翰·B. 华生（John B. Watson，1913）通常被认为是"行为主义之父"，他认为所有行为和所有行为变化都是通过经典条件作用进行学习的。他认为，即使是复杂的行为也可以分解为通过简单的学习过程即可获得的行为组件。经典条件作用有四个关键要素：（1）无条件刺激，（2）无条件反应，（3）有条件刺激，（4）有条件反应。"无条件刺激"是能够产生特定反射反应的任何刺激。食物就是无条件刺激的一个例子，它自然会引起唾液分泌，这是无条件反应。"有条件刺激"在与无条件刺激配对之前是中性的。例如，当一个婴儿看到绿灯时，他对此没有特别的反应（除了看着它）。然而，如果婴儿在母亲开始给他喂食之前不断地看到绿光，他最终会对单独出现的绿光做出唾液分泌的反应。唾液分泌现在已成为条件性反应——通过反复配对，条件性刺激（绿灯）现在或多或少会引起与单独的无条件刺激（食物）相同的反应（唾液化）。华生认为，所有学习（以及所有行为改变）都是通过这些简单的刺激—反应配对而发生的。

更多的例子清楚地揭示了认知行为治疗师感兴趣的各种问题行为在经典条件作用下的产生过程。华生和他的同事（后来成了他的妻子）罗莎莉·雷纳·华生（Rosalie Rayner Watson）对一个名叫阿尔伯特（Albert）的小男孩做过一个著名的实验（参见 Watson & Watson，1921）。阿尔伯特从来没有见过白老鼠，因此他没有学会对它的反应。换句话说，白老鼠是阿尔伯特的"中性刺激物"。华生和雷纳向阿尔伯特展示了那只老鼠，同时将它与一声巨响（无条件刺激）配对。众所周知，噪声会引起阿尔伯特的惊吓或恐惧反应（无条件反应）。白老鼠和吵闹声音的配对出现只进行了 7 次，阿尔伯特就开始表现出对单独出现一只老鼠（条件刺激）的恐惧反应（条件反应）。阿尔伯特"学会了"惧怕老鼠。事实上，阿尔伯特从此开始惧怕许多白色的毛茸茸的物体，包括兔子和圣诞老人。从行为上讲，阿尔伯特的恐惧"泛化"到了其他白色的毛茸茸的物体上。另一项名为小彼得（Little Peter）的研究（Jones，1924）则证明了恐惧如何被"消退"。一个名叫彼得的小男孩怕兔子（他恐惧的根源不明）。在他吃午饭时，研究者将他暴露在一只被关在笼子里的兔子旁边，很多天后，彼得逐渐失去了对兔子的恐惧。研究人员认为，彼得在兔子和吃午饭的乐趣之间建立了新的联系，同时消退了兔子和恐惧之间的联系。这些早期的学习和消退实验对于我们理解人们如何产生恐惧以及消除恐惧非常重要。

斯金纳（B. F. Skinner，1976）是行为主义兴起的另一位关键人物。斯金纳的条件作用理论比华生的更为复杂，专注于操作性条件作用而非经典条件作用。在操作条件中，刺激不被认为是引起反应的原因。取而代之的是，当生物与环境相互作用时，它们会发出各种各样的反应（称为操作者）。当有机体因特定的反应而得到奖励时，该反应更有可能再次发生。从行为上讲，它已被"强化"。让我们来看一个操作性条件作用在来访者的问题上如何起作用的例子。想象有一个孩子，他在上学前哭了，然后就被母亲允许待在家。他非常喜欢在家中度过的一天，与他的母亲（通常需要与兄弟姐妹共享的人）一起度过一段时光，比如看电视和玩视频游戏。于是这个孩子很可能每天早晨都哭，因为他已经知道这种行为会产生预期的结果。如果母亲后来在育儿杂志上读到无论孩子怎么哭泣都应该让孩子上学，那么孩子的哭泣行为最终将会消失，因为他知道哭泣不再能产生预期的结果。换句话说，他将忘掉哭泣和被允许待在家之间的联系。

作为认知行为治疗师，纯粹的行为方法确实适用于某些问题。但是，简单的刺激—反应关联不能解释所有学习到的行为。随着行为现象的复杂性增加，我们需要对行为进行更复杂的解释。了解人们的想法和感受对理解他们的行为也很重要。

认知方法

与坚定的行为主义者奉行的严格的行为研究方法和心理"黑匣子"的观点相比，认知方法明显不同。认知模型对心智感兴趣。具体而言，它认为想法很重要，因为它们是刺激和反应之间的干预变量。

认知模型及其相关的疗法与阿隆·T. 贝克（Aaron T. Beck）密切相关（1979；另见 Beck，Rush，Shaw，& Emery，1979）。贝克在 20 世纪 60 年代初期开发了认知疗法作为抑郁症的治疗方法，至今已应用于各种精神障碍以及一般的"日常生活问题"。认知疗法基于认知模型，该模型认为，歪曲或功能失调的思维是所有心理障碍的基础。此外，功能失调的思维对我们的情绪和行为也有重要影响。认知模型的关键概念可以追溯到古希腊人的著作，影响我们行为的不是事件本身，而是我们对事件的看法（参见 J. S. Beck，2011）。

认知模型始于情境或事件。试着想象这样一个情境：艾米丽计划在下午7：00 与朋友见面看电影，现在是 7：30，艾米丽的朋友尚未到达，而电影即将开始。此时，艾米丽体验到了一些自动思维。这些是"快速的、评价性的思维，不是经过深思熟虑的理性思考的结果"（J. S. Beck，2011，p.31）。贝克指出，自动思维的速度如此之快，以至我们甚至可能意识不到它们。相反，我们可能只会注意到随之而来的情绪或行为。

当艾米丽的朋友没有按时到达时，她的自动思维是："她肯定出了车祸"和"发生了可怕的事情"。艾米丽的脑海中还会有一幅画面，在画面中，她的朋友被困在高速公路中央一辆被撞毁的汽车中。

对最初事件（她的朋友看电影迟到）的这种解释导致了几种反应。艾米丽感到非常焦虑和担忧（情绪反应）。她开始反复发短信给她的朋友（行为反应）。在没有收到短信回复时，她注意到自己的心跳加速和手心出汗（生理反应）。

另一个人可能会有不同的反应。在相同的情况下，何塞的自动思维是"她不喜欢我"和"她跟其他朋友在一起"。这些想法导致他感到悲伤和愤怒（情绪反应）。他独自一人回家，借酒消愁（行为反应）。同样在这个情境下，泰勒认为她的朋友忘记与她见面了，就像她过去经常做的那样。这可能会使泰勒感到烦恼（情绪反应），然后她可能会决定独自进入剧院（行为反应）。凯文可能以为自己搞错了时间或日期，"我太笨了"（自动思维）。这会使他感到非常难过（情绪反应），他还可能在回家的路上去商店购买他数周前就打算买的记事簿（行为反应）。同样的情境可能会引起不同的情绪、行为和生理反应，具体取决于个人对情境的看法。这就是认知模型的关键所在。

人们为什么会在同样的情境下有如此不同的自动思维？从自动思维这一概念深入下去，认知模型进一步假设，我们的核心信念起着重要作用。这些关于自己、他人和整个世界的信念是在儿童时期根据我们成长中的经验而发展形成的。核心信念是"这些理解如此基础和深刻……人们将这些想法视为绝对事实，也就是事情'本来'的样子"（J. S. Beck，2011，p.32）。核心信念是适用于一般情况的具有概括性的想法。它与自动思维相反，自动思维被描述为"实际存在于脑海中的词语或图像"（J. S. Beck，2011，p.34），并且是针对某一特定情境的。中间信念介于核心信念和自动思维之间，中间信念包括"态度、规则和假设"（J. S. Beck，2011，p.35）。让我们回到艾米丽的例子中来说明这些概念。艾米丽可能秉持这样的核心信念——"我是一个不幸的人"，在这种核心信念和自动思维（"我的朋友出事了"）之间，艾米丽可能持有多种中间信念，包括"我身边的人会发生不好的事情"和"世界充满了危险"。

认知模型假设，当人们发现自己进入某种情境时，自动思维就被激活，这些思维直接受到他们的核心信念和中间信念的影响。然后，自动思维会影响我们的反应。因为我们最基本的信念会在任何给定的情况下影响我们的想法，所以不同的人对相同的情境有非常不同的反应。图 1.1 展示了认知模型，图 1.2 展示了应用于艾米丽的认知模型。

认知模型如何指导治疗？

那么，认知行为疗法是如何工作的？对认知行为疗法的工作原理的讨论将贯穿本书，但是从最基本的层面讲，从情境到解释（自动思维），再到反应，组成了事件的链条，认知行为疗法范畴下的技巧则被用于改变这个链条的某些部分。如图 1.3 所示，认知行为疗法涉及认知和行为治疗的工具。但是，认为认知技术仅针对认知，而行为技术仅针对行为，会过于简单化。如

图 1.3 所示，一个系统的改变无疑会导致另一个系统的改变。

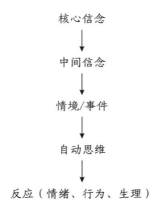

图 1.1 认知模型

Adapted from J. S. Beck（2011，p.36）.Copyright © 2011 Judith S. Beck. Adapted with permission from The Guilford Press.

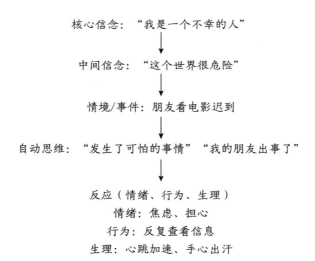

图 1.2 应用于艾米丽的认知模型

Adapted from J. S. Beck（2011，p.37）.Copyright © 2011 Judith S. Beck. Adapted with permission from The Guilford Press.

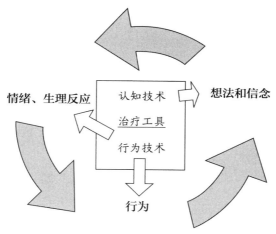

图 1.3 认知行为个案概念化的基本模型

让我们首先考虑一下认知模型是如何影响认知技术的使用的。我们的主要认知工具是认知重建，其中包括识别和重新建构适应不良的思维。认知重建不会将自动思维视为"真相"，而是在这些思维非理性、适应不良或毫无帮助时质疑和重构它们。现在回到艾米丽的案例。想象一下，当艾米丽刚开始接受认知行为治疗时，同样的"剧本"仍会反复出现。在治疗的早期，艾米丽可能仍然会以同样的自动思维来回应朋友的迟到，"发生了一件可怕的事"和"她出了严重事故"。但是，鉴于她掌握了新的认知行为疗法技能，她现在有能力质疑这些想法了。艾米丽会问自己："我能肯定知道发生了什么坏事吗？"和"还有另一种看待这种情况的方式吗？"通过回答这些关键问题，艾米丽很快意识到自己过快地下了定论，她的朋友受重伤的可能性并不大。此外，艾米丽认识到她的朋友迟到的其他可能原因——她可能出发晚了，可能迷路了，可能有紧急工作要处理，或者只是忘记打开手机。这些认识可能导致截然不同的行为反应。艾米丽决定给她的朋友发短信，告诉她自己要进去看电影，并让她的朋友进来找她（如果她来的话）或给她发短信让她知道发生了什么。这与站在电影院外面反复给她的朋友发短信是非常不同的行为结果。艾米丽也可能会有不同的情绪和生理反应。当她在剧院坐下来并开始欣赏电影时，她很可能感到平静和放松而不是可怕的焦虑。

从认知行为治疗的前几次会谈中学到的技巧中，艾米丽有哪些收获呢？她最重要的收获是了解到一种情况可能有许多种解释。她还了解到，有多种方法可以对某一情况做出反应。她意识到在恐慌时发短信没有任何好处（无论对自己还是对朋友）。她还发现看电影是愉快的，并且没有负面影响（例如，对朋友需要时自己不在其身边的担心并没有成为现实）。认知重建积极地影响了艾米丽的信念（正如我们所期望的）、她的行为反应以及她对潜在压力的情绪和生理反应。

那么应该怎样将这种互相影响的关系与行为技术联系起来？在认知行为疗法的大伞下，有许多行为工具，例如，实境暴露、社交技能训练、放松训练和结构化的问题解决。但是，与认知重建一样，所有这些技术也有着共同点，即它们以学习理论为基础——刺激与反应之间旧的、不适当的联结消退，同时建构新联结。例如，实境暴露技术主要是帮助人们面对那些引起他们焦虑情绪的无害刺激。反复暴露于这些触发因素的目的是帮助服务对象认识到自己的恐惧是没有根据的，或者至少是被夸大的。以斯坦为例，他对蛇有着严重的恐怖症。斯坦一直记得所有与蛇有关的刺激（例如，蛇的照片、电影中的蛇），对此他感到恐惧。他最近购买了一所房子，并打算做一些园艺工作。但是，他很快得知自己的花园里有各种常见的蛇类。每当看到一条蛇时，他的想法都会让自己很恐惧（例如，"它会咬我""我会因毒液而死""我无法应付"）。这些想法使他感到非常焦虑（情绪反应）并经历了心跳加速和大量出汗（生理反应）。每当他在花园中看到一条小蛇时，他都会从家中逃跑，直到有人到他家确认蛇不在花园中后，他才会回来（有时会在几天后）（行为反应）。他的花园很快就因疏于打理而变得过于茂密，邻居们开始抱怨。此外，斯坦也无法享受园艺工作带来的快乐。

斯坦决定接受治疗，并选择去看行为治疗师。治疗包括反复暴露，首先是与蛇有关的刺激，然后逐渐接触真蛇。经过反复暴露，斯坦逐渐对蛇表现出中性的反应，后来他又能够去做园艺工作了。偶尔，当斯坦在花园里确实发现了一条蛇时，他也只是看它一眼并继续干手里的活儿，而不是在恐惧的驱动下做出反应。

对斯坦的治疗看起来完全是行为治疗——通过反复暴露，他建立了一个新的刺激—反应联结。但是，这个新联结是如何建立的呢？很显然，斯坦对蛇有了一些新的信念。当他通过暴露了解到更多有关蛇的知识时，他明白了他住所周围的大多数蛇不会咬人并且无毒。他了解到蛇并没有黏滑的感觉（正如他第一次接触蛇之前以为的那样），实际上它们是干燥、光滑且触感很好的。他还了解到，观看蛇在各种栖息地活动并进行其自然行为（例如，在沙子下进食和挖洞）可能会很有趣。这些学习经历导致旧刺激—反应（蛇—恐惧）的消退和新刺激—反应（蛇—有趣）的形成。这种新的联结带来了信念的转变（"蛇并不可怕"）和行为的转变（例如，重拾园艺和在户外花更多的时间），虽然治疗在表面上似乎只简单地专注于"行为"。

为治疗做准备

在介绍了认知行为疗法的基本理论后，让我们回到旅行的那个比喻。当我们旅行时，理想的状况是在出发前做一些准备。通过阅读了解旅行目的地的历史，挑选出最佳景点和餐馆并与去过那里的朋友讨论，这些可能会很有趣。新手治疗师同样需要在首访之前做好准备。遵循认知行为模型，"准备就绪"章节分为两个部分："管理我们的想法"和"采取有益的行动"。新手治疗师对他们的治疗能力抱有很多信念，而管理这些信念可能是入门的第一步。

管理我们的想法

我们请一群新手治疗师对他们所见的第一个来访者进行回忆。他们还记得自己当时有什么想法和感觉吗？他们的担忧是什么？关注点是什么？我们注意到了一些常见的主题。我们试图将这些主题表述为典型的自动思维，并使用箭头向下技术（请参阅 J. S. Beck，2011，pp. 206-207）来了解这些想法背后的信念。下面将讨论新手治疗师应如何使用认知行为疗法的技术来对抗它们。

"我不知道我在做什么→来访者将会发现→他将脱落／寻找其他治疗师／不会变得更好" 许多新手治疗师提到经历过"冒名顶替综合征（imposter syndrome）"，因为担心来访者会发现他是他们的"首位"来访者，而且与此担心相关的是，治疗师真的不知道自己在做什么。这种想法的背后是这样一种信念：没有"足够的实战"经验，我们是不胜任的。

在认知疗法中，新手治疗师可以通过问"那又如何？""这对你意味着什么？"或"这将导致什么后果？"来探究自己更深层次的想法。如果来访者真的知道你是一个新的、没有经验的治疗师，那么会发生什么呢？

新手治疗师表示会担心来访者脱落或寻求其他（年龄更大、更好、更有经验的）治疗师。显然，这种想法将严重影响受训者，剥夺受训者获得成为更好的治疗师所需的经验的机会。也许最重要的是，一个不胜任的治疗师根本无法帮助来访者康复。

解决这些假设的一种方法是查看数据。令人惊讶的是，有关治疗师经验与治疗结果之间关系的研究结论甚至在同一批数据内也不一致（例如，Huppert et al.，2001）。一些研究发现，经验与结果之间存在正相关（例如，Crits-Christoph et al.，1991；Driscoll et al.，2003；Smith & Glass，1977），这是新手治疗师和他们的督导师普遍预期的。但总的来说，这些相关性是中等程度的。治疗师的经验可能确实对复杂的病例很重要，但不会影响较简单病例的结果（参见 Beutler，Bongar，& Shurkin，1998）。其他研究发现，治疗师的经验与治疗结果（例如，Shapiro & Shapiro，1982）或治疗脱落率（Wierzbicki & Pekarik，1993）无关。有趣的是，实际上几乎没有证据表明年龄或者治疗师和服务对象属性的相似性有助于产生积极的治疗结果（Beutler，2004）。

　　根据这些发现，新手治疗师可以开放地面对这种可能性，即缺乏经验并不会对来访者产生负面影响。实际上，与受训治疗师一起工作的大多数来访者都能从这种安排中受益，因为受训治疗师通常都会专心致志并乐于提供帮助。与受训者一起工作的许多来访者无法负担经验丰富的治疗师的治疗费用，因此他们通常很感激受训者的帮助。

　　那么，如果治疗师的经验不会影响治疗结果，又是什么在影响呢？当面对自我怀疑时，新手治疗师可以从关于治疗联盟的研究文献中汲取力量。许多人之所以选择成为治疗师，至少部分是因为他们自然地具备卡尔·罗杰斯（Carl Rogers）认为的有成效的治疗师必不可少的特质（1957）。这些特质是共情（从来访者的角度看待来访者世界的能力）、真诚（我们说的话以及我们的行为与我们的想法和感受相一致）以及非占有性的温暖（关照来访者，尊重他们）。罗杰斯还鼓励采取无条件积极关注的态度，在这种态度中，来访者当下的一切都被接纳和予以重视。这种无条件积极关注的想法非常适合认知行为治疗师的立场，他们通常不会将症状归咎于来访者。症状被认为是通过认知和行为途径来维持的，而不是懒惰、缺乏动力或软弱的表现。综上所述，在包括认知行为疗法在内的各种形式的疗法中，这些罗杰斯式的特质被认为与积极的治疗结果有确切的关联（参见 Keijsers，Schaap，& Hoogduin，2000）。

　　根据哈代、卡希尔和巴卡姆（Hardy，Cahill，& Barkham，2007，p.24）的说法，"至少，来访者和治疗师之间的良好关系被认为是进行所有治疗工作的基础"。实际上，在各种治疗方法中，已经发现治疗关系的质量与治疗结果之间存在显著的关系（Lambert & Bergin，1994），尤其是当治疗关系的质量基于来访者的评分而不是由治疗师本人或独立评估者提供时（参见 Hardy et al.，2007）。有趣的是，治疗联盟与治疗结果之间的关系往往比特定治疗技术与治疗结果之间的关系更强（Hardy et al.，2007）。诺克罗斯（Norcross，2002）估算，治疗关系约占心理治疗带来变化的30%。马丁、加斯克和戴维斯（Martin，Garske，& Davis，2000）对治疗联盟与治疗结果之间的关系进行了全面的元分析，发现治疗联盟与治疗效果之间的平均加权相关系数为 r =0.22。

遗憾的是，当新手治疗师过多地专注于如何与来访者交流时，他们的共情、温暖和真诚可能会被遗失。为了避免这个问题，新手治疗师应尽一切努力将注意力集中在来访者身上。注意来访者在说什么，以及来访者对你所说的话如何反应。当你将注意力集中在来访者和他的困难而不是自己身上时，很可能会让来访者感到更加舒适、得到支持和理解。

"认知行为疗法有太多东西要教→我会漏掉重要的内容／犯错误→来访者不会做得很好" 大多数认知行为疗法手册的开头都有心理教育材料，许多新手治疗师对如何教会来访者这些表示担心。他们认为，必须既完美地覆盖所有内容，又不能让来访者感到无聊。他们经常为说得太多而不让来访者有机会表达而感到内疚。一位新手治疗师表达了这样一个信念，他在"推动一个议程"，因此必须"就这样"沟通，以便认知行为疗法"发挥作用"。

毫无疑问，这里存在一些冲突。许多培训计划会根据受训者对手册的遵守程度进行评价（例如，督导师可能会注意到第23页的第5点被忘记了！）。出于培训目的（或如果某人在随机对照试验中担任治疗师），以特定方式获取所有信息可能很重要，但这可能会使受训者很难专注于来访者以及来访者对学习材料的反应。随着治疗师对认知行为疗法的模型越来越适应，他们将发展出自己的风格，将认知行为疗法的要点传达给来访者。该过程将变得更具互动性，并与每个来访者个人更加相关。随着治疗师信心的增加，其与来访者的互动也会变得越来越顺畅。在这方面，时间真是一位了不起的老师！

会谈的底线是我们必须与来访者就关键材料进行沟通，但许多附带细节的重要性尚未得到研究。我们确实希望来访者能以适合其自身情况的方式来了解维持当前困难的原因。我们也希望来访者了解我们将如何帮助他们打破这些模式。例如，让我们看看对狗有恐怖症的来访者。重要的是要教给这位来访者关于焦虑的三个要素——想法、感受和行为——以及这些要素如何相互作用以维持其恐惧。同样重要的是，要告诉来访者我们可以通过针对这些要素进行工作，来帮助他减轻对狗的恐惧。我们可以挑战他对狗的危险的观念，更重要的是，我们必须帮助他改变面对狗时的行为（这将反馈给他关于狗的观念以及他在狗面前的感受）。虽然与来访者分享我们关于对狗恐怖症的发病率、原因和发病年龄的知识可能很有趣，但漏掉这些内容或者在这里或那里犯点错误可能并不会影响该病例的临床结果。

"我对 X 障碍有很多了解，但来访者有 Y 障碍→我不知道该怎么办→我将无法提供帮助／会使来访者变得更糟"　我们最喜欢的一个关于"第一次治疗经历"的故事来自一位主要对焦虑障碍感兴趣的治疗师。她阅读了大量有关该主题的文章，并观摩了经验丰富的催眠专家的治疗过程。然而分配给她的第一个来访者竟然患有精神分裂症！这位治疗师惊慌失措。她对焦虑障碍了解很多，但对精神分裂症不了解。

这使我们回到了对自己能力的信念上。不能仅仅因为我们没有治疗过 Y 障碍患者，甚至没有读过很多相关的书，就认为我们没有技能可以付诸使用。首先，我们拥有倾听技巧和温暖的力量。其次，认知行为疗法为我们提供了令人惊叹的技术工具箱，这些技术可用于各种情境及其引发的心理障碍和行为问题。例如，面对患有精神分裂症的来访者时，一个熟练的认知行为治疗师可以专注于那些阻碍患者每天服药的环境因素。然后，她可以制订一个行为计划，旨在增加服务对象服用药物的可能性。

我们确实无法成功地治愈每一位来访者。我们中的许多人在培训过程中都将精力集中在特定领域的专业知识上，根本没有经验（或兴趣）来解决其他问题。这是非常正常的！但我们同样可以为这部分来访者提供出色的服务，我们可以对其进行评估，找出导致他们不适的因素，然后将其转介给专门解决这些特定问题的其他专业人员。

采取有益的行动

很多关于治疗过程的学问其实在我们和来访者一起走进房间之前就发生了。在本章的下一部分中，我们将讨论在治疗接触开始之前应该进行的背景学习。与检查和纠正错误的认知一样，采取有益的行动可以减轻新手治疗师的焦虑感。

做功课

在理想情况中，在与你的第一位来访者见面之前，你应该已经完成了许多相关课程——有关各种精神障碍的性质和治疗的课程；测试和评估课程；专业伦理课程。但是实际上，通常达不到这种理想状况。许多培训计划要求学生在完成所有课程之前就与来访者展开工作。这使学生主动采取以下方法充分做好准备变得更加重要。

阅读

我们对研究生院的许多回忆涉及埋身于成堆的文章中，然后阅读，阅读，再阅读。如果你对认知行为疗法特别感兴趣（正如我们希望的那样，如果你正在阅读本书），则应通过进一步阅读来补充课程内容。我们在这里建议选择一些书籍，以帮助你了解认知行为疗法的基本理论以及如何实施认知行为疗法（请参阅附录 A 了解更多信息）。下面所列的书并没有包罗万象，但是对于那些在认知行为疗法领域工作的人来说，这些书肯定在"必读书单"中。

一个很好的起点是经典之作——阿隆·贝克的《抑郁症的认知疗法》（*Cognitive Therapy of Depression*，Beck et al.，1979）和《认知疗法和情绪障碍》（*Cognitive Therapy and the Emotional Disorders*，Beck，1979）。要了解认知行为疗法的基础知识，我们还建议你阅读以下书籍。

- 《认知疗法：基础与应用》（第二版）［*Cognitive-Behavioral Therapy: Basics and Beyond* (2nd ed.)，Judith S. Beck，2011］
- 《伯恩斯新情绪疗法》（修订版）［*Feeling Good: The New Mood Therapy* (rev. ed.)，David Burns，2008］
- 《理智胜过情感：如何改变你的抑郁、焦虑、愤怒和内疚情绪》（第二版）［*Mind Over Mood: Change How You Feel by Changing the Way You Think* (2nd ed.)，Dennis Greenberger & Christine Padesky，2016］以及《理智胜过情感：治疗师指南》（*Clinician's Guide to Mind Over Mood*，Padesky & Greenberger，1995）
- 《认知治疗技术：从业者指南》（*Cognitive Therapy Techniques: A Practitioner's Guide*，Robert L. Leahy，2003）
- 《认知行为治疗的核心能力：成为高效和称职的认知行为治疗师》（*Core Competencies in Cognitive-Behavioral Therapy: Becoming a Highly Effective and Competent Cognitive-Behavioral Therapist*，Cory F. Newman，2013）
- 《循证实践的认知行为疗法》（第二版）［*Evidence-Based Practice of Cognitive-Behavioral Therapy* (2nd ed.)，Deborah Dobson & Keith Dobson，2017］
- 《儿童和青少年认知疗法的临床实践：基本要点》（第二版）［*Clinical Practice of Cognitive Therapy with Children and Adolescents: The Nuts and Bolts* (2nd ed.)，Robert D. Friedberg & Jessica M. McClure，2015］
- 《儿童和青少年认知疗法技术：增强实践的工具》（*Cognitive Therapy Techniques for Children and Adolescents: Tools for Enhancing Practice*，Robert D. Friedberg，Jessica M. McClure，& Jolene Hillwig Garcia，2009）

一旦新手治疗师掌握了认知行为疗法的核心技术，他们就必须获得有关认知行为理论和治疗特定心理问题的知识。概论类图书是一个不错的首选，例如戴维·H. 巴洛（David H. Barlow）的第五版《心理障碍临床手册：循序渐进的治疗手册》（*Clinical Handbook of Psychological Disorders: A Step-by-Step Treatment Manual*，2014）。该书包括许多关于特定心理问题的章节，概述了每个问题的性质，提供了理解它们的认知行为模型，并描述了如何在从初始评估到结束治疗的过程中使用认知行为疗法。这本书提供了一个出色的模型，说明了如何将认知行为疗法应用于不同的心理问题以及数据的均衡混合（患病率、疗效研究的发现）和实践性知识（案例示例、对话示例、供来访者填写的表格等）。

当你开始治疗有特定困难的来访者时，在该特定领域进行更深入地阅读也很重要。这种深入阅读应包括面向研究的书籍（例如，讨论流行病学、病因、诊断问题和治疗方法的书籍）以及治疗手册（请参阅附录 B 和附录 C）。有些手册包括对特定问题的研究的简要概述，不过大多数都重点聚焦于指导治疗师完成整个治疗过程。虽然只阅读你最有可能治疗的障碍的手册是很有意义的，但是更广泛的探索也是很有趣的。有时，针对你在研究中未关注的障碍，认知行为疗法手册会提供有用的技术。

遗憾的是，仅阅读书籍和治疗手册无法使你掌握这个领域的最新知识。执业的治疗师应养成习惯，随时了解有影响的疗效研究以及有助于我们更好地理解各种心理障碍的性质的研究。这个领域有很多优秀的期刊，我们不能把它们都列在这里，但是我们已经在附录 D 中列出了一些新手治疗师可能想要了解的期刊名。注册博客、时事通讯和列表服务也可能会有所帮助，因为这些博客、时事通讯和列表服务总结了你感兴趣的领域中最新的重要研究（请参阅附录 D）。

熟记

通过练习，某些技能会变得更容易，但是在与来访者进入治疗室之前先熟悉某些信息是一个好主意。正如我们将在第三章中讨论的那样，诊断性会谈和评估措施对于管理者来说可能很复杂。因此，在与来访者进行实际操作之前，请先熟悉它们（如何操作它们，略读后应翻到哪一页，等等）。同样，对最常见的精神疾病的诊断标准有很好的了解也很重要。通过这种方式，可以提出正确的问题来进行鉴别诊断，从而使治疗在经过深思熟虑后开始。最后，认知行为治疗师（即使是新手）应该能够解释什么是认知行为疗法，认知行为理论如何帮助我们理解问题思维和行为的维持，以及认知行为疗法如何改变这些行为。实际上，从事认知行为治疗的治疗师应当成为认知行为疗法的啦啦队。当我们第一次与来访者见面时，我们需要让来访者知道认知行为疗法值得他花时间、金钱和精力。如果我们在见面时总是翻阅笔记，回答问题不熟练或对基本问题说"我不知道"，我们的来访者可能会对我们的能力以及认知行为疗法的有效性产生严重的怀疑。

看大师怎么做

除了阅读外，新手治疗师还可以通过观看更有经验的治疗师的工作录像来进行准备。观看认知行为疗法"大师"怎么做可以增长见识（而且很有趣）。行为与认知疗法协会（Association for Behavioral and Cognitive Therapies，简称 ABCT）创建了一个称为"临床会诊"的系列视频，该系列视频展示了世界知名的认知行为治疗师如何对模拟来访者进行治疗。这些DVD 提供了观看优秀的认知行为治疗师工作的机会，他们通常都是那些为特定问题创造治疗方法的重要人物。

YouTube[1] 和其他基于互联网的资源比这些 DVD 更加易于访问。值得一

---

[1]　一个源自美国的视频分享网站。——译者注

提的是，与网上的所有内容一样，讨论或演示认知行为疗法的视频的质量也相差很大。因此，尽量去寻找知名的治疗师、中心或专业组织提供的资源。举个例子，贝克认知行为疗法研究所（Beck Institute for Cognitive Behavior Therapy）拥有自己的 YouTube 频道，其中包括阿隆·贝克博士的许多片段，这些片段解释了认知行为疗法的概念并演示了认知行为疗法的技术。

前面提到的这些资源都展示了一个使用模拟来访者的简化版本的治疗过程。尽管它们对于新手治疗师来说非常有价值，但治疗师还应尽力接触真实来访者的完整案例记录。许多培训诊所都保存了对有趣案例的记录，供学员观看。通过从头到尾地观看一个案例，新手治疗师不仅会接触到许多不同的治疗技术，而且会接触到可能在治疗过程的不同阶段出现的问题。只要有可能，新手治疗师都应与经验丰富的治疗师（最好是做过类似治疗的治疗师）讨论他们的观察结果。这样就可以请治疗师解释他是如何根据治疗的进展做出决定的。

还可以通过单向镜观察或在治疗师和来访者工作的房间内实时观察治疗过程。这是一种极好的学习方式，特别是如果能在每次会谈后都花一些时间与治疗师讨论案例并提出问题。如果能够与治疗师和来访者一起待在房间里，那么新手治疗师还可以根据治疗师的风格和来访者的意愿逐渐扮演更有参与性的角色。不过这样的安排应该在开始治疗前与治疗师以及来访者进行讨论，以便每个人都清楚你的角色性质。

善用督导

新手治疗师可以通过充分利用督导来减轻他们所遇到的焦虑（我们将在第十章详细讨论督导）。刚开始执业的治疗师以为在接待来访者时可能会感到孤独，但事实并非如此。由于培训中的治疗师的经验和能力还不够，不能独立胜任工作，他们需要由临床督导师进行督导。临床督导师的工作是在培训过程中为新手治疗师提供支持和反馈。从教学的角度看，督导有多个目标。

最主要的目标是为受训者传授提供心理服务所需的技能。督导师还应指导受训者如何成为治疗师。他们帮助受训者学习如何处理在治疗过程中来访者可能遇到的意外困难。他们还要向治疗师介绍心理治疗工作的伦理准则，并帮助他们解决遇到的伦理困境，教导新手治疗师以守伦理和负责任的方式实践心理学伦理。最后，督导师经常充当导师，帮助受训者规划自己的职业道路，包括发展自己的督导技能（有关认知行为治疗的督导主题的更多信息，参见 Newman，& Kaplan，2016；Sudak et al.，2015；以及附录 A 中列出的其他书目）。

在督导关系的背景下，受训者最关心的可能是督导师对他们的评价。这种担忧并非没有根据，因为督导通常涉及提出"建设性批评"。此外，在督导中，我们倾向于指出有问题的治疗环节。如果一次督导会谈以负面的语气结束，受训者可能会对下一次会谈感到焦虑，这可能会对治疗产生不利影响。受训者会因为害怕在督导期间受到训斥而过于专注做"正确的事情"，导致无法关注来访者。

处理对负面评价的恐惧的一种方法是重新定义你对督导经验的认识。来自督导师和同辈的督导可以带来惊人的效果，尽管有时让人很难接受。新手治疗师需要厚脸皮，记住反馈不是对个人的侮辱，而是帮助他们成长的一种手段。当新手治疗师开始能够在督导会谈中不把反馈当成针对个人的时候，他们将从中得到更多。

成为团体的一部分

作为新手认知行为治疗师，加入国际、国家或地方组织也是一个可取的做法（参见附录 D 获取更多信息）。成为这些组织的会员可以使治疗师及时了解认知行为研究和实践的最新动态。这些组织还赞助各种会议，新手治疗师可以通过参加研讨会和讲座来学习，也可以借此机会结识对认知行为疗法同样感兴趣的其他人。这些组织包括行为和认知疗法协会、国际认知心理治疗协会（International Association of Cognitive Psychotherapy，简称 IACP），以及更专项的组织，例如，美国焦虑与抑郁协会（Anxiety and Depression Association of America，简称 ADAA）。认知治疗学院（Academy of Cognitive Therapy，简称 ACT）是另一个极好的资源。认知治疗学院为具有认知行为疗法专业知识的个人提供证书，并提供与初学者有关的资源，包括以认知行为疗法为重点的临床心理学博士课程、实习和博士后奖学金。

成为治疗师是令人兴奋的职业选择。我们中的大多数人走上这条道路是出于我们想要帮助别人的原因。这样做的过程永远不会无聊，因为我们遇到的每个来访者都是独特的，无论是他的临床表现，还是他与治疗师形成的工作联盟。即使是在治疗中已取得相当进展的来访者身上，也会出现值得思考的有趣挑战。刚开始做治疗师确实有很大的压力，但我们鼓励你本着好奇的精神走上这条路。

第二章

与来访者的初次互动

由于工作性质和工作环境的不同，与来访者初次联系的情况会有很大差异。一些治疗师会接到潜在来访者打来的电话；一些治疗师的来访者是被分配给他们的，他们自己要与来访者进行初次联系，包括打电话预约首次见面；还有一些治疗师直到来访者首次来访时才开始接触他们。

在本章中，我们会引导你了解一个典型的初次联系过程，虽然它可能并不完全符合你的具体临床设置。通过这个环节，我们会呈现如何与来访者逐渐熟悉的过程。最重要的是，我们关注与新的来访者建立融洽的关系，并且利用早期与来访者的互动引入个案概念化。

初次联系

无论来访者初次联系的性质及理由如何，对很多人来说，迈出求助的第一步都可能是令人望而生畏的。我们都遇到过这样的来访者，他们会在实际打电话前，花数月甚至数年之久来考虑要不要打电话。在这种情况下，治疗师要对来访者的处境及其可能感受到的不舒服或尴尬保持敏感。此外，要明确初次电话联系通常不是进行彻底评估或诊断的合适时机，而是应该将其作为一个收集基本信息及其他相关信息的情境，以此确定下一步合适的计划。

请潜在来访者简要介绍其当下面临的问题是一个很好的入手点。它可以通过询问以下问题来实现，例如，"我今天能帮你做些什么？""是什么让你今天打电话过来呢？"或"你最近遇到了什么困难？"等。一些人会轻松明晰地回答这些问题，让治疗师有机会进行更多的提问。另一些人可能不愿意在电话中披露信息，或者不愿意具体谈论他们的问题，因为他们对自己的问题或对需要治疗本身感到窘迫或羞愧。在这些情况下，尤其重要的是，你要传达你愿意提供帮助的信息，表达你的安慰，并让他们知道你很熟悉来电者通常会分享什么信息。只有得到充足的信息之后，你才能给出合适的建议。

新手治疗师和有经验的治疗师都经常纠结要花多少时间与潜在来访者打电话。在受训期间，我们每隔几周才给一个新的潜在来访者打电话，这样时间就很充分。我们可以在通话时花足够的时间，让来访者讲述他们的问题。在他们不愿意提供信息的时候引导他们，并回答他们的问题。对更资深的治疗师而言就不一样了，他们一周可能要打 10 个这样的电话。我们如何在有限的时间和让来电者感受到被倾听之间保持平衡？关键要回到初次电话的目标上。正如我们之前所说的，这些电话的目标是了解来电者是否有问题，以及这些问题是否可能被我们的工作解决。这里的重点在"可能"这个词上，因为在打电话期间，我们不需要回答每一个提问。事实上，在初次电话联系时，我们不希望来访者分享太多的信息，因为这会变得好像已经与其建立了治疗关系似的。事实上，治疗关系是在获得知情同意之后才建立的。我们只想要收集基本信息，以明确我们是否应该对该潜在来访者进行评估，或者我们是否应该提供转介信息。在开始电话通话时，这样说是非常好的："在下一个来访者到来之前，我有 10 分钟的时间，让我们用这 10 分钟讨论一下我可以怎么帮助你。"也可以温柔地打断来电者，然后说："你告诉我这些真的很有用，具体情况让我们在面对面的会谈中详细说吧。"如果来电者因为时间限制以及没法在面谈前多分享信息而感到不安，这种反应可以作为个案概念化的有用信息。

提出建议

治疗师进行初次交谈的目标是为来访者下一步应该怎么做提供建议。这里有很多选择需要考虑。一种选择是邀请来访者前来对其进行更深入的评估。如果你和你的同事没有办法提供治疗，另一种可能是将来访者转介给其他专业人员或诊所。做出转介时需要十分小心，要考虑到来访者可能会因为这个建议而感到被拒绝。比如，可以这样告诉来访者："看来现在的主要问题与你的婚姻关系有关，可是我们诊所不提供伴侣治疗，所以我向你推荐一些在这个领域里能提供治疗的治疗师或诊所吧。"给来访者多一点选项总是最好的，以防某位特定的治疗师不接新来访者或者不接受来访者的保险种类。如果所有的转介都不可行，请来访者再打电话回来也是一个很好的做法。

有时，人们联系治疗师并不是为了寻求治疗，而是为了获取信息。在一些情形下，他们还没有做好投入治疗的准备，但已经想要更多地了解自己的问题或者可能考虑参加一个支持小组。针对这样的情况，同样应该收集简短的信息，并发出邀请：如果将来需要治疗，请再打电话来。另一些时候，作为治疗师，我们可能感到并不需要对其进行治疗。比如，有人可能打电话描述极轻微的症状，并担心没有时间来做治疗。此时，可建议他们读一些自助手册、浏览网站或参加当地支持小组。这些最浅层的干预对一些人已足够，而另一些人可能在试过之后发现，付出一些代价来参加传统的治疗是值得的。

总体来说，当潜在的来访者给一位治疗师打电话时，他们是想要得到一些东西的：一次预约、一个转介或相关信息。要给他们留下这样的印象，即打电话给治疗师是一个不错的决定，会给自己带来积极的变化。在初次联系期间，要用容易理解的方式缓慢地提供信息。应避免使用心理学术语，让信息简单直白，并确保对方有机会提问。

在进入下一阶段前，要通过电子邮件来总结已经完成的第一次联系。在本书中，我们将讨论如何通过电子邮件与来访者沟通。需要注意的是，必须遵守大型卫生系统甚至更小的从业团体对用电子邮件进行联系的严格规定。

对于能够自主决定规则和标准的治疗师（如私人从业治疗师），我们将在第六章讨论对用电子邮件沟通的指导方针。在初次联系的早期，最好尽早从用电子邮件联系转向用电话联系。电子邮件只可用于回答最简单的问题，比如告知诊所的地址或回答针对服务范围的问题。不能通过电子邮件讨论治疗事宜。在第六章中，我们将更详细地阐述为什么电子邮件不可用于讨论与治疗相关的信息。

安排第一次来访

假设打电话的人是适合你所在诊所的来访者，那么下一步就是安排第一次来访。当邀请其来访时，治疗师需告知会面的目的及其包含的内容。要留意焦虑会让人难以注意细节，因此要确保他们清楚会谈的时间（日期和时刻），会谈将持续多久，以及最重要的——如何到达诊所。有些人会过于聚焦在第一次的电话交谈上，以致可能忘记询问这些细节，之后会为要再次打电话询问信息而感到羞愧。因此，一定要提供所有必要的信息，并确保来电者明白这些信息。如果有网站包含所有信息，要确保将网址告诉来电者。

获得发送提醒函的许可

当安排好了第一次会谈后，可以给来访者发送提醒函。提醒函可用来提醒来访者约好的时间、告知其如何到达、如果改变预约应该联系谁，也许还可以加入有关诊所的基本信息或关于迫使来访者寻求帮助的问题种类的基本知识。给来访者发用来评估相关问题的自陈问卷，让他们在评估会谈之前完成，这样的问卷对促进评估是非常有帮助的（见第三章）。

但在做这些之前，需要询问来访者是否可以给他们寄送信件。一些来访者不希望家人知道他们想要治疗，可能希望不要把信件寄到家里。寄送信件时，应该使用无单位标记的信封并标注"保密"字样。在此阶段与来访者联系时，最好能按照他们的意愿行事。然而，需要注意的是，这些顾虑对个案概念化是非常有价值的。一旦治疗开始，它们可能成为临床关注的焦点。比如，一位非常孤立、感到缺乏社交支持的来访者与家人更多地分享她正遇到的困难会让她受益良多。

在日益无纸化的社会中，很多初次联系是在线完成的。即使是私人从业者，也可以有一个简单的网站，包含去他们办公室的路线、联系方式（附有提醒，如果需要紧急援助，来访者应该拨打911[1]或去急诊室）、需要完成的初始会谈表格／问卷。加入一些认知行为疗法的基本信息、你所专长治疗的障碍以及包含其他资源的链接，也是有帮助的。我们的网址要足够安全，以避免来访者身份信息被泄露。

议定费用

在来到诊所进行评估（及开始治疗）之前，应该告知来访者评估的费用。在一些设置中，议定费用是由业务管理人员负责的，独立于治疗关系。在另一些设置中，治疗师必须自己完成这些事宜。无论谁负责费用设定和收取，都必须注意美国心理学协会（American Psychological Association，简称 APA）的《心理学家伦理原则与行为准则》（*Ethical Principles of Psychologists and Code of Conduct*；APA，2010a）的要求，即关于费用和与经济相关事宜的讨论"在可行的情况下，尽可能早"（准则 6.04a）。除了与来访者讨论费用，介绍你们对未付费及未赴约情况的相应政策也很重要。要了解你所在诊所的政策，并确保用来访者可以理解的语言清晰地解释给他们听。来访者需要签订一份文件，承诺会支付协商好的费用，并确认已了解与费用相关的规定。

---

[1] 美国紧急事件报警电话号码。——译者注

会见来访者之前

做好准备

当来访者来见治疗师并谈论非常私人的问题时，他们往往是很焦虑的。我们的任务是让会谈的基调尽可能平静。这其实并不容易，因为在第一次见来访者时，你需要记住很多东西。你需要记住来访者的基本信息（很可能是你在第一次电话中收集的），并准备好来访者需要填写的表格［如知情同意书、《健康保险流通与责任法案》（*Health Insurance Portability and Accountability Act*，简称 HIPAA）所需的表格］、你的评估量表、钢笔和铅笔，以及一个提醒你注意时间的手表或时钟。有些时候，你还要准备录制你的会谈。如果你在一个与其他治疗师共用的办公室接待来访者，而且不是所有物品都在手边时，要记住它们就更难了。不断地出入办公室或治疗室去拿纸、工具或其他物品会让来访者觉得你没条理并且不专业。

做好准备的关键在于给自己留充足的时间。如果你要在上午 9 点见第一位来访者，并已知晓需要在和其他治疗师共用的办公室里进行会谈，那么记得早到半小时做准备。拿出一些时间检查你已经准备好了需要的所有物品，并且办公室已经收拾得整齐干净。如果你是在自己的办公室会见来访者，同样要整理好所有需要的资料，并确保工作环境整洁且已清除任何与其他来访者相关的信息（比如，电话留言、记录等）。如果来访者一进入你的办公室就很轻易地看到写有其他来访者名字的文件随便散落在桌上，他们自然会怀疑你的保密承诺。

在见来访者前让手机静音是一项重要的准备工作。就连振动声都会分散注意力，引诱治疗师在会谈时看手机。不能在会谈时看短信或者接电话，否则是对来访者的不尊重。尽管如今很多人将手机用作时钟，但在治疗会谈中，短信和其他提醒不时出现在手机屏幕上会带来问题。最佳的时间管理办法还是在治疗室的墙上挂一只简单的时钟。

让来访者将手机静音也是有必要的。如果来访者在会谈中发短信或者回电话，应该要求他们不要这样做。他们对这类要求的反应可以为治疗师提供很多信息。公然拒绝的来访者可能是想向治疗师表明他们是多么重要或他们是多么被人需要，或者他们可能在应对权威方面有困难。这个行为可以成为治疗的一个主题。

在来访者到达之前，最后要准备的是穿戴。在选择穿戴时，需要考虑以下事项。首先，提供心理治疗的诊所是专业场所，就像律师事务所或银行。这些年来，我们看到一些受训学生穿着像准备去酒吧或去海滩度假的衣服来工作，这并不合适，会让来访者怀疑他的治疗师是否成熟以及是否认真。以下是一些需要考虑的一般准则：女性治疗师应避免穿低胸上衣、短裙或紧身衣物。这样的衣着可能会令来访者不安。比如，一位寻求社交焦虑症治疗的男士在与有魅力的女性交流时有困难，他就可能因女性治疗师穿着暴露而感到非常紧张。类似地，一个想治疗进食障碍的女性可能因她的治疗师穿紧身衣物凸显身材而感到不适。女性治疗师还需要避免分散注意力的穿戴，如化很突出的妆容、戴叮当作响的首饰或穿露出涂色脚指甲的鞋。尽管以上穿戴都是外出度过一个晴朗夏日的绝佳选择，但它们可能会使本来就因第一次见面而紧张的来访者更加不能集中注意力。男士的穿戴通常较少有争议，但也值得一提。男士应注意让自己穿得更专业，可以穿有领的衬衫（通常可以加一条领带或一件夹克衫）、齐整的裤子（不是牛仔裤）、短袜及正式的鞋（而非运动鞋或凉鞋）。专业的穿着会确保来访者对见新手治疗师感到有信心，并感到他们的困难正在被认真对待。

留意注意的焦点

在进入第一次当面交流的具体内容之前，让我们重新回顾一下第一章介绍过的注意焦点的问题。在与来访者的所有交流中，包括评估或治疗会谈，我们的注意力都应集中在来访者身上。人们在焦虑时，会倾向于只注意到自己，想着"我现在说得对吗？""来访者能发现我从没有做过治疗师吗？""我是不是在诊断会谈中的最后一部分忘记了一个提问？"。从某种程度而言，我们需要关注这些内容，以确保实现会谈的目标。然而，过度关注与来访者相处的方式可能是有害的。同样地，如果我们的注意力聚焦在早上和孩子共度的时光、一大堆要完成的任务或者晚一点会碰到的某个难度很大的会谈上，我们也会发挥不出最佳水平。自我关注会让我们错过来访者正在说的内容，甚至可能让我们忘记要问的重要问题。

与来访者互动时，我们应该尽可能多地将注意力集中在来访者身上。我们应该注意他们所说的，以及他们通过肢体语言和面部表情所传递的内容。这种注意水平会让治疗师在会谈后记住相关信息，而这些信息正是诊断与开始个案概念化过程所需的。

虽然在会谈中要关注来访者，但治疗师也需要在适当的时候更多地关注自己。在督导中，你完全可以讨论自己在与来访者互动时的想法。让新手治疗师看（或听）自己治疗的录像，并发现其应当改变的行为也是非常有用的。比如，你可能会发现自己是任务导向的，没有对来访者运用共情。这些信息可以用在未来与来访者的治疗互动中。

在等候室中

通常，我们第一次面对面接触来访者是在等候室中。与来访者打招呼时，需要让他们放松，同时注意保密。当接待员为来访者登记并让其进入时，最好让他指明你的来访者是哪一位。然后走向这个人，介绍你自己，欢迎他来到诊所，并陪伴他来到你的办公室。如果必须在等候室叫出来访者的名字，只称呼名而不说出姓会有助于保护来访者的隐私。

与来访者在治疗室中

在初次会谈的最初几分钟，最先出现在治疗师脑中的应该是社交礼仪。这似乎是愚蠢的建议——毕竟，我们有许多事情要做。于是我们经常直入主题，只想着完成任务，却忘记了向来访者打招呼、欢迎他们来到诊所并介绍自己。最初的几分钟会带来巨大的不同，包括建立和谐的关系、让来访者感到轻松及让其意识到我们关注作为个体的他们，而不是作为症状集合体的他们。

自我介绍及征询录音录像的许可

会谈进行到此时，可以询问来访者现在的感觉，当然，正确地称呼他们很重要（如"你希望我称呼你琼斯女士还是苏珊？"）。通常，第一次见成年来访者时最好称其为某先生或者某女士。许多来访者会立刻告诉治疗师可以直接叫他们的名字，当然也可以问来访者称呼名字是否让他们舒服。这里的中心原则是尊重来访者。尽管一般的经验是绝大多数来访者认为称呼名字是合适的，但事先征询他们的意见有助于建立良好的关系。

当向来访者介绍自己时，应提供自己的全名并告诉他们可以怎样称呼你（例如，你更愿意被称呼为史密斯博士、史密斯小姐或简）。你或许也想向来访者介绍自己的"专业背景"。例如，"我已经在这家诊所工作约两年了。我的临床工作和研究的主要兴趣点都是婚姻关系。我主要和夫妻一起工作，而且非常喜欢这一工作。"尽管关于自我专业背景的介绍绝不是强制的，但这可以减少距离感并让来访者感到更舒适。有时，来访者可能会问更多关于你的信息。他们可能想知道你是否结婚了、有没有孩子、在哪里长大以及其他更多的个人信息。

这些问题可能源于来访者对治疗师的正常好奇，也可能源于他们认为治疗关系是偏向一边的。在治疗关系中，他们要非常详细地谈论自己，而我们则相对分享得很少。不论来访者询问更多个人细节的原因是什么，在被问及更多信息时，你都可能感到不舒服。当你考虑如何回答这样的提问时，需要注意发展治疗关系与过度自我暴露之间的平衡点。什么程度算过度自我暴露取决于许多因素，包括你自己对自我暴露的舒适范围的界定（第六章将详细讨论），对来访者过多的自我暴露是否得当，等等。在多数情况下，为了满足来访者的好奇心，同时也为建立坚实的治疗关系，提供一些个人信息是可以接受的。

必须告知的一个信息是你作为实习治疗师的身份。美国心理学协会的《心理学家伦理原则与行为准则》（APA，2010a）要求所有正在接受训练的治疗师告诉来访者他们有督导师并提供督导师的名字（准则 10.01c）。加拿大心理学协会（Canadian Psychological Association，简称 CPA）的《心理学家伦理准则》（*Code of Ethics for Psychologists*，2000）也有类似的要求（准则Ⅲ.22）。在第六章，我们将讨论向来访者介绍受训水平及其他相关事项。需要注意的是，在与来访者初次会谈时，需较早地介绍督导事宜。

在初次会谈继续进行下去之前，还有一件需要考虑的事是用录音或录像记录会谈。在研究情境中，通常都会记录评估与治疗会谈；在临床情境中，出于督导的目的，项目经常要求新手治疗师记录其评估与治疗会谈。在征询许可时，治疗师应该向来访者解释记录会谈的原因、谁可以看到这些记录及保密措施（比如，记录文件将怎样保存，如何交给其他研究场所或督导师，以及如何进行电子传输）。通常，在治疗师简要恰当地介绍过保密事宜，并告知录音录像只用于督导后，绝大多数来访者都不会拒绝。

简单介绍会谈的框架

在一般性介绍之后，接着就该向来访者介绍会谈包含的大致内容。通常在第一次会谈中，治疗师会从"处理业务"（获得评估的许可、与来访者讨论保密事宜）开始，接着进行评估。本章接下来的部分将讨论如何"处理业务"。下一章将列出评估过程的大纲，包括如何在一开始就让来访者熟悉评估过程。

处理业务

在初次会谈的一开始，治疗师就应获得来访者的知情同意，告知其《健康保险流通与责任法案》的重要内容（该法案将随后在本章详细介绍），并与其讨论保密事宜。应该让来访者有充足的时间阅读同意书及《健康保险流通与责任法案》表格（见下一节），并鼓励他们提问。在这一过程中，尊重来访者的顾虑及质疑可以让治疗关系在来访者开始谈论他们正经历的困难之前就有一个好的开始。

获得评估的许可

哪些活动是我们需要从来访者那里获得同意才能进行的？美国心理学协会（APA，2010a）的《心理学家伦理原则与行为准则》及加拿大心理学协会（CPA，2000）的《心理学家伦理准则》都要求心理学家获得评估及治疗活动的知情同意（参见美国心理学协会的伦理准则 3.10、9.03 和 10.01，以及加拿大心理学协会的伦理准则Ⅰ.19）。此外，获得许可的时机应当是"在可行的情况下，尽可能早"（美国心理学协会的伦理准则 10.01a）。尽管美国心理学协会和加拿大心理学协会对书面和口头两种形式都认可，但通常书面许可比仅在表格中记录已获得口头许可好。

在获得知情同意时，要注意一些关键点。对于书面许可，与来访者一起通读同意书一直以来都是好方法。当然也可以用不那么正式的形式强调关键点。在以上任何一种情况下，都应为来访者留出时间，让他们用自己的节奏来通读表格。来访者读完后，需要询问他们是否已经明白刚才所读的内容，并鼓励他们提问题。如果感觉来访者没有了解表格，那么最好用他们能懂的话语与他们再一起阅读一次。如果来访者没有读表格就直接跳至签名处，并准备签名，那么最好向其强调在签名前阅读表格的重要性。如果是通过口头获得同意，就要和来访者一起阅览表格中的关键点，而且要在表格中标注获得了来访者的口头同意。

同意书应该包括一些必要的信息。美国心理学协会和加拿大心理学协会的伦理准则都列出了这些必要信息（参见美国心理学协会的伦理准则 9.03a 及 10.01a 和加拿大心理学协会的伦理准则Ⅰ.24）。总的来说有下面几点。

1. 来访者必须理解**获得许可的目的和意义**。同意书的这部分应该向来访者概述评估或者治疗程序会包括的内容及这些活动的目的。应以普通人能懂的语言写出这些介绍，此外还需口头对来访者进行解释。

2. 应当告知来访者这种治疗可能的**收获**及潜在的**风险**。尽管作为治疗师，我们自然倾向于向来访者推介治疗的所有可能获益，但在不同时知晓获益和风险的情况下，来访者无法做出明智的决定。一方面，向来访者指出认知行为疗法在对多种障碍的治疗中都已获得实证支持当然是合适的；另一方面，应告知不能保障每位来访者都能得到很好的治疗结果。同样也可以告知来访者，在短期内实现认知行为治疗中必要的认知及行为改变可能是困难且有压力的。

3. 必须告知来访者除这种疗法外的**其他选择**（例如其他治疗方案）及**不作为的可能结果**。尽管许多治疗师都很忠诚于其选择的流派，但我们在伦理上仍有义务让来访者知道可能会帮助他们的其他疗法。例如，"也有其他选项，比如其他形式的心理治疗、药物治疗甚至是不治疗。但你（指的是来访者）要了解，如果完全不治疗，可能导致症状的持续或恶化。"

4. 同意书必须清楚地说明，来访者可以**拒绝参与**任何特定的活动，或在任何**时候选择退出**，并且不会因此受到歧视。

5. 同意书还必须包括对**保密及保密限制**的讨论。必须与每位来访者讨论保密事宜，而且要在评估或治疗开始之前完成。

讨论保密性

向来访者保证保密性有两个途径：通过同意书和通过《健康保险流通与责任法案》的表格。《健康保险流通与责任法案》有许多内容，它是保障来访者医疗信息隐私的法律。《健康保险流通与责任法案》中的隐私条款规定了医疗信息在多方交流中如何受到保护，这里的"多方"包括医疗专业人员和保险公司。受保护的医疗信息大体上包括任何与特定个体医疗记录或付款历史相关的信息。当来访者第一次接受心理健康治疗时，必须向他们提供诊所的隐私保护惯例的声明。这份声明在同意书之外提供了另一重保密的保障。

不论交给来访者文件的确切内容是什么，治疗师都应该在初次会谈以及在来访者关切此事的任何时候与其讨论保密事宜。一些来访者会很清楚地告诉你，这是他们担心的事。他们可能担心其他家庭成员或其雇主知道这些信息。绝大多数来访者，不论其表达与否，都可能担忧保密性。由于治疗涉及与一个完全陌生的人讨论自己非常隐私的问题，这种关切也是理所应当的。最重要的是，如果没有隐私保护，许多来访者甚至都不会考虑治疗，或虽然开始治疗，却不愿谈论与其问题紧密相关的事。

怎样才能让来访者对这件非常重要的事感到放心呢？首先，可以告诉来访者，保密对于你及你诊所的人员是多么重要，因此你一定会保密（在绝大多数情况下）。这不仅是伦理准则的要求，也是法律的要求。告诉来访者，你不会对任何人讲关于他的信息，除了你的督导师、参加小组督导会议的其他治疗师或其他直接参与治疗来访者的人员（例如，你所在诊所中负责其医药的精神科医生）。

如果你已经在某个特定的地区从业了一段时间，你会发现你可能在外出时遇到你的来访者。限制你的从业范围，不给那些和你去同一个教堂的来访者或者和你的孩子在同一所学校的来访者治疗，是一个很好的办法，却不总是可行的（特别是在一个小的社群中）。即使限制了这样的边界，我们也可能在电影院、参观或者度假时与来访者不期而遇。如果你感觉自己可能会在治疗室外与来访者相遇（比如你正治疗的儿童和你的孩子在同一所学校，但不是同一年级），谈论这个话题就很重要。你可以说："我知道你从小学的咨询师那里知道了我的名字，你也知道我的孩子也在那个学校，也许我们可以聊聊当我们在那个学校见面时会怎么样呢？"经验法则是，我们不应该在治疗环境之外主动接触我们的来访者。要让来访者理解我们这么做的目的是保护他们的隐私，我们应确保他们知道我们不是有意表现得无礼（在与那些不理解或不关注隐私的儿童工作时，这一点尤其重要）。如果来访者在公共场合主动接触或接近治疗师，虽然这是来访者的选择，但是我们依然要确保保密性。你可以说："如果你在学校走过来对我说'你好'，我不会告诉我的孩子和我的朋友，我是因为你找我做治疗才认识你的，如果那样做就是破坏保密原则。"

同样重要的是，治疗师必须说明在哪些特定情况下不会遵守保密原则。这些特定情况由各州或各省的法律所规定，你及你的每一位来访者都应该清楚地了解这些情况。如果你不了解这些规定，可以向督导师询问或咨询你所在州或省的执照委员会，请他们向你解释或将信息发送给你。北美的州和省心理委员会协会（Association of State and Provincial Psychology Boards，简称ASPPB）会提供各州或省执照委员会的联系信息。

总之，应告知来访者如果出现以下情况，你将不再遵守保密原则：（1）他们威胁要伤害自己；（2）他们威胁要伤害其他人；（3）他们说出虐待了某个孩子或老人；（4）法庭传唤他们的记录。美国和加拿大的有些州或省还有其他强制汇报法律（比如强制报告不能保护自己的受虐待的成人）。值得再次强调的是，在与来访者接触时，越早讨论保密原则及其限制越好。我们会在第九章讨论和青少年工作时的保密问题。

当你为第三方工作时，会出现一个与保密相关的重要问题，比如为雇主评估员工、为学区评估学生或从事法庭要求的评估。在这些情况中，保密规则会发生改变。此时，你不再是为受测试的人工作，而是为雇主、学区或法庭工作，所以他们可以获得你从被测者那里得到的信息。在这些情况中，各方都应知晓保密的限制。

表 2.1 总结了对获得来访者同意的过程的一些建议。

表 2.1　获得知情同意

在临床实践中，尽早获得同意很重要。

需要记住的重点

- 评估及治疗活动都必须获得许可。
- 书面许可比口头许可好。
- 让来访者以自己的速度通读表格，检查他们是否明白读的内容，并请其提问。
- 应向来访者提供诊所隐私保护惯例的声明（《健康保险流通与责任法案》文件）。

获得许可时，必须包括的信息

- 来访者必须了解获得许可的目的和意义。
- 应告知来访者这种治疗可能的收获及风险。
- 必须告知来访者除这种疗法外的其他选择（例如，其他治疗方案）及不作为的可能结果。
- 同意书必须说明，来访者可以拒绝参与任何特定的活动，或可以在任何时间退出，并且不会遭到任何歧视。
- 同意书还必须包括保密及对保密限制的讨论。

讨论保密

- 告诉来访者保密对于你及你诊所的人员是多么重要，让其放心。向来访者解释，伦理准则及法律都要求你一定遵守保密原则。
- 讨论在哪些特定情况下不会遵守保密原则。
- 按照《健康保险流通与责任法案》的要求，讨论医疗信息是如何在不同机构，包括其他医护专业人员及保险公司之间交流的。

个案概念化（迄今为止）

似乎到此时，我们的旅行行程还是一片空白！我们还没有添加任何目的地或计划——是这样吗？事实上，即使只与来访者进行有限的互动，我们也会收集到一些对于个案概念化非常有用的信息。我们可能还不知道如何将这些信息整合在一起，但它们仍然值得关注。你的来访者是否在讨论费用或治疗规则时表现得好争论？在计划下次会谈时间时，他是否显得紧张和不自信？他对保密的讨论有什么反应？在这些讨论中，异常强烈的反应可能会让治疗师假设来访者对某个特定的话题敏感，并应在评估过程中更深入地进行探究。来访者在这段时间的反应可能也暗示了他在面对人际冲突或困难的情况时的一般反应。在初期讨论观察到来访者的这些反应，对治疗师很有用。它们提示了在未来的会谈中及在治疗之外讨论类似或其他问题时，来访者会有怎样的表现。

案 例

现在，我们通过一个案例来展示初期接触的方法及开始评估的过程。珍妮·S. 是被转介过来治疗抑郁的。在她的初级保健医生要求她这么做时，她就打了电话，她并不确定自己是不是需要（或者想要）治疗。

初次电话接触

治疗师：我可以帮助你什么呢，珍妮？

珍 妮：哦，是我的初级保健医生让我打电话的，她说我抑郁了。

治疗师：你同意她说的吗？

珍 妮：这个，我丈夫在插手这个事情。他打电话给医生，医生就把我叫过去，问了我一连串的问题，然后说我抑郁了。

治疗师：所以，听起来你的丈夫和你的医生担心你，你自己怎么看呢？

珍 妮：我觉得我只是无聊，有点迷茫。在我的孩子中，大的今年上高中，小的开始读初中。没有人真正需要我了，他们去上学的时候，我整天都不知道该做什么。

治疗师：你在家庭外有工作吗？

珍　妮：我想这是另外一个问题。我总是说等孩子长大后我会重新去工作。但好像我就是不能定下来做什么。我在有孩子之前就不工作了。

治疗师：听起来你需要进行很大的调整和适应。不管抑郁与否，很多女性发现在人生的这个阶段和一个治疗师谈谈会带来帮助。多年在家带孩子之后要重新找到想要做的事情有时候很难。

珍　妮：是啊，我也这么认为。

治疗师：你愿意过来谈谈吗？我们可以做一个评估，看看发生了什么。然后我们可以给出建议。也许做治疗适合你，也许不适合。可能还有其他更合理的选项，比如去找一个生涯辅导师或者参加女性支持团体。

珍　妮：好的，我只是不想被逼着做什么事。

治疗师：我理解，我们这里没有压力。

提出建议

在这次电话交谈的最后，治疗师为珍妮来做一个完整的评估预约了时间。她们简短的沟通在治疗师的头脑中激起了很多可能性。首先，珍妮真的抑郁了吗？当然有可能，但是从这段对话来看并不明确。她的丈夫和医生有这样的担忧，但她此时并没有表现出太多和抑郁有关的想法和感受。当然，说自己感到无聊和做决定有困难可能是抑郁的症状，但也可能只是一个与珍妮当前的生活阶段有关的问题。这种总体上的不适感会怎么影响珍妮的治疗动机呢？

其次，这里有没有人际关系问题需要解决？珍妮的丈夫打电话给医生是获得了珍妮的同意还是自作主张？他是不是在给她压力，让她回到工作中？她丈夫说她应该做得更多，这说明他是一个要求过高的丈夫还是他只是对不愿工作的妻子表示担心？最后，是不是有其他因素在影响珍妮的功能呢？比如焦虑或者物质使用？她的治疗师确定，她们的第一次会面会非常有趣并且信息量很大。

提前安排

这个时候，珍妮和治疗师定好了一次 2 小时的会谈。这会给治疗师足够的时间来全面评估来访者和讨论治疗建议。治疗师给珍妮提供了一个网络链接，珍妮可以从那里找到诊所的位置，也可以在评估会谈前将知情同意书和问卷打印出来并填写好。

第一次来访：评估

珍妮来进行评估会谈时早到了几分钟。她完成了全部问卷，并在等候室热诚地与治疗师打招呼。她穿得很整齐。治疗师将她带到一间会谈室。在会谈之前，治疗师已准备好了一份评估访谈工具［DSM[1]-5 焦虑及相关障碍访谈（Anxiety and Related Disorders Interview Schedule for DSM-5，简称 ADIS-5）；Brown & Barlow，2014］、一支笔和她的手表。她还准备了一张"简易查询表"，用来分析解释珍妮在家里完成的量表得分，以及一本《DSM-5 诊断标准的案头参考》（Desk Reference to the Diagnostic Criteria from DSM-5；APA，2013）。她还把手机调成了静音。

介绍及处理业务

互做介绍之后，来访者说可以叫她"珍妮"。治疗师问珍妮是否对知情同意书有问题，并和她一起核查了保密原则。治疗师简要地检查了珍妮的自我

---

[1]　DSM 为《精神障碍诊断与统计手册》（The Diagnostic and Statistical Manual of Mental Disorders）的缩写。——译者注

报告量表，以了解可能让她感到困难的事。治疗师发现唯一值得引起注意的是，她在抑郁和社交焦虑方面的分值较高，而在生活质量方面的分值较低。

提供会谈的框架

治疗师：在今天会谈的剩余部分，我们将完成一个结构化的临床会谈。会谈会评估一些不同的心理问题，这样可以确保我们"覆盖了所有的方面"。我们会谈论你的心情、焦虑和其他问题。我问的有些问题会与你密切相关，我们会聚焦在这些部分。其他问题如果与你相关不大，我们会跳过。今天这段时间的目的是找出你现在遇到的困难，并看看我们怎样用最好的办法解决它们。这听起来怎么样？

珍　妮：好的。

治疗师：你有什么问题吗？

珍　妮：没有，我们开始吧。

治疗师：珍妮，我很好奇你今天来这里感觉怎么样。当我们在电话里沟通时，听起来是你的丈夫和内科医生建议你来的，而你自己有点不确定。

珍　妮：我在电话里说了，我很无聊。孩子们在长大，目前对我来说是一个过渡时期，这是正常现象。

治疗师：你有没有一些朋友，他们的孩子和你的孩子年龄相仿，他们现在有经历这样的状态吗？

珍　妮：为什么这样问呢？

治疗师：我在想，你是否可以和他人分享你这段时间的想法和感受，比如那些待在家里、不需要照顾孩子、也有一点失落的妈妈。

珍　妮：我不是交际花。

治疗师：交际花是什么意思？

珍　　妮：你知道，我总是做自己的事情。我和孩子及丈夫待在一起。我
　　　　　们在镇子上有亲戚，我们会和他们做一些事情。这些已经占用
　　　　　了我全部的时间。（停顿，向下看。）

治疗师：珍妮，你现在在想什么呢？

珍　　妮：我刚刚感觉我被你评判了。这就是我不想来的原因。我不需要
　　　　　有人告诉我，我做的所有事情都是错的。

治疗师：很高兴你愿意将这些告诉我，珍妮。我的工作是帮助你，而不
　　　　　是评判你。我想弄清楚是什么导致了你的问题，怎样才能帮助
　　　　　你。开放和坦诚，并且不太介意你给我留下怎样的印象，可
　　　　　以很好地帮到我。我们也许可以开始会谈，看看你会有什么
　　　　　感受？

此时，珍妮的治疗师鼓励她如果有需要可以提出稍稍休息一下，然后开始评估会谈的人口统计学信息的收集工作。珍妮的个案先暂停在这里。在第三章，我们会在讨论评估的目标和方法后，再回到与珍妮的会谈中。

评估过程

在前文提及的旅行比喻里，评估过程对应着启程的阶段，此时的任务是熟悉地形。我们可能会坐上观光巴士或者徒步穿行城市，为的是大体了解一座城市的概貌。有时，我们也会去当地的游客中心领取旅游手册和地图。我们想要知道沿途会遇到些什么，以及我们期望这段行程会涵盖哪些内容。

评估过程与旅途的前几天很相似。通过与来访者的初期会面，我们得到了一些信息，但还远远不够。我们需要获取更多信息，才能理解在来访者的生命中正在发生什么。这个过程有助于我们进行个案概念化和制订治疗方案——换句话说，治疗可能如何进行。

在本章，我们会就评估过程先提出一些一般性的指导，接着讨论这个过程的目标，然后讨论达成这些目标所需使用的工具。最后，我们将继续用珍妮的案例来为读者呈现典型的评估是如何进行的。

留意你的反应

在评估过程中，来访者会叙述各种各样的信息，其中会有一些十分不寻常或令人不舒服的内容。治疗师对于来访者所分享信息的反应极大地影响着治疗关系。如果治疗师的反应强化了来访者关于与他人分享信息的消极信念（如"他们会认为我很奇怪""他们不想帮助我"），那么来访者肯定会对进一步的分享感到迟疑不决。所以，在我们对来访者所分享的信息做出反应时，一定要保持敏感。

我们先来看一些不当的反应方式。首先，治疗师不应该对来访者说他们的经历是怪异的、罕见的或令人不悦的，这一点几乎不言自明。对治疗师而言，比较困难的是去克制那些会让来访者感觉不好的细微反应。这可能包括消极的面部表情，或者是间隔太久的反应，甚至是完全没有回应，导致会谈室只剩下沉默。即使来访者说出一些难以接受的内容，你也要确保通过点头或说"我明白"和"我理解"来表示你已听到了他们的诉说。当来访者向治疗师讲述一些难以启齿的内容时，应当告诉他们，你很高兴他们能向你提供这些信息，因为这会帮助你更好地了解他们的经历，从而知道要怎样帮助他们。

来访者认为的那些奇怪的、不寻常的或令人不快的事情，对治疗师来说可能是司空见惯的。新手治疗师或许没有那么多亲身经验，但他们通过阅读、观摩治疗录像以及参加小组督导会谈等活动已经见识过许多案例。而且随着经验的积累，他们常会从新来访者所讲述的内容中找到与过往案例的相似之处。因此，当来访者分享他们的经验和感受时，我们很少会表现得像他们所预期的那样震惊。得知其他人也有过相似的症状，并且那些人的症状能够经由治疗而得到缓解，来访者通常会感到欣慰。基于上述考量，最基本的原则就是，在不低估问题的前提下，尽量把来访者的困难正常化。诸如"我在这儿见过许多有类似困惑的来访者"的表述可以起到长远的助益作用。

尽管如此，我们的确也会遇到一些症状或经历比较独特的来访者。这时，我们就没法再说出"是的，我当然见过与你情况相似的来访者"这样的话了。不过，我们还是可以从类似的案例中找到共通之处。例如，囤积癖的案例往往很不寻常，从腐烂的食物到他们自己身体的排泄物，来访者可能囤积的东西无奇不有。这类案例甚至会令资深治疗师感到震惊。不出所料的是，当来访者披露了如此隐秘的个人信息后，他们常会询问治疗师是否见过类似的案例。这时，就算治疗师没有见过，用这样的话回答也是很有帮助的："我没有遇到过与你的情况一模一样的案例，但你和其他有囤积习惯的来访者有许多相似之处。你囤积物品可能是因为你考虑以后会用到，也可能是因为你担心如果丢掉了属于你的某部分东西或是对你有意义的东西，会导致你失去自己的一部分。不论来访者囤积的物品是什么，我们对待囤积的方式都是相同的。"以这样的方式回应，治疗师一方面承认了来访者案例的独特性；另一方面，借着与其他类似案例的关联，治疗师可以帮助来访者感觉到他们是被理解的，而且有效的治疗方案是可以达成的。

同样需要引起我们关注的是，来访者可能会以为我们在以某种方式回应，而事实并非如此。在珍妮的这个例子里，她直言不讳地说，她感觉被治疗师评价了。可事实上，治疗师一直专注于她的事务，根本顾不上什么评价。大多数来访者不会这样直接地表述。有些来访者会忽然闭口不答，或是泛泛地谈论无助的信念。此时，治疗师的确认尤为重要。"你好像开始对回答我的问题有所保留了。你是在担心我对你的看法吗？"我们可以借由提出这些问题来示范如何进行认知行为治疗。如果来访者说："我觉得你在很严重地评判我。"治疗师就可以回复说："你这样想很有意思。事实上我在思考的是，你在艰难环境中所展现的力量令我很受触动。在认知行为疗法中，我们会谈到人们其实并不擅长读心术。我很高兴我询问了你的想法并有这个机会跟你澄清我在想什么。"

最后值得一提的是，在来访者叙述痛苦或令人恐惧的经历时，新手治疗师常常会为自己在他们面前表露情绪而感到担心。需要记住的一点是，极端反应（譬如泪如雨下）是很少见的。我们对初次见面的来访者的反应与对认识多年的亲朋好友的反应往往很不一样。但是，即使程度不同，治疗也是一种真实的人际关系，所以对特别悲伤或令人恐惧的事件的反应都是很自然的。对来访者表达情绪是完全合宜的（如，"我为这样的事情发生在你身上而感到难过""我为你的损失感到遗憾")。甚至有时候，治疗师会发觉，自己在聆听一个很沉痛的故事时，眼眶里饱含泪水。这种情况也是没有问题的。治疗师不必过于担心这类反应，如果出现类似的情况，也是在传递对来访者的共情，并且证实了来访者自己对所描述事件的情感体验。不过，尽管如此，倘若治疗师在会谈过程中经常感到会有一段艰难的时期，那么他们需要告知自己的督导师。毕竟，治疗师不能因情绪反应转移对来访者的注意，而督导师或许能够为新手治疗师提供一些如何最好地解决这类困难的建议（见第十章）。

评估过程：目标是什么？

设定好评估的情绪基调后，我们现在来看看评估过程的具体目标。第一个目标是根据当前的精神疾病诊断系统做出诊断。这样做的重要性体现于确定保险责任范围，以便与其他专业人士交流诊断，以及选择合适的治疗方案（例如，如果来访者患有社交焦虑障碍，可以使用一个社交焦虑障碍治疗手册来指导治疗过程）。然而，只是简单地为一系列症状命名，并不意味着我们真的理解了来访者。这就引出了评估过程的第二个目标。我们会运用在评估过程中获知的信息，用认知行为术语对来访者的症状给出一个初步解释（即个案概念化），并将其用于制订治疗方案。在第四章里，我们将会更详细地讨论个案概念化和治疗方案的相关内容。

根据评估目标选择工具

在这一部分中，我们将对可以用来达到评估目标的工具进行描述。既然进行一个完整评估的关键是从多个来源收集信息，我们将涉及包括会谈、问卷和行为评估在内的多种评估工具。我们也会讨论如何从熟悉来访者问题的人那里收集信息。

半结构化临床会谈

临床会谈是最受治疗师欢迎的一项评估技术。许多治疗师都会常规性地进行临床会谈，以辨识来访者所面临的困难，并为他们制订治疗计划。会谈具有不同的结构化程度。在某些情境下，特别是那些需要进行研究的情况，经常会用到半结构化会谈。常见的此类会谈包括 DSM-5 结构化临床会谈（治疗师版本）（Structured Clinical Interview for DSM-5，Clinician's Version，简称 SCID-5-CV；First，Williams，Karg & Spitzer，2015）和 DSM-5 焦虑及相关障碍会谈（ADIS-5；Brown & Barlow，2014）。此类会谈的目的是基于目前的《精神障碍诊断与统计手册》（DSM-5）得出一种或多种诊断。

当新手治疗师刚开始使用半结构化或结构化临床会谈时，一般都会存在一些担心。某些新手治疗师可能担忧会谈因此显得生硬、没有人情味儿。这种情况当然有可能发生，特别是当治疗师还没有习惯使用这一类会谈工具时。新手治疗师更倾向于逐字逐句地读出问题（事实上，这是所有治疗师在进行会谈时都应当遵循的指示）。此外，他们往往太想让会谈按正轨进行了，以致给人留下死板、对来访者无甚兴趣的印象。

要相信，你的会谈风格会随着时间而改善。当你感到越来越能将这些会谈运用自如时（加之你对各种类型的障碍和情况越来越熟悉），你就会更少地聚焦于按部就班地问问题，而更多地关注来访者讲话的内容。一旦适应了，半结构化会谈就不像最初看上去那样结构化了。尽管有些问题还是需要逐字逐句地读出来，但仅仅对着来访者读出书面问题不会收获多少有用信息。关键在于提出后续问题，它能帮助你判断来访者是否确实符合某种障碍的诊断标准。举例来说，在 ADIS 会谈中，针对强迫症的初始问题是："目前你是否被某些反复出现的、不合宜的、荒谬的想法、图像或冲动所困扰，而你却无法阻止它们出现？"如果来访者回答"是"，就继续请他们给出一些具体的例子。如果来访者回答"否"，用一些具体的例子来继续询问就很有帮助。治疗师可以这样问："比如，你会不会有一些关于污垢或细菌的念头，或者对于忘记锁门、忘记关电器的担忧？"这些具体问题对来访者而言，可能比初始的问询意义大。

在使用半结构化会谈时，留意与来访者之间融洽的关系也是非常重要的。正如前面提到的，如果你是一位新手治疗师，你的语气可能会显得过于正式。在经过了几年临床会谈的实践之后，你差不多睡觉时都可以背诵出这些问题，这时你的语气又可能变得沉闷无趣。为了避免上述任何一种情况发生，你要始终聚焦在来访者所说的内容上。你问的问题或许总在重复，但你永远不会得到一模一样的回答。专心聆听来访者在说什么，根据他们的情况提出恰当的问题，最重要的是保持温暖和共情的态度。这些品质能够将一个刻板的会谈转化成来访者的积极体验。在这个过程中，他们会感到被理解，并且相信你能够提供解除痛苦的办法。

非结构化临床会谈

在某些情境下，来访者是否严格符合特定障碍的诊断标准并不是那么重要。事实上，许多不同理论导向的从业者并不相信 DSM 诊断的价值（对于这些问题的讨论参见 Sadler，2002）。他们最大的兴趣在于来访者在不同环境（如家庭、工作）中的功能状况，以及他们如何应对生活中的挑战（如应对风格、社会支持等）。在这种情况下，会谈可以少一些指导性，保持较大的灵活度，同时又可以让治疗师获得足够的信息来了解来访者所面临的问题，进而制订治疗方案。

新手治疗师对非结构化会谈会有某些特别的担忧。半结构化会谈虽然也依靠临床技巧和直觉，但它为治疗师提供了完成评估过程的框架。在非结构化会谈中，类似的"拐杖"是不存在的。不过，真的不存在吗？事实上，大多数以非结构化会谈为主要评估手段的治疗师会在会谈时使用一套标准的主题大纲。表 3.1 中提供了一套你可以参照的指导原则。当你逐步发展出自己的风格后，就可以对其做出调整。

表 3.1 非结构化临床会谈主题总结

人口统计学资料

- 姓名、出生日期或年龄
- 民族或宗教背景
- 目前的工作状态或受教育程度
- 目前的性取向／关系状态／家庭结构
- 目前的居住情况

问题呈现

- 对问题的描述
- 问题的起始和进程；症状出现或发作的频率
- 问题开始时的环境事件（如具有触发作用的情境、生活事件）
- 与问题相关联的思维（如自动思维、信念）
- 对触发因素或生活事件的反应（如情绪、生理和行为反应）
- 问题的强度和持续时间
- 之前针对此问题的治疗
- 其他问题

家庭背景

- 父母和兄弟姐妹的年龄
- 抚养状况和家庭关系
- 父母的婚姻史
- 父母的职业、社会经济地位
- 家族病史和精神疾病史

个人生活史

- 成长过程中的重要事件
- 早期病史
- 对学校的适应和学业成就
- 行为表现方式
- 同伴关系
- 兴趣爱好
- 约会史

人口统计学信息：一个很好的起点

收集人口统计学信息是一个很好的起点。这类性质的问题通常不具有威胁性，可以帮助建立融洽的关系。这些信息也能够帮助你勾画一幅草图，让你初步了解来访者的功能状况。虽然在这个阶段我们还不会涉及具体细节，但我们可以留意有哪些方面是未来需要深入探询的。譬如，当我们了解到一位来访者目前单身且没有工作时，我们就知道后面必须询问的是，他以前是不是也处于这样的状况，以及他的职业和关系方面的状况是不是由于目前遇到的问题所导致的。

在非结构化会谈的最初阶段，我们还可以问一些有关来访者自己的问题：你有哪些兴趣爱好？你空闲的时候喜欢做些什么？对于即将到来的节日（圣诞节）或假期（暑假）有没有什么计划？这类问题很有助于建立关系，特别是与儿童或青少年工作时。他们的回答往往很有启发意义。比如，一位来访者可能过去在流浪者之家做志愿者，但因为严重抑郁已经好几个月都不再去了。一位少女也可能对你说，如果不是因为严重的社交焦虑，她很希望在学校的乐团表演独奏。知晓来访者的兴趣爱好对于后期的心理教育和治疗也很有助益。将治疗会谈内容及治疗相关的隐喻与来访者的兴趣结合，对他们来说更有意义，也更容易记住。

向刚见面的来访者询问他们的性取向、个人情感状况以及宗教习俗可能令人不太自在，但这些信息对个案概念化很重要。我们应当尽可能地把这一类问题视为非常自然平常的，就像是询问他们曾就读的学校或目前的工作状态一样。若是我们不问这些问题，我们可能会错失重要的信息，例如，我们不会知道一位青少年正在因他的性取向而苦苦挣扎。我们还可能在无意中释放不宽容的信号，比如我们在选择使用代词或其他词语的时候，已经假定了对方是异性恋者（例如，总是问男性来访者的妻子的名字）。

目前的问题

有了这些人口统计学的信息，接下来就可以询问来访者目前遇到的问题了。比较好的提问方式可以是，"能不能简要地告诉我，是什么让你今天来这里的？"或者"可以简要地讲讲你现在正面临的问题吗？"你可能已经留意到，在上面的两个问句里，都出现了"简要"这个词。有些来访者一旦有机会，就会滔滔不绝地讲上 1 小时，治疗师可能连插句话的机会都没有。因此，要表明期望，让对方知道这个阶段的问题答案应该是简明扼要的。如果你感觉到来访者有好多要说的，可以给他们一些承诺。比如你可以说："今天我将会问你很多问题，我想我们会涉及各方面的重要信息。我向你保证，结束时，我会再核对一遍，看看有没有遗漏什么。"若是来访者继续不停地讲，可用礼貌的方式打断，比如"我看得出你有很多事情想要诉说。我现在正在使用一个系统，如果我们依照它的内容，我们会获取所有重要的信息。所以，先让我来问一些问题，这样可以确保我们在今天的时间里能够涉及各方面的内容。"来访者对于你这个提示的回应，以及他对于遵循指导的能力，也会为个案概念化提供有用的信息。

让来访者用自己的话解释其问题。在后续的会谈中，如果你需要继续探讨这些问题，尽量使用来访者的措辞。如果一位来访者将惊恐发作说成"压力发作"，那么在随后的会谈中，若你想要知道更多与此相关的细节，就请他更多地谈谈他的"压力发作"，而不是"惊恐发作"。探讨当前问题的时候，要着重注意它的发展史——问题是什么时候出现的以及经过了什么样的阶段。针对具有间断发作性质的障碍（如重性抑郁的反复发作），你应当评估来访者经历了多少次单独发作，来访者在发作间隔期的功能状况如何。你也可以收集关于症状出现频率的信息（如每周惊恐发作的次数，或者患有强迫症的来访者每天花在强迫观念和强迫行为上的时间）。

如果来访者是儿童和青少年，最好在评估开始时先单独与他们的父母会面。这会给父母一个机会讲述相关的背景，也可以探讨他们自身的忧虑和挣扎。在孩子加入后，让父母和孩子轮流讲述当前的问题，可以获得非常丰富的信息。当一位家庭成员发言时，请其他成员不要打断和争辩（要承认不同的人会秉持不同的信念来到同一个治疗情境中）。同样地，这一类信息可以直接纳入个案概念化和治疗计划。在第九章，我们会更多地探讨与孩子和家庭相关的工作。

假设我们现在面对着一位患有拔毛发癣（症状是反复拔头发）的青少年。当问及现状时，来访者的妈妈眼含泪水地诉说女儿的头发状况是多么糟糕，这令女儿和身为母亲的她多么尴尬。没过多久，轮到女儿发言时，她说她根本不觉得拔毛发癣是一个问题。没有人（除了她妈妈）曾因此让她不好过，她也实在没有兴趣来处理这件事。如果我们听到了这两方不同的说法，我们在进行个案概念化时就会受到启发，制订治疗计划也一定会结合这些信息。

与认知行为模型一致，除了问题的起始和经过阶段，治疗师还应当了解关于问题的其他信息。为了更好地理解个案，治疗师可以将图1.1和图1.2记在脑中，并根据认知行为模型来"填空"。从了解导致有问题的思维和行为出现的情境和事件入手是一个不错的起点。治疗师可以询问来访者，在问题刚出现或加重以前，或在此前的几个月中，发生了什么事情（如"在你开始感到沮丧之前发生了什么？"），是什么刺激触发了他们目前的症状（如"你会在什么样的情境下出现惊恐发作？"），以及来访者在问题出现时所处的更广泛的背景。

治疗师随后需要询问来访者是如何看待这些情境的。这一系列询问开始引向对自动思维以及更深层次的、长期存在的核心信念的探究。例如，一位在离婚后出现抑郁的女性来访者说："我再也不会幸福了。"同样地，一位在地铁和火车上经历过惊恐发作的来访者可能会告诉治疗师，她在火车上总是会想："我的心跳得太快了，我的心脏病就要发作了。"正如我们已经解释过的，同一个情境或事件对于不同的人来说有不同的意义，所以在评估部分要花时间来理解来访者对于关键情境的独特解读。

由于解释的不同，来访者会对相似情境做出非常不同的反应。因此，治疗师要询问来访者对这些触发情境的情绪、行为和生理反应。例如，可以询问患有惊恐障碍的来访者，当她认为自己将在地铁上突发心脏病时，会产生什么样的感觉和行为。她很有可能说感到异常焦虑（情绪反应）；出汗、发抖并且感觉到心脏在胸膛里猛烈跳动（生理反应）；而这样的感觉一旦出现，她就会在最近的一站下车（行为反应）。同样地，对于离婚后感到沮丧的来访者，可以询问她，当脑海中浮现"以后再也不会幸福"这样的想法时，她会有怎样的感觉和行为。她可能会说感到非常悲伤和愤怒（情绪反应），而且几乎再也不出门了（行为反应），因为她确信自己要度过一段痛苦的日子。

同样重要的是，治疗师要与来访者探讨逃离和回避的行为，因为这将是认知行为治疗中大部分行为工作的目标。为了深入了解这一点，可以询问来访者："由于这些问题的出现，现在有哪些事情是你不去做的？""如果没有这些症状，你的生活会有怎样的不同？""你做了哪些努力来让情况变得更可控？"有些行为反应会非常明显（例如，"我再也不坐地铁了""自从离婚，我再也不和朋友出去了"），或许也存在其他不易察觉的行为反应。治疗师需要花时间获取这一类非常重要的信息。打个比方，一位患惊恐障碍的来访者可能在感受到焦虑时提前几站下车步行；或者她只在有人陪同的情况下乘坐地铁，因为如果她心脏病发作，这个人可以帮助她；又或者在带了手机和抗焦虑药的前提下，她也许会乘坐地铁。这些信息对于个案概念化以及制订治疗方案都至关重要。

在收集人口统计学信息时，我们获知了来访者现阶段生活的基本状况。在我们了解了他所面临的问题后，可以重新回顾那些信息，从而发现当前的问题如何影响了他在工作、教育及社交各方面的功能。你需要评估与其以往的功能相比，当前问题是否导致了近期功能上的重大变化。比如，一位孩子年龄尚小、有兼职工作的妈妈可能会告诉你，她以前可以轻松平衡家庭与生活的职责。但是自从她抑郁，她发现即使是最微不足道的活儿都令她感到无法承受。与之相反的是，有些来访者的功能状况从来就没有发生变化。对于这种案例，很有必要评估的是，来访者的功能状况是否与他所处的人生阶段相符。比如，一位 30 岁的男子仍然住在父母的家里，一直没有从学校毕业或一直没有工作，这种状况就非常值得关注。

在转到来访者面临的其他问题之前，治疗师需要询问他们过去的治疗经历。有些来访者好像优秀的史学家，可以清清楚楚地记得他们见过的每一位治疗师以及服用过的每一种药物。另外一些来访者的记性可能没那么好。我们总是要尽可能地收集更多的相关信息，用以评估来访者的当前问题是否接受过充分且适宜的咨询和／或药物治疗。这些信息对治疗计划的制订很有帮助。例如，对于那些曾经接受过完整和恰当的认知行为治疗且具有效果的来访者，一些加强性的会谈或许就可以帮助他应对症状的复发。另一方面，一些来访者以为自己曾接受了"认知行为治疗"，而事实上，他们所接受的治疗缺少认知行为治疗中最关键的成分（例如，因焦虑障碍而接受了认知行为治疗的来访者，却从来没有在他惧怕的情境下进行过任何暴露）。此时，合宜的治疗计划可能需要从头开始，将所有实证支持的成分都囊括在内。

了解治疗史也有助于处理来访者对后续不同方式的治疗的看法。例如，恐惧乘坐飞机的来访者可能会告诉你，他觉得什么方法都帮不了他，因为过去的治疗都彻底失败了。经过询问，你可能会了解到，他花了几年的时间接受心理动力学治疗，但这种治疗并不是将他对飞行的恐惧作为目标的。此时就可以与来访者分享我们关于治疗飞行恐惧的知识，让他知道自己还没有尝试过这种疗法，而它的有效性是有最好的证据支持的。

其他问题

询问来访者在最紧迫的问题之外是否面临着其他问题也很重要。在会谈的这个阶段，可以使用与精神疾病相关的筛查问题，它们与那些用在半结构化会谈中的问题相似。治疗师应当询问来访者关于情绪、焦虑、进食／体重／

体象、酒精和物质使用、睡眠困扰、躯体担忧以及性或性别认同等方面的问题。治疗师还应该进行精神病性症状的筛查。当具体的问题被识别后，治疗师可以再次以认知行为模型为指导来收集足够的信息，以便进行个案概念化并制订治疗方案。

家庭背景

一旦对来访者目前存在的问题和其他问题有了清晰的了解，治疗师就可以收集有关其家庭背景和个人史方面的信息了。这些信息包括家庭的社会经济地位、父母的职业、家族精神病史及其他病史和家庭关系动力。这些信息也许会提供关于某个问题在病因学方面的重要线索。

此外，询问家庭史可以帮助治疗师对来访者的核心信念有大致的了解。核心信念是童年期所形成的关于自我、他人及世界的信念，这些信念源于我们成长过程中的经历（参见 J. S. Beck，2011）。如果一位近期离婚的来访者成长在一个总被认为什么事都做不对的家庭中，那么她可能会把离异看作自己人生中的又一次失败，并且认为她的未来毫无希望。而一位成长在充满爱的家庭环境中的人会做出截然不同的解释。同样是离婚，后者可能会期待有崭新美好的关系并最终再次拥抱幸福。

来访者对他们面临的问题所持有的信念也可能与他们的家庭所持有的信念相关。治疗师应当询问来访者的家庭对精神疾病的病源以及对治疗的潜在疗效所持有的看法，因为这将影响来访者对治疗能否为他们带来积极改变的期望。如果某位家庭成员也有过类似的问题并且治疗的效果不错，那么来访者会对自己的治疗充满希望。如果来访者在家庭中看到的是相反的情况，那么他们对于自己的前景也就不会抱太大希望。他们或许会持有类似"我是有缺陷的"或"我是不正常的"这样的核心信念。当治疗师了解到这些信念之后，他们可以帮助来访者清除那些会阻碍治疗过程的错误观念。

精神状况检查

初次会谈后，如果你对来访者的精神状况持有怀疑，或者你觉得来访者存在神经认知障碍的可能，那么你可以对其进行精神状况检查（mental status examination，简称 MSE）。根据卡普兰、萨多克和格雷布（Kaplan，Sadock，& Grebb，1994）的定义，精神状况检查是"对患者在会谈过程中的外表、言语、行动和思维的描述"（p.276）。精神状况检查可以在评估过程中通过观察来完成，最终得出一份"检查者对精神病患者在会谈过程中的观察和印象的总结"（p.276）。

不同的作者对精神状况检查的描述略有不同。在表 3.2 中，我们列出了卡普兰等人的模板，并且标注了在评估过程中为了收集必要的信息应当关注的地方。

表 3.2 精神状况检查

一般描述	
• 外表	来访者是如何穿着打扮的？来访者有什么样的姿势？
• 行为和精神活动	来访者是否表现出精神迟滞或烦躁不安？是否有不寻常的动作行为，如抽搐、怪癖或刻板行为？
• 对检查者的态度	来访者对治疗师有什么样的行为反应？治疗师和来访者之间的默契程度如何？
心境和情感	
• 心境	来访者是否主动谈论了自己的感受？感受的深度和强度如何？在会谈过程中，来访者的情绪起伏是否频繁？
• 情感	来访者在会谈中是否有情绪反应（从面部表情、语调等方面表现出）？情绪情感一致吗？
• 适宜度	来访者的情绪反应是否与所讨论的话题相符？
言语	来访者言语的多少、频率以及质量如何？
• 感知障碍	来访者出现过幻觉或错觉吗？如果有，涉及哪些感官系统？

（续表）

思维	
• 过程或思维形成	来访者是否表现出想法过多或匮乏？来访者是否能清楚地理解问题并给出相应的答案？
• 思维内容	来访者是否产生妄想？是否有其他值得注意的思维内容，如强迫观念、过分关注、自杀或行凶等想法？
感觉中枢和认知	
• 警觉和意识水平	来访者是否表现出了对环境感受能力的降低？
• 定向力	来访者对时间、地点、人物是否有定向力？
• 记忆	来访者的近期记忆如何（例如，他早饭吃了什么）？其远期记忆如何（例如，童年期记忆）？来访者是否有意隐瞒认知的受损（例如，虚构）？
• 注意力	在会谈过程中，来访者的注意力是否有问题？如果有，它是由于焦虑或心境障碍、注意力损害引起的，还是由于学习缺陷引起的？
• 读写能力	来访者是否能读写简单的句子？
• 视觉空间感知能力	来访者是否能临摹简单的图画？
• 抽象思维	来访者是否能以抽象的方式进行思考？
• 信息储备和智力	来访者是否能完成与其受教育水平和背景相符的脑力任务？
冲动控制	来访者能否控制性冲动、攻击冲动和其他冲动？
判断和见解	来访者是否具有社会判断的能力？对自己病情的知晓程度如何？他对这种病的了解程度如何？
可靠性	来访者报告其情况的准确程度如何？

Adapted from Kaplan, Sadock, & Grebb (1994, p. 276). Copyright © 1994 Lippincott Williams & Wilkins. Adapted by permission.

　　如果你并没有足够的时间，却需要做一个简单的认知功能评估，你也可以使用简易精神状态检查表（Mini Mental Status Examination，简称 MMSE；Shahid, Wilkinson, Marcu, & Shapiro, 2011）。该表含有 11 道测试题，测试内容涵盖认知功能的五个领域：定向、即刻记忆、注意和计算、回忆以及语言。另一个选项是蒙特利尔认知评估量表（Montreal Cognitive Assessment，简称 MoCA；Nasreddine et al.，2005），此量表只有一页纸，共计 30 分，它可以快速地评估认知领域的几个方面：短时记忆、延迟记忆力、视觉空间能力、多方面的执行功能、注意力、专注力和工作记忆以及时空定向力。这个量表已被翻译成 55 种语言或方言，还为文盲或低教育水平的来访者提供了另一个简单版本。

其他工具：利用多种信息来源完善评估

尽管会谈是每个心理评估的主要部分，但其他信息来源也能在很大程度上提高评估的质量。这些来源包括自陈问卷、来访者的自我监控、请教其他专业人士、请教来访者生活中的其他人，以及观察来访者在会谈中的行为。

自陈问卷

问卷从来不能被当作进行诊断和个案概念化的唯一工具，但它们可以作为整个评估过程的一个组成部分。正如之前提到的，治疗师可以要求来访者在评估开始之前或之后完成问卷。如果在评估之前完成问卷，评估过程中可以用它们来辅助讨论。在首次见面时，来访者或许不情愿透露个人信息。虽然建立融洽关系并且使来访者比较自在地袒露心声是我们的工作，但问卷的使用也可以起到帮助作用。例如，来访者或许会在评估过程中否认自杀意念，却可能赞同一个表达自杀想法的自陈条目。治疗师可以小心地指出这一点："你刚刚完成的问卷显示你有一些自杀的想法，到我们这里来的许多来访者觉得很难讨论这些问题。你能告诉我你最近在这方面的一些想法吗？"

如果你在评估过程中计划使用问卷，一定要记得如何准确地实施、计分以及解释结果。此外，你必须清楚地知道分数有什么意义，以及它对于临床有什么指导作用。如果你使用了一系列标准测试问卷，那么你可以创建一份"备忘单"。在这份"备忘单"上记录每套问卷的计分规则以及各个分值范围所代表的意义。

即使在评估会谈中没有使用自陈问卷来协助讨论，它们仍可提供非常有用的信息，而且可以将这些信息整合到心理报告中。在许多个案中，会谈得出的结论可以通过自陈报告得到证实。例如，一份报告可能这样写："符合重性抑郁障碍诊断标准。来访者也在其问卷中报告了抑郁症状，其在贝克抑郁量表第二版（Beck Depression Inventory-Ⅱ，简称 DBT-Ⅱ）的分值显示为中度抑郁。"

会谈和自陈问卷间的差异

有时，来访者在问卷上填的答案与他们在会谈中的反应并不相符，这可能是由于多种原因造成的。一些来访者，特别是那些第一次寻求帮助的来访者，或许不能准确地表述困扰他们的问题。在他们接受了一些心理教育并进行几次自我监控后会变得容易些，因为他们对自己的问题思维和行为的意识提高了。

其他一些来访者在回答问卷时会选择比自己在会谈时表现好很多或差很多的答案。例如，一位来访者看上去很瘦弱，但在一个评估进食和形象困扰的量表中很少报告相关的症状。同样地，一位来访者可能在临床会谈中报告了中等程度的抑郁症状，但在抑郁问卷上的分数处于严重范围。当出现这种不一致时，治疗师可以用很多不同的方式来处理。一种是仅在评估报告中记录这些差异；另一种是就这些矛盾向来访者进行询问，这将帮助你澄清有关这些信息的疑问。有时，报告不足或否认症状的来访者其实并没有做好治疗的准备。这是非常重要的信息，在为来访者制订治疗方案时，应当将其考虑在内。而过度报告的来访者可能只是急切地想要别人知道他们多么痛苦，或者另有目的（如希望得到残障赔付）。治疗师可以告诉这一类来访者，他了解了他们的痛苦，并会尽快帮他们获得相应的帮助，这样的安慰会让来访者获益良多。

观察治疗中来访者的行为

仔细观察来访者在评估过程中的行为也能为个案概念化提供有价值的信息。除了来访者所回答的问题外，他在治疗室中的表现是了解其在"真实生活"中的行为及与他人关系的一扇窗口。另外，有一些微妙之处可以帮助你看到治疗在如何进展。

即使随着评估会谈的进展，来访者在讲述信息时仍是轻声的、矜持的或勉强的吗？你问问题时，他会生气吗？是否有许多"禁区"性质的话题？来访者会和你调情或问你一些非常私人化的问题吗？来访者会因为被分配给了一位年轻的治疗师而不满吗？他会过分挑剔你或者治疗过程吗？来访者在评估过程中会有各式各样的行为方式，这些都可以用于个案概念化。

治疗师也应该知道，来访者的困扰有时可以通过细微的行为反映出来。强迫症患者会拒绝握手或拒绝使用治疗室的笔；物质滥用的来访者可能会说他上次喝酒是几天前的事了，但他一进治疗室就散发着酒气；一位来访者可能报告她因严重的皮肤抓痕而感到非常尴尬，却穿着暴露的衣裳。所有这些点滴的行为线索都饶有深意。强迫症患者即使不发一言，就表达了他对细菌的恐惧已经令其多么虚弱。物质滥用的来访者可能正非常努力地展示自己的正面形象，却无法在没有酒精的情况下度过一天，更别说当这一天会涉及比较紧张的人际交往时。而有抓痕障碍的来访者可能是担忧，假若抓痕被衣服遮盖了，治疗师就不相信她的问题的严重性了；也可能，她实际上还蛮享受别人对她的抓痕的关注（即使那种关注是负面的）。

自我监控

自我监控是另一种相当不错的方法，可以获知来访者的问题如何影响到他的日常生活。运用这个技术，来访者可以记录靶行为的发生（比如噩梦、大发雷霆）。这种记录常常包括行为发生的日期、时间、症状出现的情境、症状发生时的想法及情绪反应。在自我监控中获取的信息（如症状诱因、回避、功能不良的想法和情绪反应模式）可用于评估过程，以此更准确地对来访者所关切的问题进行概念化，从而决定如何开展治疗。

让我们再回来看一下那位有挠抓皮肤行为的来访者。当来访者到来时，她的双腿上遍布条状斑痕。她很清楚什么会诱发她的行为，即一旦她进入卫生间，看到她的双腿时。但她挠抓皮肤的行为有时很快会结束，有时可能持续几小时，她不知道什么因素会影响持续时间的长短。为了获取更多信息，治疗师给了来访者一张表格，请她回家对挠抓皮肤的行为做一周的自我监控（参见 Franklin & Tolin，2007）。当她下次来到治疗室时，她和治疗师一起察看监控表上的数据。他们发现，当妈妈在家时，特别是当妈妈急着用卫生间的时候，她挠抓皮肤的行为就结束得很快。在妈妈睡着了，她可以独占卫生间的夜晚，这个行为就会持续几小时。此外，她的监控数据还表明，在她感到疲乏或者是为某事伤心的日子里，她挠抓皮肤的行为出现的次数会多过她心情还不错的日子。而且，她意识到在挠抓皮肤的过程中，她需要体会到"完整"感。她会在一个部位不停地挠，直到她觉得那里"光滑无物"才可以罢休。皮肤的某些地方比其他地方能更快地获得"完整"感，这也影响到每次行为的持续时间。有趣的是，她还注意到，她会拔腿部的汗毛。在初期评估时，她曾经讲述自己有过拔头发的经历，但已经好多年没有这样做了。监控帮助她关注到了一个她丝毫未曾察觉的行为，而这对她的治疗计划是很重要的。

向其他专业人士请教

在对其他专业人士讲述来访者的案例前，必须获得来访者的允许。治疗师应该以一种来访者容易理解的方式，解释为什么他们要向其他专业人士讲述来访者的案例。如果来访者同意，则需要与其签订许可协议，并且在开始与其他专业人士讨论前，先出示这份协议。必须牢记的是，信息的传递应该是保密的。传真和电子邮件这样便捷的交流方式可能会对保密造成威胁，因为存在被他人截取的危险。在使用这类方式前，要与你所就职的诊所的工作人员商议，还要熟悉地方及联邦法规的要求。

许多新手治疗师对与其他专业人士进行沟通感到焦虑。他们害怕在那些更有经验的专业人士面前显得缺乏胜任力。此外，新手治疗师可能认为其他的专业人士不会倾听自己的问题。然而，你最需要知道的是，如果你不去向其他专业人士请教，你才会被认为是缺乏能力的。毕竟他们拥有很宝贵的知识，可以帮助你更好地治疗来访者。此外，大部分专业人士都非常乐意分享他们的知识。一些治疗师也常常乐意谈论他们过去的治疗经验以及他们对未来治疗的想法。那些在你不具备的知识领域拥有专长的专家（如医生、职业咨询师）通常都愿意向你解释你不熟悉的信息。

有时，我们的确会碰到一些回应冷漠的专家。他们不回电话，或者用一种粗鲁的、不合作的方式回复你。对于年轻的治疗师来说，这种回应方式可能会被理解成一种侮辱。学生们则可能认为（这种认为也可能是对的），如果是他们的督导师去请教同一个专家，这个交流的内容就会有效得多。不过，有一些人不管来者是谁都不太可能给予有益的回应。这时，最好的办法就是不去纠结人际关系，尽可能获取有用的信息，即使过程不那么令人开心。

总之，在评估过程中请教其他专业人士是非常有帮助的。有时，我们需要向治疗师以外的其他健康专家寻求帮助。当治疗师不清楚来访者服用过或正在服用的药物，或者治疗师对于来访者生理和心理状况的关系存有疑惑时，就需要寻求帮助。比如，一些心理症状（比如抑郁和焦虑）能被生理状况所解释（比如内分泌失调），这时向来访者的医生请教相关问题就很有帮助。还有一些心理状况会对来访者的身体健康造成影响（比如进食障碍、物质滥用问题），那么治疗师与负责来访者身体健康的专业人员（比如主治医生、营养师）之间的交流就会帮助到来访者。最后，一些身体状况可能会对治疗方案产生影响。譬如，如果来访者有惊恐障碍，同时患有哮喘或心脏病等疾病时，那么在做内感受性暴露练习（引发惊恐症状的一项练习）之前，最明智的做法就是与来访者的医生确认这样的练习是否安全。

对于你正在评估的来访者，向之前评估或治疗过他的专家请教也是一个很好的举措。当来访者被转介给你时，他通常知道自己为何被转介（比如，"我去找某医生咨询，他说我需要抑郁方面的帮助，他还说你的诊所在这方面是全市最好的"）。也有一些来访者并不确定他们被转介给你的原因，那么与转介他们的专业人士联系以获取更多的信息是很有必要的。

有时，治疗师解决了来访者的一个问题，但认为他还需要在另一个领域获得帮助，可是该治疗师并不擅长这个领域，那么治疗师也会将其转介。比如，治疗师成功治疗了来访者的抑郁，但她还有婚姻问题需要处理。还有的时候，秉持一种治疗取向的治疗师会把来访者转介给不同取向的治疗师，因为他们认为后者的治疗取向更适合处理来访者的问题。如果转介来访者给你的治疗师已经尝试过你所用的技术，你可能会感到困惑，不知道你与来访者的工作是否会较之前有所不同。有时候是会不同的。影响治疗师和来访者能否进展顺利的因素有很多。有时，一位治疗师可以帮助到某位来访者，而另一位治疗师却不能。在这类情况下，请教治疗过该来访者的治疗师，通常都会很有帮助。

假设有一位来访者来治疗强迫症。我们在评估阶段就发现她已经在另一个诊所治疗过，而后者以擅长强迫症的暴露和反应（仪式）阻止治疗 [exposure and response（ritual）prevention therapy，简称 EX/RP] 而闻名。我们感到困惑，为何来访者在该诊所的暴露和反应阻止治疗没有取得成功。当我们询问来访者时，她说她从没有和别的治疗师做过暴露治疗。这更令我们感到好奇，于是我们联系来访者之前的治疗师，了解他们的治疗是怎么进行的。这位治疗师告诉我们，该来访者完全拒绝暴露疗法，尽管已经向她清晰地解释了为什么暴露疗法对于强迫症的治疗非常重要。当来访者在我们的诊所进行强迫症治疗时，我们很清楚治疗过程会和之前的治疗师所提供的很相似。于是我们就问她是否可以考虑做一些暴露，因为我们认为这对她很重要。在提供了关于推荐暴露疗法的充分说明后，我们向她解释暴露是逐步进行的。我们也询问她，是否愿意与先前的来访者聊聊，他们也曾在治疗开始时对暴露疗法有过疑惑，但是一旦决定尝试，他们都取得了相当不错的效果。来访者回应说，她决不会考虑做暴露，也不相信任何人能够说服她。经过此番讨论，我们将她转介给一位精神科医生，考虑药物治疗的选项。我们告诉她，如果她今后改变了主意，可以再回到我们这里，我们仍然欢迎她。在这个案例里，通过与先前治疗师的交流，我们能够以坦率真诚的方式与来访者探讨她的担心，也提供信息帮助她对治疗做出好的决定。假若我们没有与先前的治疗师沟通，来访者到我们这里时很可能又要经历一次负面体验。相反，如果她准备好了愿意回来，我们为她敞开了大门，这就增加了治疗成功的可能性。

与来访者生活中的其他人交流

来访者生活中的其他人是治疗师获得有用信息的另一来源。这包括他们的父母、配偶和室友，对于年幼的来访者来说还包括他们的老师。使用这类信息渠道的前提是，你不是在"调查来访者"，而是去绘制一幅关于来访者问题的更完整精确的图画。

使用其他资源时，首先要获得允许。对于一位成年来访者，若没有得到他明确的同意，你绝不能与他的家人沟通——甚至不能告诉其家人他来找你评估，这是违背保密原则的。在获取同意时，你需要使你的来访者清楚地知道，为什么你认为与这些人的交流会带来助益。例如，一位来访者有睡眠问题，他晚上很难入睡，但白天总是打瞌睡。他可能很难报告打盹的频率，或每次打盹能睡多久。这时，如果询问他的妻子，看看她观察到了什么，就更可能收集到有用的信息。

这些会谈应该在何种环境下进行呢？若一位家人或好友陪同来访者前来做评估，你可以直接邀请他进入评估室，与在场的来访者一起为评估提供信息。如果没有出现这样的情况，也可以通过电话交流。无论是在怎样的环境下进行，向其他人询问来访者的生活状况时，最重要的是尊重来访者的隐私。这些会谈并非让你向来访者的家人透露他们在会谈时说过的话，或者你对这个个案的概念化（例如，"我认为，他极端的完美主义一定与他成长过程中你作为母亲对他过于苛责有关"）。记住，这样的交谈会影响你与来访者的关系。如果治疗结束后，来访者回到家里，他妈妈对他吼叫，责怪他把她难以启齿的事情告诉了治疗师，那么来访者一定会对治疗师非常愤怒（他实在有权愤怒！）。与此不同的做法是，你与他们生活中的重要他人交流时，要选择那些可以帮助你个案概念化的、目标清晰的问题。比如一个完美主义的来访者难以描述完美主义怎样影响了他的生活、你可以问问他的妻子，他一天花多少时间整理房间，以及他认为房间不完美时，会有怎样的反应。

以初步的问题清单做结束

在下一章里，我们会介绍杰奎琳·珀森斯（Jacqueline Persons）个案概念化的方法，即在评估完成时形成对个案初步认识的一个渐进过程（Persons，1989，2008）。珀森斯建议在评估结束时创建一个问题清单，并把它作为个案概念化的出发点。她将问题清单形容为"包含来访者所有困扰的清单"（Persons，1989，p.19）。换言之，它是评估过程中对来访者所呈现的所有重点关切的总结。问题清单不仅包括那些与寻求治疗有关的问题，比如抑郁、惊恐或暴食，也包括诸如失业、夫妻冲突和医疗状况。虽然这些问题表面上看起来可能与治疗无关，事实却可能恰恰相反。这类问题可能会引发或维持其他的困扰。例如，暴食可能是夫妻冲突后情绪调节的一种方式，而抑郁的维持可能与失业有关。这些问题毋庸置疑会干扰治疗过程（比如，如果来访者的配偶缺乏支持而且很挑剔，可能会妨碍来访者有规律地进行暴露在恐怖情境下的尝试）。在基础的评估过程结束后，治疗师可以使用这个清单开始构建个案概念化，旨在弄清这些看似不相关的问题是如何拼接起来的。

到此，评估过程告一段落。我们接下来要讨论新手治疗师在这个阶段与来访者互动时经常遇到的一些困扰。然后我们会回到珍妮的案例上，看看对她的评估具体是怎样进行的。

评估过程中常见的挑战

"如果我暂停一下整理思路，来访者会认为我不知道该做什么。"

评估过程可能给新手治疗师带来焦虑。很多新手治疗师会对评估过程中令人不适的停顿或沉默感到担心，因为他们可能需要在会谈中停下来花些时间去查找一些内容，想想是否需要更深入地探究某一个问题，或者思考下一个问题要问什么。他们通常担心来访者将停顿看作治疗师缺乏经验或没有能力解决问题的表现。请记住，你很可能比你的来访者更能注意到这些停顿。当来访者注意到这些停顿时，他们大多会认为这是治疗师在思考。怀揣着困扰来寻求帮助的他们不太可能对一位短暂陷入深思的治疗师做出什么批评。

新手治疗师常常会被某些来访者弄得很为难。有时，这是因为来访者的行为令评估很难进行。他们可能拒绝说话，或者可能说得语无伦次，又或者完全否认问题的存在。有时候，一些非常复杂的个案可能让新手治疗师陷入困境，他们或许感到自己就是无法做出恰当的诊断，或者不能决定哪些因素对治疗这位特定的来访者很重要。如果短暂的停顿变为长久的空白，必定让治疗师和来访者都感到不适。在这种情况下，很多时候，治疗师完全可以告知来访者你需要稍微休息一下。这也为来访者提供了去卫生间、吃点心或者舒展一下腿脚的机会。同时，你可以借机向同事请教一下，翻看一下 DSM，或者仅仅是坐着，花几分钟时间确定评估要如何继续。几乎没有来访者会对暂停不满，相反，许多人喜欢暂停，特别是长时间评估过程中的暂停。在第二次会谈完成评估是完全没有问题的。对于一些特别复杂的来访者，评估需要更长的时间，而在两次会谈间隙，治疗师可以与督导师或同事商讨下一步应当如何做。

"如果我遗漏了一些重要信息，评估可能会出现错误。"

新手治疗师的另一个主要的担心是，他们会忘了询问来访者重要的信息。在你准备报告或预备与督导师在会议中讨论个案时，你会猛然意识到这个问题。同事可能会问你一些有助于个案概念化的问题，这时你发现你压根儿就没有获取相关的信息。那么你能做什么呢？有人试过再打电话给来访者，以澄清某些问题，甚至是邀请来访者再来进行一次会谈，这都是可以的。作为新手治疗师，你可能担心自己被认为能力不足，但来访者通常会将之解读为关心，解读为治疗师想要更多地了解他们。

这里同样也要提出一个警告。焦虑程度很高的新手治疗师可能会不由自主地经常给来访者打电话，询问额外的问题或者请他们来做进一步的讨论。如果你发现自己经常如此，你应当将这个议题带到督导师那里。他可以帮助你弄清楚为什么你如此频繁地进行"回溯"。有时候，这可能是因为不熟练。不了解诊断标准或者评估工具的结构会导致你忽略某些细节或忘记问重要的问题。做更多的准备、观察有经验的治疗师以及和督导师、同事讨论，都有助于解决这个问题。另一个对治疗师有帮助的建议是：尝试聚焦于评估过程中来访者正在诉说的内容。新手治疗师常常过于关注来访者是否达到某种障碍的诊断标准，以致没有问出恰当的问题，以帮助他们真正了解来访者的历史以及是什么原因让他们的问题持续。

在另外一些状况下，治疗师可能对他们在初次评估后应当获取的信息怀有不合理的预期。虽然获得足够的信息以便进行个案概念化和制订治疗方案是绝对重要的，但需要记住的是，个案概念化是一个持续进行的过程。你最初的理解可能是存在空缺的。但随着你越来越了解来访者，随着他们在生活中开始发生改变，个案概念化将会不断演变，日趋完整。

"我会把评估过程搞砸，整个个案将成为灾难。"

与遗漏信息相关的担忧其实是对犯错的害怕。简单地说，新手治疗师常常害怕给来访者做一个"错的"诊断，或者做错误的个案概念化。例如，一个治疗师可能担心在鉴别诊断时犯错，或者在来访者呈现了多个困难后，不能决定优先聚焦于哪一个问题。所有治疗师都会犯错。当然，经验少的治疗师犯错的概率更大一些。但即使在职业生涯的后期，大多数治疗师仍然会有这样的经历，即在治疗开始几周后，他们才发现对来访者的评估存在偏差。

新手治疗师应当记住，督导师就是来纠错的。诊断的确定和治疗方案的制订通常都需要在治疗开始前进行讨论。因此，问题都可以被解决，治疗也能朝着正确的方向推进。虽然犯错可能令人尴尬，但它也为我们提供了重要的学习机会。当错误被指出时，不要纠结于它所带来的短暂尴尬，而应当聚焦在长期的知识获得上。这样一来，下次你遇到相似的临床表现时，就会有经验了。

除了诊断，新手治疗师也担心错误地进行了个案概念化。需要记住的是，我们最初的概念化源于我们首次与来访者的接触。我们的工作是收集足够多的信息来理解来访者的现有问题及维系这些问题的因素。这些信息帮助我们制订治疗计划，而这一切往往都建立在有限的资料上。随着对来访者越来越深入的了解，我们将逐步调整对个案的认识及把握，这是合理的（也希望如此）。

珍妮的评估会谈

在第二章的结尾，当治疗师即将开始评估会谈时，我们暂时放下了来访者珍妮。现在让我们回到这个案例上，看看在初次会谈过程中收集了哪些信息。

人口统计学信息

珍妮是一位 45 岁的已婚女士，她有两个孩子，目前是一位全职妈妈。她现在与孩子生活的城镇，就是她自己出生的地方。珍妮的双亲都酗酒，在她年幼的时候就离婚了，并且父母都没有再婚。22 岁的时候，珍妮在工作中认识了菲尔，并嫁给了他。珍妮上过两年大学，后来退学在一家制造业公司做秘书。菲尔一直在这家公司做销售。珍妮怀第一个女儿的时候离开了公司。大女儿现在读高中一年级。他们的第二个孩子也是女儿，刚开始读初中。二女儿开始上中学的当月，珍妮来到诊所做首次评估。

珍妮和菲尔住在一所挺不错的房子里，日子过得很紧巴。珍妮描述他们的财务状况是"长久的拮据"。前文已经提到，珍妮的女儿出生后，她就没有工作过。当她们年龄尚小的时候，珍妮很积极地参与了她们学校的活动，在图书馆做义工，做班级的家长委员会成员。当大女儿入读初中时，珍妮意识到，这个年级的学校教育几乎没有家长可以参与的部分了。与此同时，大女儿告诉她："不要来学校令我难堪了。"珍妮说，她很"惧怕"二女儿这个秋季进入初中，因为"再也没有人需要我了"。

当前的问题及其历史

当治疗师问及珍妮为何前来求助时，她重申，她的丈夫和家庭医生都认为她有抑郁倾向。当治疗师询问她是否同意时，她说她不知道。她承认的是，她一直很害怕二女儿上初中。她表达了"没人需要我"的感受，并将她目前的生活描述为"空虚无聊"。

珍妮否认自己有过严重的心理健康问题。她说她从来不是一个活泼外向的人。周末的时候，她和菲尔通常都会在家，偶尔一起出去。过去，当孩子们还小的时候，他们的家庭活动比较多。珍妮再次指出最近的变化，她多次用到无聊、空虚和毫无意义这几个词。

半结构化临床会谈

开始半结构化会谈时，治疗师最好先考虑一下哪个部分可能需要更多的关注。尽管这些会谈要求对来访者的各种心理问题逐一进行询问筛查，但如果治疗师大体知道哪个部分最为重要，工作量就不会显得那么庞大了。就珍妮这个案例来说，治疗师知道她应当聚焦在抑郁方面。由于珍妮的家族有物质滥用的历史，这个主题也值得给予关注。同时，治疗师也想要留意一下社交焦虑障碍，因为珍妮比较缺乏朋友和社会交往。

珍妮的评估使用了 ADIS-5。在 ADIS-5 评估的过程中，珍妮呈现出一种很有趣的反应风格。虽然她对很多问题的第一反应都是否认的，然而当治疗师跟进询问时，她常常会流泪，在重性抑郁障碍及社交焦虑障碍这两方面，她都认同了足以确诊的症状。当被问及酒精使用状况时，珍妮表现出了防御。她提到每晚孩子们入睡后，她会喝上几杯，但她否认有任何问题。珍妮会说："那是我的父母，不是我。"然而，当治疗师用 DSM-5 对于酒精使用障碍的诊断标准做评估时，珍妮认可了其中的五条，这表明她已经符合中度酒精使用障碍的标准了。

自我报告问卷

珍妮的自陈量表与她在 ADIS-5 中提供的信息一致。她报告自己正在经历中度社交焦虑和抑郁。有趣的是，她对于生活质量的自陈报告表明，她很不满意目前的生活状态，特别是在自尊、财产、朋友、爱情、亲人、家庭、邻里和社区方面。珍妮的治疗师又做了进一步的探询——因为这种强烈的不满意感与珍妮在寻求治疗帮助上的松懈态度不太相符。

在交谈过程中，珍妮流泪了。她说她觉得孤独、被隔绝且没有朋友。她解释说："我为我的孩子付出了那么多，我真的没有为自己考虑过。"珍妮还说她和丈夫很疏远。虽然结婚很多年了，但他们很少谈及深刻的问题，也很少在家庭以外共同做过什么事情。珍妮说他们不吵架，但是关系中也没有

"火花或兴奋"。使用关于生活质量的问卷帮助珍妮和治疗师开启了一些颇具意义的探讨，而这是在其他部分的会谈中没有达成的。

创建问题清单

当珍妮的评估接近尾声时，治疗师向她解释了问题清单的概念。

治疗师：珍妮，我希望花几分钟时间总结一下今天的讨论。在这个过程中，我们会建一个"问题清单"。这个清单将帮助我们看看你目前所面对的困难，也能帮助我们对"大的概貌"有一个了解，这样我们就可以规划治疗方案了。

珍　妮：听起来很不错。

治疗师：那我们开始吧，一起来看看。我认为我们需要一起处理的三个主要问题是抑郁、社交焦虑以及酒精使用。在治疗初期，大部分工作是了解这三个问题是怎么互相作用的。很多人会同时经历社交焦虑、抑郁以及酗酒的问题。从你的角度看，你觉得这三个问题是同样重要，还是有程度或优先级上的差别？

珍　妮：嗯，首先，我没有酗酒的问题。是我的父母酗酒。我只是每晚喝几杯。这不是一个问题。

治疗师：我们创建这个问题清单的时候，比较重要的是把所有的可能性都放在其中，即使你和我对它们的相关性有不同的看法。就我的经验来看，很多人难过的时候，会通过饮酒来让自己感觉好一些。对另外一些有社交焦虑的人来说，喝酒会让他们在面对社交情境时感到容易些。我不确定这对你是不是适用。但我知道的是，你现在的饮酒量已经给你带来了一些问题，就像我们之前谈过的那样。所以我真的认为我们应该把它作为治疗的一部分。

珍 妮：好吧，我们可以放进去，但我不会说我要放弃饮酒。

治疗师：好的，我们先这样。所以，对你而言，目前最大的问题是哪一个？

珍 妮：其实，我觉1得也不能说是抑郁或社交焦虑。我觉得就是那种"无所适从"的感觉。我还有什么用？接下来的日子要怎么填满？做这些事情的意义在哪里？

治疗师：这些真的很重要，珍妮。我们可不可以把它叫作"身份认同问题"？

珍 妮：当然可以，听起来差不多就是这样。或者说，"我究竟是谁？"的问题。（笑。）

治疗师：明白。珍妮，家庭关系怎么样？应该放在哪里？

珍 妮：我真的感到很失落。孩子们如今都这么独立，她们不需要我了。这让我很难过。

治疗师：对妈妈们来说，曾经用心抚育孩子那么久，然后觉得不再被需要，这种感受真的很难。从一方面来说，这令人悲伤；而从另一方面来说，是你把她们培养得很好，才会令她们这么独立。

珍 妮：我从没有这么想过。她们这么早就不需要我了，这一点是我没有预料到的。

治疗师：这也是我们可以一起探讨的好问题。有时候，当人们觉得低落时，他们会用一种有偏差的方式来看待事物。或许女儿们需要你的程度多过你所认为的，也或许她们现在需要你的方式与小时候不同了，只是你还没有意识到这一点。

珍 妮：我觉得探讨这一点可能会帮助到我。

治疗师：那么你和你先生的关系呢？

珍 妮：什么意思？

治疗师：这一条要不要放在问题清单上？

珍　妮：他会很开心的。他把我送来治疗，结果我们发现他才是那个问题。（笑。）

治疗师：嗯，我想我们的意思并不是说他是一个问题。我听到的是，你对你们关系的现状不是很满意。通常，等孩子们长大了，夫妻需要重新思考他们之间应当如何相处。

珍　妮：好，也许值得花一些时间探讨。

治疗师：我的建议是这样，下一次会面时，我们来看看这些问题是怎么互相联系的。这里有身份认同问题和关系问题，还有抑郁、社交焦虑以及饮酒问题。我敢肯定，这些问题并不是孤立存在的。我们可以花一些时间探讨这一点，然后我们一起想想如何帮助你感觉不那么低落，可以让你的人生有更多的满足感。你觉得这样好吗？

珍　妮：这个计划听起来很合理。

在结束会谈时，治疗师询问珍妮，他们是否遗漏了什么信息，以及她是否有其他问题。由于为她的问题描画了这样一幅清晰的图景，珍妮感到很满意，她对评估过程也没有其他问题了。珍妮和治疗师确定了下次会面的时间，如果在这期间有任何问题和顾虑，她都可以致电诊所。

第四章

个案概念化和制订治疗计划

到现在为止，治疗师与来访者已经相处了好几小时，也收集了不少有关来访者的信息。除了临床会谈，还有其他的信息来源，包括自陈量表和与其他专家咨询的情况，等等。来访者在评估过程中的言谈举止也被治疗师纳入考量。接下来该做什么呢？

新手治疗师可能认为下一步就是要找到一本有实证支持的治疗手册，然后按部就班地开始工作。但是在评估和治疗之间还有一个必要的步骤：个案概念化。通过对个案进行概念化，治疗师依据认知行为模型理解来访者特有的问题，形成工作假设。这种理解将指导整个治疗进程。因此，珀森斯（Persons，1989）将个案概念化比作"治疗师的指南针"（p.37）。

个案概念化的目标是什么？

为什么治疗师不能在评估之后直接开始治疗呢？难道治疗手册不应该像烹饪食谱一样清晰易操作，对如何有效地解决来访者的问题提供详细的指导吗？珀森斯（Persons，2008）从以下四个方面总结了为什么个案概念化是从评估到治疗中间不可或缺的必要步骤，以及它作为一个需要不断更新的部分在整个治疗过程中扮演的角色。第一，珀森斯指出，虽然治疗手册是针对某种单一障碍撰写的，但来访者往往同时兼具多种障碍或问题。第二，即使来访者只表现出一种障碍，从系统观的视角来看，来访者之间在症状表现、精神障碍共病、对治疗的反应和其他潜在的重要因素上也存在很大异质性。例如，DSM-5 大幅修改了创伤后应激障碍（posttraumatic stress disorder，简称PTSD）的诊断标准。作为修订的一部分，加入了三条新的症状，这使得诊断涉及的症状总数从 17 增加到 20。若要满足创伤后应激障碍的诊断标准，个体必须经历了一起被列为创伤性压力的事件，报告了 5 条中至少 1 条"侵入性"症状；2 条中至少 1 条"回避性"症状；7 条中至少 2 条"认知和情绪的负性改变"症状；以及 6 条中至少 2 条"警觉和反应性"症状。加拉捷尔 –利维和布赖恩特（Galatzer-Levy & Bryant，2013）指出，DSM-5 的创伤后应激障碍诊断标准包含了 20 条症状，有超过 60 万种被诊断为创伤后应激障碍的可能性。这意味着两位创伤后应激障碍患者之间可能有完全不同的症状谱和临床表现。第三，对于任何一个问题（比如抑郁），都有不止一种可供选用的循证疗法，治疗师需要根据来访者的具体情况选择匹配度最高的那种。第四，尽管处理问题的方式多种多样，却不是每个问题都有现成的实证治疗方法的。有些时候，治疗师要学会在没有食谱的情况下烹饪。

　　基于上述原因，治疗师需要学会批判性思考和通过提问把碎片化信息整合起来。来访者的这么多问题是如何在一个人身上出现的？哪些行为、思维或感受更适合作为干预的目标？哪些因素诱发和维持了适应不良的行为和认知？哪种治疗方式对这位来访者最有帮助？我是否应该尝试把多种循证治疗方式结合起来，以适应来访者独有的需要？当一位来访者的问题没有现成的手册可供参考，或者我没有与类似问题工作的经验时，如何利用我对认知行为疗法的一般性知识来帮助他？个案概念化要回答的正是这些问题。

　　珀森斯（Persons，2008）指出，个案概念化包含四个要素：（1）创建一个问题清单；（2）找到产生障碍和问题的机制；（3）找到激活当前问题的诱发因素；（4）考虑当前问题在来访者的早期生活经历中的起源。表 4.1 对这些要素进行了总结，通过对问题的机制、诱发因素和起源的仔细思考，治疗师可以从问题清单过渡到初步概念化。在珀森斯（Persons，2008）看来，个案概念化"把所有要素整合成了一个逻辑清楚的整体"（p.87）。让我们再次回顾每一个要素，并通过珍妮的案例来展现如何有效地进行个案概念化。

表 4.1　珀森斯的个案概念化模型

1. 创建一个包含了主要症状和功能性问题的问题清单。
2. 找到产生障碍和问题的机制。
3. 找到激活当前问题的诱发因素。
4. 考虑当前问题在来访者早期生活中的起源。

要素一：创建问题清单

在上一章中，我们已经详细描述了问题清单。总的来说，问题清单是一个包含了来访者所有困扰的完整列表（Persons，1989，p.19）。珀森斯（Persons，2008）建议治疗师从以下几个方面进行评估，以便建立一个全面的问题清单："精神病性症状、人际关系、职业、学校、医疗、财务、住房、法律、娱乐，以及那些在精神健康或医学治疗上的困难"（p.972）。换言之，全面的问题清单能够帮助治疗师透过特定的障碍考察一个人在生活中方方面面的功能。

治疗师需要基于与来访者交流互动时收集的信息来完成这一清单。尽管有些事情显而易见（比如来访者说自己在接受抑郁症的治疗，且确实被诊断为抑郁症），但另一些则可能很微妙（比如治疗师发现来访者的配偶在等候室里用一种侮辱性的、缺乏支持的方式与来访者交谈）。这些信息非常重要——来访者也许并不会报告它们，但它们值得在治疗中引起关注，并且在来访者当前问题的起源和维持中扮演重要的角色。

一旦粗略的清单完成后，治疗师应当把它缩减到至多 5~8 个项目，并依照治疗的优先级对其进行排序（Persons，2008；为排序问题提供了更详细的指导——表 4.2 对其进行了总结）。治疗师和来访者需要共同回顾这个清单，并对其中包含的项目达成共识。治疗师需对来访者强调，虽然不是所有清单上的内容都会成为治疗的重点，但是问题清单越全面，越有利于双方对那些需要引起注意的问题保持觉察。

表 4.2 对问题清单进行排序的指南

- 是否存在威胁来访者或第三者生命的状况？
- 有没有哪个问题可能破坏或危害到治疗本身？
- 有没有哪个问题可能阻碍了对其他问题的解决？
- 来访者对解决哪个问题具有最大的情绪动力？
- 哪个问题对来访者实现功能造成了最大的阻碍？
- 有没有哪个问题如果得以解决，就能够帮助来访者解决其他问题？
- 有没有哪个问题可以被快速、轻易地解决？
- 有没有哪个问题如果得以解决，就可以切实地动摇来访者的原有模式？

在珍妮评估的最后阶段，她和治疗师建立了这样一份问题清单。最主要的选项是抑郁、社交焦虑、酗酒、身份问题（比如，当孩子们在日常生活中对她的时间和注意力的需要减少后，她可以如何安排自己的生活）和家庭问题。正如上一章提到的，珍妮并不把饮酒看作一个问题，因为相比之下她父母的酗酒状况更严重。但是，治疗师向她强调把饮酒放在问题清单中是很重要的，在这一点上，治疗师有充分的理由。第一，酒精摄入和抑郁、社交焦虑高度共病，意味着拆解饮酒和她焦虑及情绪问题之间的功能联系非常重要。第二，珍妮有明显的物质滥用家族史，这毫无疑问地影响了她对"正常"饮酒和酒精功能的看法。第三，考虑到与酗酒的父母一起生活在其成长过程中留下的痛苦，珍妮会竭力否认她可能把孩子置于与自己当年同样的境地。

要素二：找到问题产生的机制

根据珀森斯（Persons，2008）的观点，"个案水平上的概念化，其核心是对产生和维持患者问题和症状的心理机制进行描述"（p.126）。最终目标是对来访者呈现的所有看似不相关的问题给出至少一个可能的解释。珀森斯阐释了建构机制假设的三个步骤：（1）选择一个或一组进行聚焦的症状；（2）选择一个基本理论来分析这些症状；（3）从基本理论推至个案层面。

在对珍妮的个案进行概念化的过程中，治疗师聚焦于社交焦虑、抑郁、酗酒、身份问题和关系问题（第一步）。根据其自身的咨询取向，珍妮的治疗师依据贝克的认知理论对其背后的机制建立了一个假设（第二步）。基于该选择，治疗师考虑了珍妮的认知图式以及伴随出现的自动思维、感受、行为和情绪。为了将基础认知理论应用到珍妮的具体个案上，她的治疗师逐个仔细考虑了问题清单上的项目，尤其注意了珍妮对这些问题是如何认识的，以及她在听取治疗师解释时的情绪、行为和生理反应。接下来，让我们看看具体过程。

抑郁和社交焦虑

珍妮的丈夫和家庭医生刚开始是因为她的抑郁症建议她求助的。尽管珍妮并不认为自己有抑郁倾向，但她的自述中有明显的空虚感、无聊感和目标缺失。在开始对珍妮进行个案概念化时，治疗师问她这些感受在什么时候最为强烈。珍妮说，当女儿们在学校，丈夫在工作，以及需要父母在学校的活动中进行对象不确定的社交时，她的这些感觉尤为明显。

当珍妮处于这些情境时，她会被一系列的自动思维打击："我的生活毫无意义""我是一个失败者"以及"没有人需要我"。无论何时，只要珍妮想变得积极一些（比如，去学校参加志愿活动或白天外出做一些事情），她都会想"我做不到"。在社交情境中，珍妮不断重复体验类似"我看起来真蠢"或"我会说出一些蠢话"的想法。一般来说，珍妮对于她的处境和别人相比如何持有非常顽固的信念。她相信每个人都比她过得开心，每个人都在生活中有一个与之匹配的角色，但她没有。珍妮还认为自己缺乏必要的技能，这让她无法完成很多事情。

珍妮的这些信念导致了她的焦虑、悲伤，有时是愤怒（情绪反应）。在进入社交情境前或处于社交情境中时，珍妮经常体验到一系列生理症状，包括心跳加速、呼吸短促和头晕（生理反应）。当珍妮独自待在家里时，只要她开始想做更多的事情，相同的症状也会出现。珍妮说这些症状以前只会发生在当她准备好出门去做一些"有难度"的事情时，比如参加学校聚会或赴与一个朋友约好的午餐，但现在当她准备处理家庭琐事时，也会出现这些症状。

这些症状让珍妮非常不舒服。她主要通过回避来处理它们（行为反应）。到珍妮来治疗时，她已经很少在户外活动了，甚至会回避一些普通的家务活。当珍妮与治疗师一起探索自己的模式时，她承认自己会通过饮酒来应对。在晚上，她经常通过喝酒来让自己对焦虑的身体症状感到麻木（行为反应）。珍妮很敏锐地认识到饮酒可能诱发更多类似"我是一个失败者"的自动思维。

身份认同和家庭问题

当她的孩子尚小时，珍妮在家中陪着她们，并没有回去继续她的秘书工作。她很积极地作为志愿者参加孩子学校的活动。但当孩子们进入初中和高中时，珍妮说需要家长作为志愿者的机会越来越少了。在家里，女儿们也不再那么依赖她，她们更喜欢独立完成家庭作业，并和同龄朋友一起打发时间。尽管珍妮对她的女儿们成长为独立的年轻女性感到骄傲，然而她们的逐渐独立和远离带给了她失落感。珍妮认为她应该回去工作了，但她没有大学文凭，没有接受过专业训练，也不再想继续从事秘书的工作了。

当被问到她的每日活动安排时，珍妮说自己是一个标准的家庭主妇。她会打扫房间、外出购物和烹饪。但是，最近的回避（行为反应）使得她完成这些工作变得愈发困难。珍妮的朋友很少，因为社交焦虑，建立新的友谊关系对她来说也很困难。这段时间，她唯一的社会交往对象是她的父母，她有时会带他们去预约医生。这些交往经常让她很紧张（生理反应）。因为长期的酗酒，珍妮的父母非常衰弱，身体功能极差，珍妮承认她很担心自己将来会变成那样（自动思维）。

珍妮和她丈夫的关系怎么样呢？珍妮说他们之间的互动很少。他经常在珍妮和孩子们吃完晚饭后才下班到家，边看体育节目边吃剩饭。晚上，珍妮经常独自在另一个房间看电视，这时她会察觉自己感到很难过（情绪反应）并开始喝酒（行为反应）。偶尔，珍妮会和丈夫一起出门，但他们很少说话。她认为丈夫并不理解她内心的挣扎。丈夫鼓励珍妮去找一个工作，但他似乎并不了解抑郁和社交焦虑是如何阻碍珍妮达成这一目标的（暂且不提技能和经验的缺乏）。晚上，珍妮经常清醒地躺在床上，满脑子充斥着"我是一个失败者"和"生活毫无意义"的想法（自动思维）。

在进行个案概念化时，治疗师必须把所有想法整合成一个完整的基础机制来解释来访者的问题。与之前一样，认知理论可以提供指导，帮助我们发现那些把珍妮的困扰连接在一起的核心信念。看起来，珍妮的核心信念是"我是无能的"。

让我们回过头来看看珍妮问题的各个方面是否符合这个基础机制的描述。

珍妮发现，她的抑郁和社交焦虑大多发生在白天独自在家或者发现自己处于某个社交情境（尽管机会很少）时。当她思考如何填满每天的时间时（她的女儿们还在学校），她会不断回想"我缺乏技能去做更多事情"的核心信念。当下，这个信念的影响已经泛化到了做家务等日常琐事上。她对自己完成日常活动能力的怀疑导致她回避这些活动，或者把时间花在看电视和小憩上。经过这样的循环，现状又证实了她关于自己无能的信念。当在社交情境中有人问她从事什么工作时，珍妮觉得自己无法回答，这让她觉得周围人可能都把她看作一个无能的人。

珍妮在年轻时就开始喝酒了，一开始是和高中的朋友一起，之后则和丈夫一起。在过去的几年里，喝酒成了影响她的一个问题。珍妮报告说，为了使自己难受的感觉变得麻木，她开始增加每晚的饮酒量。虽然她从不在女儿们在场的社交情境中喝酒，但她说自己曾经为了消除社交焦虑而在其他社交情境（比如她丈夫的工作派对或同学会）中饮酒。当珍妮被问到如何看待自己的饮酒行为时，她回答："我是一个失败者，就像我的父母一样，我不知道为什么我没办法找到其他方式来处理这些问题。"也就是说，珍妮的酗酒同样成了她无能感的组成部分。

在她的人际关系中，这种无能感同样在起作用。她认为女儿们不再需要她了，这让她觉得自己是一个无能的母亲。她的丈夫是一个性格内向的人，并不在意下班回家后自己吃饭并在电视机前消磨时间。这让珍妮感觉没能好好照顾家人。当她的状况开始因为这些责任感而恶化时，她的丈夫打电话给家庭医生，这让珍妮认为丈夫不相信她能自行改善。在成长史方面，珍妮在一个父母很少强化其自信心的家庭中长大。当她还是一个孩子时，珍妮就不得不开始照看她的父母。直到现在，珍妮还会带着父母去预约医生，并确定他们会按时付清账单。她说父母很少感谢她，反而经常持批评的态度。珍妮对自身现状的认知歪曲（尤其当涉及她的女儿们时）持续地强化着她认为自己是一个无能者的信念。

尽管存在一些分歧，珍妮的问题显然符合一个清晰的基础机制"我是无能的"。图 4.1 展现了认知模型是如何阐释珍妮的个案的。

要素三：找到激活当前问题的诱发因素

在个案概念化这个阶段，治疗师需要考虑此前假设的机制（主导的适应不良信念）是否与来访者当前的问题有明显的关联。如果珍妮的核心信念是"我是无能的"，那么可以估计引发她当前问题的可能是会引发此类想法的某个事件或情境。

其中一个关键事件是在珍妮的小女儿上五年级时发生的。在女儿们的整个上学阶段，家长志愿者都是受到欢迎的。珍妮当过班级妈妈、图书馆志愿者和午餐志愿者的负责人。在她的孩子们长大后，珍妮发现越来越少的家长参与午餐志愿活动。毕竟，孩子们长大了，不再需要别人帮忙打开热水瓶或者清理桌上的残羹剩饭了。但是珍妮仍然继续从事志愿活动。学校的午餐食堂让她感到轻松和被需要。在她女儿五年级那年的一天，珍妮像往常一样来到午餐食堂，但她女儿无视了她。她和她的朋友们说悄悄话，她们都看着珍妮，然后大笑起来。珍妮说，那一刻，她觉得自己"坍塌"了。她感到不再被需要，并且完全没有为孩子们下一阶段的生活做好准备。当她和丈夫分享这些感受时，他建议珍妮去找一份工作，因为这样可以帮助家庭缓解经济压力。当她问他觉得自己可以做些什么时，他说："虽然你已经赋闲多年，也没有学位，但一定有一些你能做的简单工作。"虽然他说的是事实，但珍妮的丈夫完全没有注意到妻子的情绪，这使珍妮关于自己无能的信念愈发牢固。

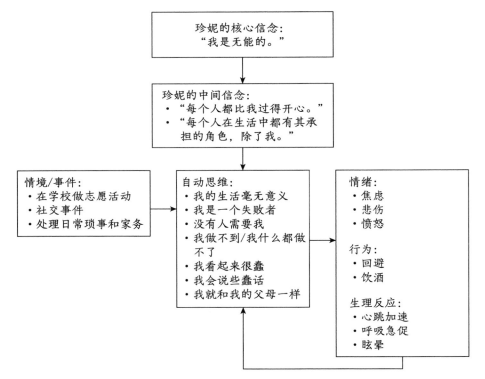

图 4.1 将认知模式用于珍妮的核心信念

Adapted from J S. Beck(2011, p.37). Copyright © 2011 Judith S.Beck. Adapted with permission from The Guilford Press.

要素四：考虑当前问题在来访者早期生活中的起源

在之前的一节中，我们讨论了一个近期发生在珍妮身上的重要事件，可能支持关于其心理困扰的假设机制。珍妮关于自己无能的这一信念也提示了她的成长经历对信念形成的作用。珀森斯（Persons，2008）建议进一步考察来访者的个人成长史以获得更多支持假设的证据。这个建议可能让新手治疗师感到惊讶，因为认知行为疗法的一个重要特点就是聚焦当下。确实，认知行为疗法取向的治疗师不会在治疗中花费大量时间讨论来访者的早期经历，而是聚焦于解决当前的问题。但是在评估阶段花时间探讨其早期经历有利于发现一些有价值的线索，这将有助于治疗师理解来访者的问题行为如何发展，以及适应不良的思维和行为如何保持。这些讨论也能帮助来访者理解他的适应不良信念的起源。相比自我贬低，来访者可能会接受自己的这种思考方式是由早期经历带来的。治疗的一个重要部分就是讨论这些信念现在是否仍然对来访者有益，即使它们曾经在来访者的过往经验中是合理的。

就像之前提到的，珍妮在一个糟糕的家庭中长大，相比她的成长，她的父母更关注自己的生活。他们在因为酗酒而生病时经常依靠珍妮的帮助，却从来不曾鼓励珍妮发展出更多的自信。珍妮把她的父母描述为情感淡漠的、慢性抑郁的或者酗酒的。整个家庭从不讨论情绪，珍妮自然无从学会调节自己的情绪反应。她的父母并不是成功和有能力的那类人，他们也没能为女儿树立一个榜样。

治疗师对珍妮认为自己不需要治疗的信念感到既惊讶又好奇。确实，她的成长过程很坎坷，而且要应对一些重要的心理健康困扰。在个案概念化的过程中，珍妮被问起这个部分。珍妮清楚地表达了她认为无法改变的这些信念——既然这样，为何还要费力治疗呢？她对治疗的花费非常在意，而且认为丈夫不应该为她的治疗付费（虽然她自己没有足够支付治疗的存款）。很快，治疗师又被珍妮极低的自我价值感所震惊，虽然在这个时间点上尚不清楚其中有多少来自珍妮对自己处境的认知，又有多少其实来自她生命中的重要他人所带来的维持作用。

个案概念化如何指导治疗计划？

个案概念化的修订自然会引出对治疗计划的完善和改进。当然，这并不意味着在治疗开始后计划不能再有其他修改。但是，修改应当基于治疗过程中个案概念化的变化。记住，个案概念化就像一份旅游日程计划——我们会把所有想在旅行中做的事都放在其中，但它并不是一份静态的、僵化的文档。

珍妮的治疗计划是什么？

让我们思考一下珍妮的个案概念化是如何指导制订她的治疗计划的。珍妮的核心信念是自己是无能的。她环顾周围，认为和她相比，每个人都扮演着更重要的角色，更有能力，更开心，也对自己的生活更满意。这些信念毫无疑问地对珍妮的抑郁和社交焦虑症状推波助澜。感到社交焦虑和缺乏动机会导致两种主要的行为反应：回避和酗酒。当珍妮以酗酒作为麻痹情绪的手段时，她最后只会感到更加低落和无能。而珍妮对社交情境的回避也使她不可能有机会增加自己的胜任感。她无法参加工作面试或交朋友。这种社交孤立反过来强化了她的抑郁和酗酒。看起来，珍妮陷入了一个不可能打破的恶性循环。

这让治疗师决定把治疗聚焦在帮助珍妮探索她关于自己无能的信念上。如何利用认知行为疗法来实现这个目标呢？我们可以通过认知重构帮助珍妮直接挑战她那些功能不良的信念。通过之前的咨询，治疗师发现珍妮所拥有的技能远比她认为的多。治疗师很好奇珍妮和孩子们的关系是否远比珍妮认为的重要（孩子们比珍妮认为的更需要她）。珍妮曾经是一个优秀的学校志愿者，她组织了从糕饼销售到教师感恩早餐的一系列活动。很明显，完成这一系列活动都需要相应的技能。在人际关系方面，当珍妮不看轻自己时，她是一个热心善良的人，这让治疗师相信珍妮可以为周围的人带来很多积极的东西。另一个需要认知重构的地方是珍妮的"所有人都比我过得开心，比我有能力"这一信念。

在行为方面，珍妮将从对令其恐惧的社交情境的暴露中受益良多。珍妮认为，如果她发起和相识但不熟悉的人的对话或参加工作面试，她会因为自己的无能而被拒绝。只有暴露能够检测这一信念的真伪——将自己置于那个情境来看一看会发生什么。同时，珍妮和治疗师需要应对她的酗酒问题。在社交情境中，珍妮希望通过喝酒来降低显得自己无能的可能性——但就像大多数安全行为一样，酗酒反而更可能造成与预期相反的效果。这里同样需要用到暴露疗法，帮助珍妮意识到即使不摄入酒精，她也能很好地应对这些情境，甚至可能做得更好。治疗的另一部分则在于管理她独自饮酒的情况。珍妮通过在家饮酒来麻痹关于自己的负面感受。她和她的治疗师需要花一些时间做关于这些感受的暴露，找出更具建设性的解决方式。

这些在信念和行为上的主动改变很可能帮助珍妮明白，当她勇敢地走出去时，她能够取得一些成功并增加自信。虽然没有人能够在其寻求建立的所有友情中取得成功，也没有人能通过所有的工作面试，但治疗的另一块重要拼图在于使珍妮意识到即使事情没有按照计划发展，她也一样能够应对。

那么珍妮面临的其他问题要如何处理呢？迄今为止，我们所描述的内容并没有涉及导致珍妮前来治疗的所有原因。例如，珍妮和她丈夫之间的关系明显存在问题。但尚不清楚这些问题会如何影响治疗计划。他会对珍妮获得胜任感的尝试造成消极影响吗？或者他自己是否也面临着类似的议题，包括社交焦虑，这是否可能阻碍珍妮的治疗进程？有没有可能当珍妮取得了进步，能够在家庭之外建立有意义的生活后，她的婚姻反而比现在更令人不满？虽然列举的这些问题并非治疗计划的一部分，但仍然可以利用认知和行为技术来处理珍妮关于她婚姻问题的关切。这可以在珍妮的治疗过程中发生。或者在进一步的治疗计划中，可以推荐珍妮和她的丈夫参加伴侣治疗，或建议珍妮的丈夫寻求个体的认知行为治疗来解决其社交焦虑。珍妮的治疗师清楚自己需要持续地回顾和修订珍妮的个案概念化，治疗计划也需要根据其他议题的涉入而时刻更新。

必须强调的是，一个好的个案概念化还应该有助于我们对治疗过程中可能出现的障碍进行预判。珍妮的治疗师看到了一些可能的路障。当珍妮进入治疗时，她的动机很弱。她每天的生活相当贫乏，她也缺乏行动的能量。治疗师很担心她是否能接受像认知行为治疗这样相对积极的疗法。治疗师也同样关心珍妮缺乏社会支持的现状。虽然预约治疗的电话是珍妮的丈夫打来的，但他似乎并没有完全投入地帮助珍妮从困扰中走出、找到新工作或者交到新朋友的事情上。事实上，他自己也过着一种没有多少朋友的孤立生活。

考虑到这些因素，治疗师也找到了当阻碍出现时的一些潜在的有益选项。如果治疗动机变成了问题，则有必要加入几次动机访谈（motivational interviewing，简称MI；Rosengren，2009）。如果珍妮在激活自己进行日常规律活动的能量方面遇到困难，行为激活技术可能就是必要的（J. S. Beck，2011；Martell，Dimidjian，& Herman-Dunn，2010）。为了促进社会支持，将珍妮的丈夫带入几次会谈可能会很有效。另外，虽然治疗师自信认知行为疗法工具箱中有足够有效的工具在不用药的状况下帮助来访者，但必要时对焦虑和抑郁附加药物治疗仍是一个可选项。

制订治疗计划和个案概念化过程中的常见挑战

在个案概念化完成后，新手治疗师通常会有两个疑问：（1）我该如何建立一个结构化的治疗？（2）如果来访者有不止一个问题，我应该从哪里入手？在本章的这个部分，我们会讨论这两个难题。

治疗指南：使用治疗手册

既然已经制订了治疗目标，也确定了治疗中必须包含哪些要素来帮助来访者达成目标，下一个问题就是如何设计治疗的结构。对新手治疗师而言，一个很好的选择是使用治疗手册。治疗手册为个案提供了具体的结构，给予治疗师一个清晰的关于治疗应当如何展开，以帮助来访者应对具体问题的视角（例如，抑郁、身体意象问题等）。手册也有助于减轻新手治疗师常见的因言语和行动上的无所适从而生的焦虑，并让他们能够把注意力聚焦在来访者身上。典型的治疗手册包含了特定问题中可以作为治疗焦点的相关信息，解释了治疗应该如何推进，包括有帮助的表格和材料，有时甚至还包括如何处理治疗中的难点的提示，例如，怎样应对来访者的不合作态度。

当我们面对像珍妮这样符合多种障碍诊断标准的来访者时，就会出现一个有趣的困境。在某些个案中，单一障碍明显占据主导地位，此时使用聚焦于此种障碍的手册是合理的。但对珍妮的个案来说，她在抑郁、社交焦虑和酗酒上的困难明显是相互连接的。从时间上看，在珍妮的记忆中，她一直在被社交焦虑困扰。尽管她从来没有说过自己是一个快乐的人，但目前的抑郁发作是最强烈和最严重的。珍妮将她的抑郁视作对社交焦虑的反应结果——她感到如此孤独和孤立，以致太过焦虑，无法离开家去结识新朋友或通过工作面试来改善自我感受。同样地，珍妮酗酒已经有几年了，但珍妮并不把她的酗酒看作一个单独的问题。她通过喝酒来减少社交情境中的负面情绪，并以此控制焦虑。她相信，如果自己在外出时能更忙碌或少一些社交焦虑，自己的酗酒问题会有明显的改善。考虑到这些，珍妮和治疗师决定采用社交焦虑障碍治疗手册作为治疗的指导（Hope，Heimberg，& Turk，2010）。在珍妮的反馈部分结束时，治疗师重温了这个治疗手册，并制订了一个基于该手册的、带有明确治疗目标的治疗计划。作为示例，我们在表 4.3 中展示了这一治疗计划。治疗师并不一定需要向来访者提供这样一份手写的计划。但是，对治疗计划和目标的讨论应该以合作的态度在会谈中完成。一些治疗手册中包含来访者用以记录其大致治疗目标的表格，如果来访者需要，可以把目标记录在治疗笔记本里。

表 4.3 珍妮的治疗计划

- 计划治疗长度：16~20 次会谈（每周一次，每次 1 小时）。
- 使用 Hope 等人 2010 年用于治疗社交焦虑的手册。
- 主要治疗目标：帮助珍妮挑战其与无能感相关的信念。帮助她重新建立孩子长大后自己在家庭内外的角色定位。

计划大纲和治疗目标

会谈 1：关于社交焦虑的心理教育材料

目标： 正常化社交焦虑体验；向珍妮介绍认知行为疗法视角下治疗社交焦虑的模型；讨论社交焦虑和抑郁之间的联系；为珍妮设置一个合作性的、有利于其成为自身治疗师的议程。

会谈 2：完成心理教育，建立恐惧情境等级

目标： 见会谈 1。确定恐惧和回避的社交情境；为如何在这些情境中进行暴露制订计划。

会谈 3：引入认知重构

目标： 向珍妮说明我们对情境的解释是有问题的——而不是情境本身出了问题；教会珍妮如何评估、挑战和重构这些功能不良的思维。

会谈 4：继续认知重构，针对低等级项目设计首次暴露

目标： 继续进行与认知重构相关的技术演练；引导珍妮理解如何通过行为暴露来挑战功能不良的信念；教会珍妮如何进行行为暴露。

会谈 5：实施首次暴露

目标： 向珍妮证明暴露在所恐惧的情境下是如何产生新的经验的，并让原有的功能不良的信念受到挑战。在暴露过程中要强调不进行任何安全行为（例如，饮酒）的重要性，这样珍妮才能明白自己可以在不依赖酒精的情况下也在社交情境中有正常甚至更好的表现。

会谈 6—18：在持续暴露和认知重构的同时，检验核心信念（对相关问题进行灵活的处理）

目标： 继续使用认知和行为策略来挑战功能不良的信念并改变有问题的行为；帮助珍妮内化新的信念和行为，并将它们泛用到那些尚未特别在治疗中讨论的情境中；帮助珍妮利用认知和行为策略来处理她生活中的其他问题（例如，和父母的关系，和配偶的关系）。

会谈 19—20（预估）：预防复发、目标设置、结束治疗

目标： 准备结束与珍妮的治疗；帮助珍妮对未来有现实化的期待；与珍妮设置治疗结束后的工作目标；通过反馈她所学到的东西以及她新发展的成为自身治疗师的能力，帮助珍妮对治疗结束感到放松自如。

哪些问题应当被首先治疗?

新手治疗师在面对珍妮这样当前具有多种困扰的来访者时,经常难以找到切入点。对这个问题的回答需要视具体情况而定。让我们考虑一些可能的选项。

在功能上相连接的多种障碍

在珍妮的个案中,她的多种问题之间都有功能上的联系。治疗师选择了其中一种障碍进行聚焦,因为认知行为治疗策略也将对其他障碍带来改善。在社交焦虑治疗手册中,有许多优秀的材料和工具帮助我们识别自动思维,挑战自动思维,并指导我们找出核心信念。尽管治疗师可能因为专业习惯使然,将一些思维看作"社交焦虑思维",将另一些思维看作"抑郁思维",但这些区别在来访者那里并不重要。实际上,识别和重构珍妮的负性思维过程本身就会促使社交焦虑和抑郁的改善。

与之类似,社交焦虑治疗手册中也讨论了安全行为的使用。饮酒就是这样一种安全行为。在进行暴露的过程中,珍妮被要求在禁止饮酒的前提下进行暴露,以此来发现她可以在不使用酒精的情况下应对这些情境(实际上,酒精会让她的表现变糟)。通过重复在不饮酒的情况下暴露在社交情境中,珍妮有可能会减少饮酒量。

治疗具有多种障碍的来访者的另一个方式是使用跨诊断治疗手册(例如Barlow et al.,2011;Norton,2012)。这类手册发现,许多障碍具有共同的特征,这些共同的脆弱性因素将个体置于情绪障碍的风险之下。例如,巴洛和他的同事们设计了治疗焦虑障碍和抑郁障碍的统一方案(Unified Protocol,简称 UP)。该统一方案提取且合并了现有循证心理治疗中的共有原则——包括对适应不良认知的重评、改变与病理情绪相关的行为倾向、阻止情绪回避,以及利用情绪暴露过程等(Barlow et al.,2011)。对情绪障碍的跨诊断治疗不断被新的实证证据所支持。其疗效被证明超过等待控制组(Farchione et al.,

2012），和那些被深入研究过的针对单一障碍的治疗方式同样有效（Norton & Barrera，2012）。虽然仍需要更多的研究来进一步确证其有效性（Norton & Paulus，2016），但跨诊断治疗手册可以成为像珍妮这样具有多种问题的来访者的另一个选择。

在功能上并无连接的多种障碍

有些来访者获得了相互间没有功能性连接的多种诊断。例如，想象一下，有一个孩子既有拔毛癖又对狗有特定恐惧障碍。在初始会谈后，我们发现拔头发和怕狗之间明显没有功能连接——这个孩子没有把拔头发作为想到狗或遇到狗时的反应性行为。在这种情况下，最好直接询问来访者哪个问题更让他们痛苦。如果一个孩子因为怕狗而无法到任何朋友家去玩，但脑袋后面只是少了很少一点头发，她可能会选择先解决对狗的恐惧。

对一种障碍的治疗可能对来访者处理另一个障碍是必要的

在一些案例中，可能必须先对一种障碍进行工作，以便来访者准备好解决另一个或另一些障碍。例如，一个共病强迫症和抑郁症的来访者可能告诉你，她感到太过抑郁以致无法完成一些日常生活中的基本任务，像淋浴和正常吃饭。让这样的来访者进入认知行为疗法处理强迫症的治疗过程无疑是极端困难的。此时，最好优先处理抑郁症状，当来访者感到更有能量和动力时，再开始应对强迫症。

下一步怎么办？

我们在这一章节讨论的大多数内容并没有来访者的参与。治疗师在全面评估后，需要花费时间思考个案，形成概念化，并制订一个治疗计划。对受训实习生而言，这些重要的步骤理应在督导下进行。好的督导师会帮助受训者把所有从评估中获得的碎片信息拼凑到一起，去理解来访者的生命历程中发生了什么以及他怎样才能获得最好的帮助。随后，这些"个人"的思考应当与来访者的实际治疗过程连接起来。更具体地说，治疗师需要向来访者提供关于评估内容的反馈，讨论初步的个案概念化，并向来访者提供治疗选择以便其考虑。我们与来访者的这些互动对建立治疗关系，更好地理解他们的处境，以及帮助来访者做出有关自己治疗的明智决策，都至关重要。我们将在第五章讨论评估和治疗之间的连接。

从评估到治疗

我们现在已经完成了治疗前的评估，发展出了详尽的个案概念化和治疗计划。在开始治疗之前，我们仍有一些重要的事情要做。本章会讨论如何与来访者分享个案概念化和治疗计划，以及如何开始引导他们理解认知行为疗法。本章还会讨论如何撰写评估报告。

从评估到治疗的过程中的目标

向来访者提供反馈

提供评估内容的反馈有很多方式，这在很大程度上取决于治疗师所在工作机构的设置和治疗师的经验。受训者大多会在完成评估会谈后得到督导，随后再次与来访者见面并提供反馈和制订治疗计划。美国和加拿大的一些州和省禁止未获执业执照的治疗师与来访者交流诊断的内容，所以反馈会谈可能需要有持证心理学家在场。受训者需要对所在地的法律规定有所了解。对于那些更有经验的治疗师，反馈可以在评估完成后直接进行。经过数年的临床训练，熟练的治疗师会对诊断、个案概念化和提供治疗选项的整个过程更具自信。

治疗师要分享多少信息给来访者？最基本的原则是让分享内容简明易懂。给来访者提供过多过难的信息可能造成信息超载，使来访者在离开治疗室时充满困惑并感到灰心丧气。来访者的理解不仅对治疗成功与否至关重要，而且在反馈过程中需要获得来访者对治疗的知情同意。为来访者提供反馈的主要任务包括：（1）回顾来访者的优势；（2）回顾来访者的问题（问题清单），并对符合这些问题的一个或多个诊断做出解释；（3）分享和讨论个案概念化；（4）回顾多种治疗选项的优缺点；（5）推荐某种治疗方法；（6）回应来访者的问题。表 5.1 总结了关于给出反馈的建议。

表 5.1　针对反馈过程的建议

1. 持续留意来访者对反馈的反应，帮助来访者理解有困难的信息。
2. 指出来访者的优势，而不是只讨论其弱点和问题。
3. 拟出问题清单、诊断和个案概念化。
   - 讨论问题清单时……
     — 确保没有遗漏什么问题。
     — 确保来访者明白清单应该宁多勿缺——但这并不意味着他必须处理清单上的每个问题。
   - 讨论诊断时……
     — 回顾来访者表现出的促使你做出该诊断的症状。
     — 向来访者解释认知行为模型，以便其更好地理解这些症状的维持。
   - 讨论个案概念化时……
     — 检查其是否符合来访者对自身问题的看法。
     — 根据来访者的反馈修正概念化。
4. 解释治疗方案的选择。
   - 回顾认知行为疗法能够如何帮助来访者解决特定问题。
   - 列出其他治疗选择方案。
   - 讨论所有方案的利弊之处。
5. 提出你的治疗建议。
6. 明确表示欢迎来访者提出问题。

回顾来访者的优势

指出来访者的优势可以让反馈更为积极。我们通常聚焦于让来访者知道自己的问题是什么以及他们需要做些什么来改善自身功能，这使得我们经常忘记需要强调他们的优势所在。一些有严重问题的来访者仍然能够在生活中的某些领域维持不错的功能表现。另一些来访者则善于寻求帮助，无论是从重要他人那里获得支持，还是通过努力学习获得更多关于自身困扰及其解决方法的知识。当然，寻求心理治疗本身就是来访者的优势，体现了他们解决问题的决心。在反馈过程中，应该不断提醒来访者注意自己所具有的这些积极品质。治疗师应以共情、积极和充满希望的方式进行反馈。从来访者的优势开始切入治疗有助于这种基调的形成。

回顾问题清单和诊断

提供反馈的第二步是与来访者一同回顾问题清单，以确保没有忽略任何问题。提醒来访者，虽然治疗并不会处理所有列入清单的问题，但在此时最好先把所有问题都囊括进来。有多种评估工具可以用来识别主要的行为、认知和情绪问题。也可以对这些关键症状进行简短的描述。

在珍妮的个案中，问题清单中可能还包含一些明确的精神障碍诊断。在这种情况下，治疗师应当向来访者解释这些诊断的形成原因。也就是说，治疗师应指出来访者的哪些具体症状导致了这样的诊断。对新手治疗师而言，考虑来访者可能会在得知诊断时做出的反应以及准备好处理这些反应是很重要的。有些来访者会将精神障碍和污名化相联系，这可能使他们对自己患有精神障碍这一结论形成阻抗。另一些来访者可能接受自己患有精神障碍，但会将其视为自身软弱的标志或有缺陷的象征。同样地，一些来访者会认为他们的诊断结果超出了自己的控制范围，是不可改变的，这使他们产生了绝望感。但是，也有一些来访者对自己的困扰终于得到了诊断学的确认持积极态度。多年来，他们可能一直感觉有别于他人并且非常孤独，现在知道自己的困扰有特定的名称，而且其他很多人也面临同样的问题，这能在很大程度上缓解其心理负担。

除了分享诊断，治疗师还应基于认知行为疗法的概念向来访者解释为什么来访者看起来很努力地改变自己，但他的问题一直维持不变，毫无进展。事实上，这种讨论是心理教育过程的开始。新手治疗师可能会担心在反馈过程中涉及心理教育的材料是不恰当的。但简短提及它们（治疗开始后再引入更详细的心理教育材料）很有益处。治疗师可以这样对来访者说："来访者总是想知道为什么在尝试了多种不同的改变方法后，他们还是被困扰所包围。让我们花几分钟来解释一下认知行为治疗取向的治疗师是如何理解这个现象的，并用一种更积极的观点看看我们能够一起做些什么来打破这一模式，从而让你感觉更好。"有时，即便评估的结果积极，来访者也会感到绝望。他们可能会想："是的，这个人对我的问题的看法一针见血，但之前的治疗师也是这样的，而我仍然很痛苦。这个人又会有什么不一样呢？"对问题行为是如何维持的简明讨论，以及阐释认知行为疗法将如何打破这些模式，能够将希望灌注给来访者。此外，来访者经常认为治疗师在治疗过程中是无所不知的。心理教育在这里被用来向来访者揭示认知行为疗法的目标：将来访者训练成他们自己的治疗师。把这些新知识传授给来访者会让他们感到备受尊重，并且有更高的参与感。特别是对曾经接受过长时间治疗却收效甚微的来访者来说，他们会对在反馈会谈中能获得有用而明确的知识感到惊喜。

分享个案概念化

有了清晰的问题清单和诊断后，治疗师现在可以和来访者分享他的个案概念化了——也就是说，这些看似不相干的问题是如何组合在一起的，而这种整合的视角又将如何指导治疗过程。治疗师可以询问来访者："这符合你对自己问题的看法吗？"对许多来访者而言，听到治疗师的个案概念化是非常令人安心的。通过这一过程，来访者理解了治疗师在尽其所能地倾听，并努力把所有的碎片信息拼凑起来。这有助于在治疗早期形成稳固的治疗关系。

有些来访者会认为概念化的内容"大错特错"——在这种情况下，治疗师必须判断概念化的内容是否需要进行调整。虽然你是评估来访者、个案概念化和制订治疗计划方面的专家，但来访者是他们自身经验的专家。他们很可能确实指出了你的理解中的一些偏差，这就需要我们对个案概念化的内容做出一些调整。

需要格外注意的是，有些来访者可能因为自身问题的特性否认个案概念化的内容。例如，想象一个有物质滥用症状的来访者。在评估过程中，治疗师发现来访者从来不和其他人讨论自己的情绪体验，而且和所有人保持距离，即使是他生命中最重要的那些人。个案概念化可能将来访者的物质滥用归因于为了麻痹自己不舒服的感受，这可能来自他拒人千里之外的社交关系所带来的压力。一个不擅长表达情绪的来访者可能否认自己的酗酒与他的情绪体验有关。他更可能认定自己的物质滥用并不是问题，或者认为他喝酒只是单纯因为自己喜欢喝。这些观点上的差异应当被记录下来，但不一定需要因此改变个案概念化的内容。

回顾可供选择的治疗方案

定义了核心问题并提出一个统一的基础机制后，治疗师就可以向来访者提供治疗的选择方案了。应该将各种可选方案（如认知行为治疗、其他形式的心理治疗、药物治疗）及每个方案各自的优缺点都告知来访者。在此过程中，要询问来访者是否理解了治疗师提供的材料。留心来访者有时可能会通过身体语言表达困惑或不确定，因为促使他们寻求治疗的那个问题也可能让来访者难以主动提问或接受自己在理解自身问题上的困难。如果来访者看起来有些困惑，最合适的方法是停下来询问："关于这一点，你有什么问题吗？"或者是，"我怎样才能解释得更清楚呢？"通过你的行为，让来访者明白提出问题是合适的，也是对他们有益的。

帮助来访者就是否使用认知行为疗法做出明智的决策

如果你相信认知行为疗法是适合来访者的方式（或者是更全面的治疗计

划中的重要组成部分——例如，包含了药物治疗的计划），你下面要做的就是帮助来访者做出是否继续进行该治疗的明智决策。需要注意的是，在某些设置中，来访者需要在评估知情同意书之外签署一份治疗知情同意书。如果是这种情况，现在就是为来访者提供这一表格的时候了，可以和来访者一起回顾整个过程，并给来访者问问题的机会。

虽然对那些每天都使用认知行为疗法的治疗师来说它是一种适当的方法，但多数来访者对它并不熟悉。在向来访者介绍治疗选项时，应对其解释认知行为疗法这种方式，并向来访者提供所有的信息，以便他们对认知行为疗法是否适合自己做出明智的决定。

为来访者提供一个关于认知行为疗法是什么的"快照"会非常有帮助。记住，来访者有时并不知道"认知"是什么意思。当说到"认知"的时候，可以告诉来访者，我们就是在谈论想法，而认知行为疗法可以帮助来访者改变特定情境中的想法，从而用更准确和具有适应性的方式看待世界。举一些和来访者密切相关的例子来帮助他们理解这个过程。

在向来访者简要阐释治疗的行为时，我们可以指出，仅仅聚焦于想法本身是很难改变它们的。为了在看待世界的方式上做出真正有意义和持久的改变，来访者需要一些新的体验。在认知行为疗法中，治疗师会要求来访者尝试那些崭新的或他们长期未采用的行为。同时，治疗师还会让来访者停止那些功能不良或不健康的行为。在解释这些改变的作用时，同样要使用与来访者的经验紧密相关的例子。

要向来访者描述认知行为疗法的全貌，并说明认知行为疗法的特点。有一些基本要点需要分享给来访者。首先，告知来访者认知行为疗法的基本立场——它是一种合作性经验主义疗法，治疗师和来访者像搭档一样共同工作，以治疗来访者的困难（J. S. Beck，2011）。来访者也应该知道认知行为疗法是一种有时限的治疗。此时，来访者应该知道认知行为疗法是如何快速达成治疗目标的。认知行为疗法是一种主动的、问题聚焦的、关注当下的心理治疗方法。最后，还应当告诉来访者，认知行为疗法强调科学性，所使用技术的有效性是经过实证研究证明的。

合作性经验主义的立场　以我们的经验来看，认知行为疗法最让来访者惊讶的方面莫过于合作性的经验主义这一需要双方共同维持的立场了。一些来访者想象中的治疗通常是一个在做自由联想的人等待无所不知的治疗师为他的困扰及其源头提供一个解释。

当治疗师使用引导式发现技术时，可能是对合作性经验主义立场最好的展现（J. S. Beck，2011）。在其他疗法中，比较常见的状况是由治疗师给出解释；而在认知行为疗法中，我们通过提问帮助来访者对他们的想法和行为做出自己的解释。这不是说我们对来访者需要思考哪些问题没有主意。例如，一个抑郁的来访者说："事情永远不会为我改变。"我们可能倾向于（就像我们对朋友或家人所说的那样）说："但实际上，事情会因你而改变。"朱迪斯·S. 贝克（Judith S. Beck，2011，p.170）认为，直接以这种方式挑战自动思维可能是有害的。首先，这也许向来访者传达了一个信息，即他们的想法或信念是"错误"的。其次，通过说服来访者以另一种方式看待世界，我们或许剥夺了他们学习有价值的技巧的机会。尤其当来访者对改变某种信念存在矛盾心理时，试图说服他们相信相反的信念只会起反作用，让他们更坚定地保持原有信念（这是动机访谈中的关键概念，参见 Rosengren，2009）。在认知行为疗法中，我们希望帮助来访者"通过仔细审视数据来确定想法的准确性和实用性"（J. S. Beck，1995）。因此，与其告诉来访者事情会因其而改变，不如询问："你是否能找到一些证据来证明事情可能因你而改变呢？"或者是，"你可以用别的方式来考虑将来的事吗？"使用引导式发现技术让来访者感到你希望了解他们的想法，让他们觉得可以帮助治疗师理解自己的体验。这样，你就可以引导他们自己想出问题的解决方案。

认知行为疗法的时限性特征 初次接触认知行为疗法的来访者也经常惊讶于认知行为疗法的时限性特征。他们对治疗的印象常常是一个经年累月的过程。在认知行为疗法中，治疗师从一开始就对治疗持续的时间有所计划，并会将之与来访者分享。对治疗持续时间的估计通常基于研究、已发表的治疗手册和治疗师对其他类似来访者的治疗经验上。来访者独特的表现可能会影响治疗师对治疗时间的估计。有中等程度惊恐发作和较少回避行为的来访者可能在 6~10 次认知行为治疗后取得较大改善。相比之下，一位频繁出现严重惊恐发作、过去两年内都蜗居在家的来访者可能需要 20 次以上的治疗会谈。虽然对于认知行为治疗的持续时长并没有明确的规定，但大部分问题都应在 20 次治疗之内取得显著的疗效。

认知行为疗法是一种主动的、问题聚焦的、关注当下的方法 来访者应当了解认知行为疗法是如何在相对短的时间里使来访者获得明显改善的。认知行为疗法的主动性、问题聚焦和关注当下使之成了一种有效的治疗方法。我们试着再次回顾人们对心理治疗的印象，它通常包括来访者花费数年时间谈论其早期经历，并试图了解他们的困扰源自何处。在认知行为疗法中，为了处理问题源头而投入的注意力非常有限，治疗师更关注如何通过改变来访者当下的行为和思维模式来改善其功能。

认知行为疗法适合所有人吗？

尽管具有广泛的适用性，认知行为治疗并非对每个人的每个问题都适用。因此在提供治疗建议时，治疗师应该对可能更适合来访者的其他疗法保持开放的态度。

在什么情况下认知行为疗法会不适用？我们曾提到认知行为疗法是一种主动的治疗方法——在认知和行为两方面都是如此。有严重智力损害的来访者并不适合强调认知成分的治疗方法（尽管更纯粹的行为疗法可能是非常有益的）。类似地，身体健康状况不佳的来访者也难以满足一些认知行为疗法项目的要求（例如，对囤积障碍的行为治疗和对惊恐障碍的内感性暴露治疗）。其他来访者可能只是不喜欢认知行为疗法本身。他们可能更希望以结构化程度更低的支持性疗法来工作。虽然我们理应让来访者知道认知行为疗法包含哪些要素以及如何帮助来访者，但如果他们对继续治疗不感兴趣，我们应当提供合适的转介，而非继续尝试让他们相信认知行为疗法是最优的选择。我们的目的是让来访者和其可能获得的最好的治疗相匹配，而非相反。

即使来访者对认知行为疗法相当感兴趣，我们也有责任让其知道治疗的缺点。认知行为疗法是很花时间的，要求治疗师和来访者定期规律地会谈，并在会谈间隙完成治疗性活动。治疗也花费不菲，保险并不总能报销所有费用。治疗也要求来访者将自己置于困难的情境中，并对他们习以为常的信念系统和他们自身的生活方式做出明显的改变。在真正开始认知行为治疗前，让来访者清楚所有这些是非常重要的。

在讨论反馈过程中最常被提及的一些问题之前，让我们回顾一下在评估会谈后，治疗师对珍妮的反馈。

珍妮的反馈会谈

在完成评估会谈约一周后，珍妮回到了治疗室，她的情绪有点淡漠，看起来有些衣冠不整。当治疗师问起珍妮情况如何时，她回答自己昨晚的睡眠状况非常不好，早上又费了九牛二虎之力才把孩子们送去了学校，她不确定自己今天是否想要赴约。她的治疗师对珍妮的诚实表示了感谢。没有聚焦在这些负性感受上，治疗师决定从聚焦珍妮的优势开始这次会谈。

回顾优势

治疗师：珍妮，非常感谢你今天的到来。我听你说你对这次治疗有些
　　　　犹豫。我认为这和你度过了一个辛苦的早晨有关。我理解你

今天为了到这里付出了许多努力。是什么让你最后决定还是要来的？

珍　妮：我需要治疗（小声地）。

治疗师：在你上周来到这里时，你对此并不确定。有什么改变吗？

珍　妮：我们上周的会谈结束后，我发现自己确实一团糟，我需要帮助。

治疗师：珍妮，求助本身就体现了巨大的能量。这个选择意味着你理解了当前的困难处境。你选择了另一条路——为自己或家庭做出一些改变。这是诚实和勇气的体现。

珍　妮：还很可怕。

治疗师：是的。短期来看，改变要比维持现状困难。但是从长期来看，你会因此拥有一个更好的未来。而我准备和你一起为此开始工作。

珍　妮：是的，这一定会很难。

治疗师：是的，所有改变都是困难的。但是，你有许多优势，珍妮。即使对你来说很难，你也一直第一个响应学校的志愿活动。似乎一旦进入了一个你在乎的情境后，你就可以付出自己的全部。这让我知道你能够战胜焦虑和低能量，这也告诉我，你比自己所想的更善于和他人打交道。在我们一起工作时，你可以很好地利用这些宝贵的品质。

珍　妮：做那些事让我感觉很好。你是对的。

回顾问题清单，诊断并分享个案概念化

治疗师：珍妮，让我们回顾一下上周建立的问题清单。我们讨论了抑郁情绪、社交焦虑和酗酒之间的关系。我们的评估结果显示，你的情况符合抑郁发作、社交焦虑障碍和酒精依赖障碍的诊断标准。所有这些问题看起来都由一个共同的点相连接——你现在

的身份认同问题。在你孩子的生活中，你处在什么位置？你应该如何处理关于工作的问题？如何让你的每一天更有意义？当你开始思考这些重要的问题时，许多关于你的能力的负性思维就会开始冒出来。看起来，这些负性思维导致了悲伤的情绪，并经常导致你喝太多的酒。社交焦虑让你在出门、找工作、交朋友和参与新活动的过程中遇到了更多困难。同样，这也会导致悲伤和酗酒问题。你觉得是这样吗？

珍　妮：是的，听起来就是这样。但是有些复杂和凌乱。

治疗师：有时候，把它画出来会比较直观。让我拿来我的白板，我们可以一起看一看这些碎片是如何拼凑到一起的。（在和珍妮讨论互动时，利用白板来画出比较难的个案概念化。）

珍　妮：这很有用。看起来比我脑袋里的内容更有条理了。

治疗师：我也觉得很有帮助。把所有问题放到一起可以帮助我们制订治疗计划。这个工作是在不断更新中推进的。如果我有什么错误，请帮我指出来。我的主要目标是帮助你，所以如果你想要澄清、补充或不同意任何事情，不用担心，直接说出来。

珍　妮：好的。

治疗师：我察觉到你想了很多关于能力的事情，而这就是你的社交焦虑背后的动力源。我对你说的一点很感兴趣，你说当你环顾四周，每个人看起来都比你更有能力、有更清晰的角色，并过着更快乐的生活。你看着孩子们逐渐长大，你想要走出家门为自己寻找一些新的角色，而此时，社交焦虑却挡住了你的路。

珍　妮：我想，在上周的会谈之后，我确实意识到了这些。它们让我停滞不前。

治疗师：没错，当你担心说错话或者被人看作失败者时，要出门去见新朋友或找工作是一件很难的事情。

珍　妮：谢谢你强调这一点。（带着笑容。）

治疗师：你对自己说了些很难听的话，是吗？

珍　妮：是啊。

治疗师：你觉得这是如何对你的抑郁造成影响的？

珍　妮：就像你说的，对自己说这些垃圾话让我觉得很糟糕，也会把自己卡住，我什么都做不了。所以，我只能待在家里，这反而让事情更糟了。

治疗师：除了这一点，还掺杂了别的问题吗？

珍　妮：（小声地）我会喝酒。

治疗师：好的，喝酒对你有哪些影响呢？

珍　妮：我想，我和我父母的情况不同。我父母就是纯粹的酒鬼。我不清楚他们喝酒的意义是什么。但我喝酒是为了摆脱那些"坏东西"，你明白吗？

治疗师：关于这一点，你能和我多说一些吗？

珍　妮：它能让那些感觉变弱，让我麻木。只需要一杯红酒，我就能放松下来。我可以忘记我这一整天的无所事事。我可以坐下来看一场节目，让我的脑袋休息一下，不用去想任何事情。

治疗师：听起来，从短期看，喝酒对你很有效，那么长期看怎么样呢？

珍　妮：我知道你的意思。长期来看，它什么都没解决。我明白。我只是坐在家里边喝酒边看肥皂剧，没有任何改变。什么都没变。

治疗师：然后又会回到那些负面的信念中去吗？我的生活毫无意义。我和我的父母一样。我是无能的。我们又回到了关于能力的主题。这和你思考自己处境的方式一样吗？

珍　妮：嗯，我以前从来没有这么想过，但你一说，我现在可以看出这个过程了。

治疗师：好的，我很高兴听到你这么说。想一想这些是从哪里来的也很有趣。珍妮，我认为你的成长经历算是坎坷的。从你告诉我的内容看，你的父母在你的成长过程中并没有帮你建立起能力感。正相反，听起来，他们一直在打击你的自信。我也好奇你丈夫的情况。我很愿意和你多谈谈他是否也造成了你的这些信念的持续。

珍　妮：他自己就是一个有趣的病例。

治疗师：什么意思？

珍　妮：我不知道他的自我感觉有多好。我知道他希望我的生活能动起来，但说实话，他没有帮上什么忙。我没办法解释，就好像他告诉我要做点什么，但他的建议非常空洞。你能明白吗？

治疗师：我想我们可以多谈一些这个。一个人要如何在无人帮助的情况下发展出能力感呢？我想你有很多心理重建的工作，我们可以共同努力。

珍　妮：我们从哪里开始呢？

治疗师：我对此有一些想法。我能和你分享一下，也看看你对此的意见吗？

珍　妮：当然。

提出治疗建议

治疗师：珍妮，看起来，我们有一个复杂的问题清单，而其中最主要的问题是，我们应该从哪里开始工作？我有一个计划。我认为我们应该从社交焦虑障碍开始。因为你的目标是从家里走出去，在你的孩子逐渐长大而对你的需要逐渐减少的当下，去为自己建立一个新的角色身份。就像你已经知道的，所有需要做的事都会因为社交焦虑而受到阻碍。你告诉我，当你想和其他母亲聊天或外出参加工作面试时，你觉得它们都太难了，因为你担心说出或做出错误的事情。

珍　妮：是的，你说得没错。但是我抑郁的感受是怎么回事？

治疗师：我觉得如果你可以更多地和外界接触，让你的生活更加结构化，你的情绪状况就能够好转。我不能承诺一定会这样，但对于那些长久受到社交焦虑和近期有抑郁困扰的人来说，这是很可能发生的。我们可以把抑郁情绪看作对社交焦虑的一种反应。

珍　妮：我明白。做任何事情都好过待在家里，整天无所事事。

告知来访者治疗的细节以获得知情同意

治疗师：我们会基于一个正式的治疗计划开始对社交焦虑开展工作，它是专为社交焦虑障碍的来访者设计的。疗程一般会持续20次会谈，我们可以灵活一些。如果有其他问题阻碍了我们的治疗进程，我们也可以先行处理它们。同样，如果你的社交焦虑症状改善得很快，我们也可以转而处理其他问题。

珍　妮：听起来不错。我喜欢这个计划。

治疗师：你还有什么问题或者别的想法吗？

珍　妮：你说我们会按一个正式的计划治疗社交焦虑。它都包括了哪些内容？

治疗师：我们会从心理教育开始。通过这一步，你会学到一些关于社交焦虑障碍的知识：它有多么常见、它从哪里起源、为什么它总是"阴魂不散"，以及我们要如何治愈它。然后，我们会花一些时间识别那些导致你社交焦虑的思维，并教会你一些挑战这些思维的工具。此时，我们就可以开始治疗的关键步骤：暴露。我们会制订一个包括了给你造成困扰的所有情境的列表，并根据它们造成的焦虑程度来进行分级。然后，在经过系统地准备后，我们将会去面对这些情境。

珍　妮：你说的"面对这些情境"是指什么？

治疗师：是的，听起来有点吓人。让我来解释一下这个过程。认知行为疗法的一个核心技术就是暴露在恐惧的情境中。通过直面你曾试图回避的那些情境，你可以发现焦虑水平会随着重复的暴露而降低。同时，你也会看到你所害怕的结果其实并不会真的发生，即使发生了，结果也并不像你预期的那么可怕。

珍　妮：你能给我举个例子吗？

治疗师：好的，我们以工作面试为例。我们可以讨论找出一些与陌生人或那些已经有段时间没有交往的人建立或重新建立联系的方法。

珍　妮：听起来挺可怕的。

治疗师：珍妮，重要的是我们是逐渐完成暴露过程的。比如，我们可以从在这里模拟一次工作面试开始，只有你和我。然后，我们可以让你去参加一些你不是特别在意的工作面试。最后，我们才会去尝试你真正想要的那些工作。

珍　妮：说实话，听起来很困难。

治疗师：现在看起来可能很难。但这就是我们进行渐进式暴露的原因。我们会从那些对你造成中度焦虑的情境开始，最后再去处理那些更令你焦虑的情境。当你面对最害怕的情境时，你可能就不会害怕它了。

珍　妮：所以你的意思是如果我参加了足够多的面试，我的焦虑会越来越少？

治疗师：很有可能。你认为为什么会发生这种变化呢？

珍　妮：我猜，在你让我做了所有这些事情之后，我可能会发现我并不会把所有事情都搞砸。

治疗师：没错。我还要提醒你的是，我不会只"让"别人去做任何事。我们会一起制订你的暴露计划。不过，虽然我会给出一些建议，并鼓励你去尝试，但你才是坐在驾驶座上的人。

珍　妮：好的。但是我们怎么应对我的其他问题呢？

治疗师：认知行为疗法的一大优点就是它为你提供了解决所有类型问题的框架。在解决社交焦虑问题时，你会学到如何识别负性思维和如何利用专门的工具来挑战它们。这些技术在我们处理其他问题时同样有效。我们也可以从认知行为疗法的其他技术中挑选适合的技术方法。当我们处理你的相关问题时，你会感到从社交焦虑到解决其他问题的转换非常顺畅，因为我们在以同样的视角看待所有问题。

珍　妮：这听起来真的不错。

其他的治疗选项

治疗师：也有其他的选择。你可以考虑使用药物来改善社交焦虑和抑郁的状况。你考虑过吗？

珍　妮：是的，我想过。但我现在希望暂不用药。你明白，考虑到我的家族史，我对过于依赖某样东西很害怕。

治疗师：现在用于治疗焦虑和抑郁的药物基本不会有成瘾的可能，但我理解你的意思。我们可以先尝试认知行为疗法，看看效果如何。在你愿意重新考虑用药的时候，我们可以再讨论。

此时，询问珍妮是否有其他问题或关注点，她认为没有了。在反馈会谈的最后，珍妮的治疗师安排她下周再次前来，开始首次治疗。

从评估到治疗的过程中可能面临的挑战

在总结本章并进入认知行为疗法的实际治疗过程之前，让我们回顾一下来访者在考虑治疗的可选方案时可能面临的挑战。一些来访者会聆听你对认知行为治疗的概述，认为其值得尝试，并签订知情同意。另一些来访者则会在你的概述后，提出自己的问题和担忧。花时间回答这些问题是很重要的，同时也需要为来访者提供关于治疗的必要信息，帮助他们在知情的前提下做出决定。

"认知行为疗法有效吗？"

许多来访者会询问认知行为疗法的有效性，这完全可以理解。虽然部分来访者是因为早已从其他渠道了解到了其有效性而前来寻求认知行为治疗的，其他来访者却可能是在与专业的心理健康工作者接触时才首次听说这种疗法的。由于认知行为疗法与很多外行人对心理治疗所持有的概念有很大差异，他们可能会怀疑这种疗法的正确性和有效性。考虑到对治疗方法的信心会影响治疗结果，提高来访者对认知行为疗法的信心是一项重要的工作。

对于新手治疗师来说，这可能很困难，他们有时会对向来访者"兜售"认知行为疗法备感压力，担心如果向来访者推介治疗方法而对方不接受，会导致督导师的负面评价（在第十章中，我们会对督导师的负面评价这一话题进行更细致的讨论）。一方面要向来访者提供信息以便其做出合适的治疗决定，另一方面要注意不把他们推向一个不情愿加入的治疗计划中，在这两者间取得平衡很重要。

有两种方式可以避免这种"强行推销"的发生。第一，只谈论事实。告诉来访者认知行为疗法是一种得到循证支持的治疗方法。为来访者提供认知行为疗法对特定障碍的有效性的相关信息，让来访者了解到认知行为疗法不是一种新的疗法，它被用于治疗心理障碍的时间已经超过了半个世纪。如果情况属实，你也可以提到一些你治疗过的类似问题，那些来访者从认知行为疗法中受益很多（当然要格外注意保密）。这也是很有帮助的。

第二，回到合作性经验主义的立场。与来访者分享你对认知行为疗法的信心是很好的，但也应该对来访者的质疑做出正常化的反馈。毕竟，虽然你很清楚认知行为疗法的有效性，但你的来访者并非如此。可以鼓励来访者尝试认知行为疗法，看看它是否会起作用。虽然来访者的假设可能是"认知行为疗法对自己不管用"，但可以鼓励他们在某个特定的时间点（例如，在进行了 4~6 次治疗之后）重新评价治疗的进展，并检验其假设是否能得到支持。无论如何，来访者对"认知行为疗法可能对自己有效"这一想法保持开放是非常关键的，我们不可能在来访者实际尝试之前就指望他们对治疗方法充满信心。

"我们有足够的时间解决我的问题吗？"

来访者在了解到认知行为疗法有时间限制之后，可能会有不同的反应。许多来访者会积极地看待这件事——知道自己的问题也许不用花上数年时间来解决是一件值得欣慰的事。此外，认知行为疗法的限时特征也有助于调动来访者的积极性。治疗中的家庭作业也许看起来让人难以忍受，但如果来访者知道只需要花几个月的时间来处理自己的困扰，他们可能会更愿意让自己尝试一些困难的挑战。

但是，有些来访者会担心治疗的持续时长不足以让他们达到希望达到的改善。这类担忧是很容易理解的，特别是对那些已经被问题困扰多年的来访者。在几个月内解决困扰了自己 30 多年的问题确实难以想象。这时，回顾我们已知的研究和已有的和其他来访者工作的经验会很有帮助。认知行为疗法被证明在有时间限制的情况下是有效的，即使对出现严重和长期症状的患者也是如此。这些信息需要与来访者共享，但没有必要说服他们接受有时限的治疗同样会对他们奏效。相反，回到认知行为疗法的经验主义立场，我们可以鼓励来访者自己成为科学家——"为什么我们不先从这个计划开始执行，看看情况会如何发展呢？"另一个可以传达给来访者的有用信息是，认知行为疗法包含了对个案概念化的持续思考和修正。治疗计划并非不可改变，它在治疗过程中会频繁地得到评估和修正。

"为什么认知行为疗法在过去对我无效呢？"

有些来访者曾经接受过认知行为治疗，但改善不大或没有改善。在这种情况下，你应该花一些时间弄清楚先前治疗的具体内容和性质。通常，你都可以找到治疗失败的明确原因。

正如我们在第三章提到的，来访者有时会认为自己接受过认知行为治疗，但当他们开始详细描述自己曾经接受的治疗时，我们会清楚地看到他们还接受了一些其他的东西。有些来访者可能只是接受了认知行为治疗中的某个部分（例如，不包含行为成分的认知治疗）。他们也可能未能完成足够的认知行为治疗疗程（例如，治疗只进行了 4 次，而实际上针对某些障碍的认知行为治疗需要更长的时间才能生效）。也有些来访者可能在足够的时间里接受了非常好的认知行为治疗，但其他因素可能影响了疗效。认知行为疗法是一种需要来访者投入时间和努力的疗法，有些来访者会清楚地告知我们，他们在上一次尝试认知行为疗法时，并没有做好改变的准备，或没有足够的时间来配合治疗。来访者的这类信息非常重要。使用认知行为疗法可以很快地纠正来访者的错误想法，将其置于一个更有利于展开认知行为疗法的心理状态中。

有些来访者会说自己尝试过认知行为疗法的技术，但收效甚微。也许是在自助书籍的指导下，或通过某种直觉，来访者曾挑战过自己的想法，或将自己暴露于所害怕的东西中，或用更具有适应性的行为代替了不健康的行为。他们可能会奇怪，为什么正规的认知行为疗法有效，但自己的努力无果。一个好的回应方法是首先认同来访者的努力，并正常化他们的经历：大部分来访者都在寻求治疗之前尝试通过自己的努力改善生活。随后，我们可以解释为什么和治疗师工作会有所不同。治疗的一大优势就是治疗师可以帮助来访者理解维持他们问题想法和行为的偶发事件，并教会来访者做出所需改变的独特策略。减肥是一个好例子——许多人尝试靠自己的努力减重，但都失败了。他们可能下定决心要少吃多动，但事实上没能实现这些目标。治疗的好处是可以帮助来访者明确为了达到这些难以实现的目标必须做出的特定改变。治疗可能会从帮助来访者辨别暴食的触发事件和阻碍锻炼的原因开始——也就是首先确定维持体重的因素。随后，治疗师可以帮助来访者制订一个少食多动的特定计划。如果暴食的触发事件是晚间的无聊和孤独，那么治疗师可以帮助来访者找出一系列方法来缓解无聊（例如，阅读一些好书或开始一项家居改善计划）和降低孤独感（例如，加入某个组织、做一些志愿者工作、与朋友一起看电影）。治疗师也可以帮助来访者监控其进食习惯，找出那些可以着手进行的积极改变。如果来访者在下午 5 点已经吃了健康的晚餐，却在晚上 11 点又不停地往嘴里塞垃圾食品，治疗师可能会建议其推迟晚餐的时间，并提前计划在餐后加上一些健康的零食。同样地，治疗师可能会在考虑到阻碍因素的基础上帮助来访者制订一个锻炼计划。如果来访者不愿在健身房锻炼，可以鼓励其在附近找一条满意的散步路线。如果来访者发现自己很难独自进行锻炼，就鼓励其找一个"陪练"，这也可以减轻其无聊感和孤独感。随着这些潜在的解决方案被发现和实行，治疗师需要帮助来访者评估结果。如果最初的计划不奏效，则考虑其他的解决方案。毕竟，治疗提供的框架是坚持解决问题，而不是在一晚暴食或一天不锻炼之后放弃。来访者通常会因为自己尝试解决问题而受到表扬，并且通常能够看到在一个支持性的治疗师的帮助下，结构化的认知行为疗法可能会产生更好的结果。

"我该服药吗？"

由于当前制药公司在电视、网络和流行杂志上的大肆宣传，来访者开始带着大量与用药相关的问题来到治疗室。来访者很可能会带着他们的自我诊断结果和自行选择的认为可能有效的药物来咨询我们。虽然非医学治疗师不具有处方权，但也应该了解有关药物的知识，并能够回应那些最常被来访者提及的问题。如果你认识一些在该领域中对认知行为疗法持认可态度的精神科医生，也会很有帮助。你可以带着你的问题向他们求助，也可以将来访者转介给他们。让来访者向一位与你有良好合作关系并支持认知行为疗法的精神科医生寻求药物治疗，对来访者而言，这可能是最好的选择。

当来访者要决定是否用药时，可能会询问一些常见的问题。一些来访者会问及某些具体药物可能带来的副作用。来访者可能会对心理咨询、药物治疗或联合治疗之间的疗效比较感兴趣。一般来说，与副作用和药量相关的问题应当由精神科医生来回应。非医学治疗师则应持续更新与疗效问题相关的研究知识。

没有处方权的治疗师也可以在考虑来访者生活方式的同时，与来访者讨论用药和心理治疗各自的利弊。如果来访者对能否保证每周的心理治疗不确定，也许药物治疗更适合其生活方式。如果来访者报告曾经因为用药有过糟糕的体验，其可能更适合认知行为干预。

撰写报告

一旦完成了个案概念化并设计了初步治疗计划，你就需要开始准备撰写评估报告了。撰写评估报告的方式有很多种。大部分机构会为你提供模板。一般来说，无论具体的形式如何，报告中都应当包含一些必需的信息（参见 Groth-Marnat，1997）。

撰写报告的一些基本规则

报告撰写最重要的规则之一就是言简意赅。你没有必要把从评估过程中得到的一切信息都写到报告中。记住，其他专家也非常忙碌，他们想要尽快获得有关来访者的清晰画像，因此你需要谨慎地选择能够最准确地体现来访者特点的信息。此外，来访者在阅读自己的报告时，可能经常感到被太多信息淹没。因此，我们强烈提倡让报告保持简洁，并提供直接的建议。

留心读者的需要也很重要。明确报告的读者是谁，有助于你决定写哪些内容。如果报告会向来访者生活中的其他人呈现，这个问题就更为突出了。例如，如果一名老板要求你提供一份评估报告以评估他的雇员是否胜任工作，那么这份报告的焦点就应该放在相关的评估问题上。高度个人化的信息，如人际关系、性取向、家庭史等主题往往不需要在这样的报告中呈现，即使在评估过程中提到这些信息，也应该在报告中剔除。

记住，来访者有权利查看自己的报告。这并不意味着你在困难的问题上不能与他坦诚相对——恰恰相反，你应该让自己的评估可以帮助来访者，而不是伤害他。例如，如果来访者在评估过程中的话非常多，写下"来访者在整个会谈过程中都没有停止说话"并无帮助。你可以这样写："在会谈过程中，来访者似乎难以简洁地回答问题。"留心自己所使用的语言，要避免使用行话。与其他可能不怎么了解心理健康或者认知行为疗法的评估与治疗的专家交流时，这一点也很重要。如果来访者希望查看自己的报告，治疗师最好与他一起回顾这份报告，并准备好回应来访者提出的问题或担忧。

现在，让我们简要地了解一下标准的报告中应该包含的每个主要部分。在图 5.1 中，我们基于珍妮的个案提供了一个样板报告来展现这些关键要素。

保密性的心理报告

姓名：珍妮·J.

出生日期：1976 年 6 月 8 日

年龄：40 岁

性别：女

评估日期：2016 年 6 月 1 日

报告日期：2016 年 6 月 26 日

治疗师：T 医生

转介来源：M 医生，全科医生

图 5.1 保密性的心理报告

转介问题：珍妮是一位 40 岁的已婚白人妇女，目前的主要困扰是社交焦虑和抑郁情绪。

评估步骤：珍妮完成了 DSM-5 焦虑及相关障碍访谈（ADIS-5）。ADIS-5 基于 DSM-5 的诊断标准，评估了其当下的焦虑程度、情绪、强迫观念与行为、创伤和相关的障碍（如躯体症状、物质滥用）。

珍妮完成了前来诊所求助的来访者都需要完成的一系列问卷，包括评估焦虑和心境障碍的一些测量工具。在这里，我们聚焦的是有关社交焦虑和抑郁的测量工具：

贝克抑郁量表第二版（Beck Depression Inventory，BDI-II）：BDI 是最常用的测量抑郁情绪的自陈量表。它包含了 21 个项目，评估过去一周内表现出的抑郁症状，包括睡眠困难、易激惹和自杀意念。

社交恐惧量表（Social Phobia Scale，SPS）：SPS 是一个 20 题的自陈量表，评估了对日常生活中被特别关注的恐惧感，如在别人面前进食或写作等。

社会交往焦虑量表（Social Interaction Anxiety Scale，SIAS）：SIAS 是一个 20 题的自陈量表，评估了测试者在两人互动或小组活动中的认知、情绪和行为反应。

珍妮在完成量表后开始评估，评估会谈用时 2 小时。

行为观察：珍妮按时到达诊所。她穿着随意、打扮整洁。在会谈开始时，她显得非常焦虑和不适，但随着会谈的进行，她表现得更为自如和开放。但在讨论一些非常个人化的信息时，比如她的饮酒习惯和她与丈夫的关系，珍妮仍不大情愿。评估者认为珍妮提供的信息是真实可信的。

背景信息：珍妮出生并成长在美国东北部一个大城市的郊区。她是家中独女，在父母的照顾下长大。在珍妮的童年时期，她的父母都有很明显的酒精依赖问题。他们很难保住自己的工作，婚姻状况也很紧张。现在他们仍然酗酒，身体虚弱。珍妮很关心父母，她和丈夫也在经济上给予他们资助。

珍妮自述了坎坷的童年经历。作为独女，她从很小开始就不得不在父母喝醉时照看他们。她因为父母的低功能而错过了许多校内外的社交活动，并经常迟到。珍妮描述说，她很难与成长环境和自己截然不同的朋友建立联系。

珍妮高中毕业后进入了一所本地大学。在两年的学习后，珍妮肄业了，因为父母无法再承担其学费，而她发现因为压力过大，自己无法在赚钱的同时完成学业。她在一所中等规模的公司中获得了秘书的职位，她在那里遇到了现在的丈夫菲尔。他们有类似的背景，都很内向。在约会半年后，他们就结婚了。生下第一

图 5.1 （续）

个孩子艾玛后，珍妮辞去了工作，艾玛现在已经上高一了。他们的第二个孩子安德利娜目前上六年级。菲尔仍在原来的公司工作。珍妮认为他们的经济状况有点紧张，因为只有菲尔有收入，而且他们要在经济上资助珍妮的父母。

珍妮说自己总是会在社交场合感到焦虑，同时认为自己和其他同龄孩子不一样。在成长过程中，她有过一些和自己一样安静的朋友，但她从不主动进入社交情境，在遇到菲尔前也很少约会。珍妮很喜欢作为一个年轻母亲去与人交往。当与自己的孩子在一起时，珍妮可以参与儿童活动并充当学校的志愿者。虽然一开始她仍然感到明显的焦虑，但逐渐能够放松下来并和其他家长建立朋友关系。当她的孩子逐渐长大，在学校当志愿者的机会越来越少，珍妮开始感到更多的孤独感，她的社交焦虑也更严重了。

珍妮将菲尔描述为一个独来独往的人。他们在年轻时就结识了，在这之前都没有认真地和别人约会过。珍妮并不清楚菲尔是否也有社交焦虑，但他更喜欢一个人待着。因此，他们很少和其他夫妇外出参加派对等社交活动。

珍妮从青少年期到成年期时不时经历抑郁，但她认为目前的情况是最严重的。她报告了比平时更长的睡眠时间（但醒后仍感疲倦）、无价值感、注意力难以集中、难以做出决定，以及对以前喜欢的活动失去兴趣。她否认曾经或现在有自杀意念。

珍妮报告自己从青年时期开始饮酒。之后经常通过饮酒来管理在社交情境中产生的焦虑感。她的饮酒量在过去半年内有所上升，独自饮酒的情况增加得尤其明显。她曾经只在周末喝几杯红酒，但现在，她经常要在晚上喝上 3~4 杯红酒来麻痹自己悲伤和焦虑的情绪。

评估结果
诊断回顾：

基于 ADIS-5 的结果，珍妮符合社交焦虑障碍（F40.10）、重性抑郁发作（中度严重，反复发作；F33.1）和酒精使用障碍（严重；F10.20）的诊断标准。

关于社交焦虑障碍，珍妮在面对可能被他人审视的一种或多种社交情境时会产生显著的恐惧或焦虑（诊断标准 A），害怕自己的言行或呈现的焦虑症状被负性评价（诊断标准 B）。对珍妮来说，社交情境几乎总是会诱发焦虑（诊断标准 C），珍妮会回避社交情境，或者带着强烈的恐惧或焦虑去忍受（诊断标准 D）。

珍妮也符合重性抑郁发作的诊断标准，因为她在至少两周的病程中符合 5 条以上的相关症状，并且功能受到了显著影响。具体来说，珍妮报告了明显的抑郁情绪体验（诊断标准 A1）；对活动失去兴趣（A2）；嗜睡（A4）；精神运动性迟

图 5.1 （续）

滞（A5）；疲劳和精力不足（A6）；感到自己无价值（A7）；思考和注意力集中能力减退，做决定时犹豫不决（A8）。值得一提的是，珍妮否认了任何和死亡相关的想法、反复出现的自杀意念、自杀计划或曾有自杀尝试（A9）。

关于酒精使用障碍，珍妮符合 7 条症状——6 条或更多症状即被视为重度。珍妮报告她经常喝下比原计划多的酒（A1）；曾多次试图减少饮酒量但失败了（A2）；需要花费大量时间从酒精影响下恢复（A3）；强烈的使用酒精的渴求（A4）；尽管认识到使用酒精会加重自己的焦虑和抑郁，但仍持续使用（A9）；酒精耐受（A10）。珍妮说她曾经喝一杯红酒就能麻痹负面感受，但现在必须喝好几杯才能达到同样的效果。

自陈量表：

自陈量表中的得分基本上与诊断评估的结果保持一致。

BDI-II 得分 28，显示了中等程度的抑郁。

SPS 得分 38，显示对被他人评价有严重的社交焦虑，超过了通常 24 分的临界值（用以区分有社交焦虑障碍的个体和没有该障碍的个体的标准，兼顾了特异性和敏感度）。

SIAS 得分 52，显示了在与其他个体或团体互动时存在严重的社交焦虑，超过了通常的 34 分的临界值（用以区分有社交焦虑障碍的个体和没有该障碍的个体的标准，兼顾了特异性和敏感度）。

印象：珍妮当下受到中等严重的社交焦虑、抑郁和酒精使用障碍的困扰。她目前的社会功能明显受损。她社交孤立，无法完成每天的正常日常活动，持有非常负面的自我评价，对自己的未来缺乏信心。

建议：对珍妮而言，使用认知行为疗法解决社交焦虑障碍是一个好的开始。看上去，帮助她更好地管理自身在社交情境下的焦虑非常重要，这样她可以在孩子长大的现在重新定位自己的人生角色。通过这种方式，珍妮可以变得更积极主动，情绪也会得到改善。

珍妮现在利用酒精来麻痹焦虑和对自身的负性感受。认知行为疗法会帮助珍妮发展出使用酒精之外的其他应对策略来处理负性情绪。珍妮会被鼓励在不使用酒精的前提下把自己暴露在害怕的社交情境中，以此学到她可以在不滥用物质的情况下处理这些情境。

珍妮之前从未接受过治疗。她的临床画像相当复杂，包括了可以追溯到童年时期的社交焦虑障碍、酒精使用障碍以及青少年时起病的抑郁。珍妮有坎坷的童

图 5.1 （续）

年经历，她与父母的关系也很复杂。她从现在的丈夫那里能够获得多少支持仍不确定，在家庭之外，她也缺乏其他形式的社会支持。这些因素对治疗造成了挑战。珍妮是一位聪明的女性，之前未接受过治疗，认知行为治疗技术很可能对她有明显帮助。同时，她需要的治疗时间很可能比正常时间长，一些会谈应该聚集于讨论她的过去和现在的关系如何影响了她看待自己、世界和未来的方式。

　　已经和珍妮讨论过用药的可能。目前，珍妮对使用药物治疗社交焦虑障碍或抑郁障碍没有兴趣。可以先行进行认知行为治疗，看一下珍妮的治疗反应。如果她的抑郁阻碍了她进行积极的治疗，我们会重新审视是否将药物治疗作为对认知行为疗法的补充。

图 5.1 （续）

一般信息

报告一开始应呈现来访者的姓名、年龄 / 出生日期和性别。同时也要包括评估的日期、报告撰写日期以及评估者的姓名。最后，还需提供转介来源的相关信息。

转介问题

格罗斯 – 马纳特（Groth-Marnat，1997）认为，"'转介问题'部分提供了对来访者的简要描述，并说明了进行评估的基本原因"（p.632）。这部分应当简短，主要用于引导读者阅读报告的其余部分。有关来访者的全面描述可以放在"背景信息"部分。转介部分需要说明评估的目的。在珍妮的个案中，她的丈夫和家庭医生怀疑她患上了抑郁症，在他们的鼓励下，珍妮联络了诊所。

评估步骤

这部分应列出使用的所有评估工具并加以简述。只有在介绍了工具的全称后，才能使用首字母缩写。一旦使用了首字母缩写［例如，贝克抑郁量表第二版（BDI-II）］，在报告的剩余部分就可以使用缩写了。在这部分说明完成评估所花费的时间也是有帮助的。这些信息对形成个案概念化和治疗计划有重要作用。

行为观察

这部分的焦点应放在以下几个方面：来访者的外表；评估前、中、后的行为观察结果；治疗师和来访者双方的互动特点。要将观察结果和评估的效度联系起来。如果来访者在评估过程中表现得好争论且对抗性强，并提供了一些与其行为不一致的信息，也需要在本部分加以记录。

背景信息

报告的这个部分应当包括来访者的家庭背景、个人成长史、既往病史、问题发生发展史以及当前的生活环境信息（参见 Groth-Marnat，1997）。简明扼要地撰写该部分非常重要。其他专家和你同样忙碌，应当以简洁和良好的组织方式表达他们所需要的来访者相关信息。相比叙述来访者生活的方方面面，我们应当把焦点放在与来访者当前困扰相关的信息上。格罗斯－马纳特（1997）建议，报告的撰写人要清楚了解信息的来源，比如，报告中可以写"根据来访者所说……"或"与来访者母亲的交谈反映了……"。

评估结果

这部分报告的是在评估步骤中列出的每个评估工具所得到的结果。在珍妮的个案中，我们发现了她符合的诊断标准。我们也报告了她的自陈报告的结果，并记录了那些临床数据的特征性得分。同时，说明具体问卷得分的意义是非常必要的，没有这些附加信息，这些得分是无法解读的。

印象和阐释

这部分需要总结从评估过程中了解到的内容。应该将测试数据、行为观察结果、相关历史和来自其他专家或家庭成员的资料整合起来（Groth-Marnat，1997）。我们需要有目的地、简明地撰写这个部分，因为该部分在很大程度上取决于你所在工作机构的设置。在一些机构中，这部分可能包含了珀森斯（Persons，2008）描述的个案概念化。在另一些机构中，这个部分不需要太多的阐释（就像我们所做的）。在这里，我们说明了珍妮的心理病理基本水平，特别关注了她正在经历的痛苦以及她的困扰所导致的功能损害的程度。

建议

根据你的治疗取向和所在机构的设置，这个部分的表达会有很大的不同。我们通常会推荐认知行为疗法，讨论对治疗的期待，并找出那些可能的阻碍因素。我们也和珍妮讨论了药物治疗的选项，但她对在这个时间点上尝试药物治疗并不热衷。表 5.2 总结了评估报告应当包括的内容。

表 5.2　评估报告中应当包括的信息

1. 基本信息
   - 来访者姓名、出生日期或年龄、性别
   - 评估日期、报告撰写日期、评估者姓名、转介来源
2. 转介问题
   - 来访者的简要描述
   - 进行评估的原因
3. 评估步骤
   - 所用评估工具的名称及简要描述
   - 评估用时
4. 行为观察
   - 外表
   - 一般行为观察
   - 来访者与治疗师的沟通特点

（续表）

5. 背景信息

- 家庭背景
- 个人历史
- 既往病史
- 问题发生发展史
- 目前的生活环境

6. 评估结果

- 列出每个评估工具的结果

7. 印象和阐释

- 总结从评估过程中了解到的内容

8. 建议

- 说明是否推荐治疗
- 如果推荐治疗，标明推荐治疗的类型及推荐原因
- 如果存在多种问题，标明应首先关注哪个问题

9. 评价预后

第六章

前几次会谈：目标和挑战

在第一章中，我们讨论了在旅行之前制订路线图，并考虑了旅程的开始、中间和结束。在本章中，我们将回到这个比喻上，并讨论认知行为疗法的前几次会谈。在接下来的两章中，我们将概述认知行为疗法的中间阶段（我们将利用认知和行为技术来减轻痛苦并改善功能）和最后阶段（结束和预防复发）。在整个过程中，我们将讨论在每个重要阶段可能出现的常见挑战。

前几次会谈的目标是什么？

最初几次认知行为治疗的会谈目标是双重的：让来访者接受认知行为疗法，并建立一种牢固的融洽关系。让我们依次讨论。

在认知行为治疗的前几次会谈中，你有很多信息可以与来访者分享。如果你在评估和反馈过程中尚未讨论认知行为疗法的基础知识，那么你一定要从向来访者解释认知行为疗法是什么开始，并回答他们对此的任何疑问（请参见第五章）。然后，你需要与来访者讨论是什么因素在一段时间内维持了他们的特定困难，以及将使用什么技术或策略来打破这些模式，从而使他们的生活产生有益的改变。治疗手册在这些疗程中非常有用，因为它们包含了来访者在开始接受认知行为疗法时应该了解的基本信息。

你可能已经注意到，我们选择在上一段的开头使用"分享"而不是"教导"一词。特别是对于新手治疗师而言，早期治疗可能会采取迂腐僵化的方式。新手治疗师认为，他们必须准确地涵盖手册中的每个细节。许多细节确实很重要。但是，我们希望这些会谈是协作性的对话，而不是单方面的讲座。实现此目标的一种方法是记住认知行为疗法的这些早期会谈对于每个来访者而言看起来都是不同的，因此计划会谈时就应考虑每个来访者的独特关注点。如果手头上有白板或大纸架用以绘制来访者的个人模型，进而帮助他们解决困难，以及说明将使用何种技术来实现改变，将非常有帮助。同样，治疗师可以利用与特定来访者产生共鸣的比喻来帮助解释关键概念。例如，如果来访者喜欢跑步，你可以对他说，"暴露有点像奔跑。当人们刚开始跑步时，跑很长的距离而不感到疲惫是很困难的。但是，我们跑得越多，它就变得越容易。暴露也是一样的。一开始确实很难，但随着练习的增多和时间的推移，它会变得越来越容易。"使用这样的比喻向来访者表明，我们确实在努力了解他们是怎样的人，而不是一系列症状。

关于早期会谈的另一个技巧是，让来访者回家后还能随时记起或者回顾在会谈中学到的东西。在早期治疗中，我们分享了很多信息，对于那些焦虑的来访者，或者那些因为自身困难而认知迟缓的来访者（例如，严重的抑郁症），他们很难全盘理解会谈中的所学。鼓励来访者把写在白板上的东西拍下来、记笔记或者用手机记录要点。给来访者提示卡，写上关键信息和有用的提醒。准备好资料，让来访者带回家。

早期治疗的另一个关键目标是建立牢固的关系。当来访者来治疗时，对治疗本身和他们改变的潜力有复杂的感觉。他们会将所有其他人际关系的历史带入治疗，其中一些历史可能非常不健康。面对来访者所处的现状是我们的工作。我们必须了解他们对认知行为疗法的感受，以及他们在生活中做出积极改变的能力。而且我们必须在治疗中使用人际行为作为了解来访者的一种手段，帮助他们解决可能在治疗之外影响他们生活的问题。在本章的下一节中，我们将讨论来访者在接受认知行为治疗时可能产生的一些想法，这些想法可能会干扰来访者掌握认知行为疗法相关知识和技能的过程。然后，我们会讨论如何越过这些障碍。我们要时刻注意与来访者构建牢固的治疗关系。

前几次会谈常见的挑战

与来访者相关的对于认知行为治疗的阻碍

开始阶段是认知行为治疗中的关键阶段。使来访者"接受"用认知行为疗法来理解和治疗心理问题至关重要。在治疗初期，应该使来访者对未来充满希望。他们应该相信，他们将获得知识和技能，从而带来更好的功能改善。如果来访者在治疗早期感到不满意或有疑问，这些问题应该被迅速和直接地处理。

"来访者怀疑认知行为疗法可以解决问题。"

有时，我们会遇到一些清楚了解认知行为疗法原理的来访者，但是由于各种原因，他们怀疑认知行为疗法对他们无用。这些来访者对每个建议的回答都是"我尝试过""这对我不起作用"或"我不能那样做，因为……"。

与这些来访者一起工作的治疗师就像参加马拉松比赛一样，过程中的每一步都很费力。这些充满疑惑的来访者也可能使我们开始怀疑自己。我们是否正确地概念化了个案？对于来访者所遇到的问题，我们是否选择了正确的策略与来访者分享？我们在阐述认知行为疗法的基本原理以及它在帮助解决类似问题方面失效了吗？

这些都是治疗师需要自省的好问题。来访者的疑问可能确实是由于治疗师在个案概念化或提出治疗的基本原理的方式中存在问题所致。但是，如果一切看起来都很好，而来访者仍然有疑问，查看其他变量就很重要。

治疗师可以从好奇心的立场应对这些情况，而不必对来访者感到沮丧，

"大多数和我一起工作的来访者都非常渴望进入认知行为治疗，并相信这对他们有用。我想知道为什么你的感觉不一样。你能跟我说说你的一些担忧吗？"

一些来访者尝试了多次治疗，却没有获得他们（或治疗师）所希望的成效。他们可能在生活的其他方面也经历过挫折，例如，在人际关系、学业和工作上。因此，来访者可能会说："我所做的每件事都失败了，为什么这次能有所不同？"或"即使我付出努力，也没有回报。"这时是重建这些信念的好时机。治疗师可以帮助来访者检查有关这些信念的证据（例如，"我一生中换过十份工作，只有一份被炒鱿鱼"），并考虑另一种看待前景的方法（"我要试一试才能知道"）。

其他人可能对作为来访者这样的角色感到不舒服。假设有一位来访者（我们叫他乔）曾在某专业领域工作，他每次来治疗时都穿着西装（尽管失业），并在治疗开始前在治疗室里摆放好笔记本电脑。他还会重新布置治疗室的家具，有时甚至会拔掉治疗师笔记本电脑的插头！乔用最初的几次会谈来解释为什么各种认知行为技术对他不起作用。治疗师对乔缺乏开放性感到沮丧，并在下次治疗时感到不高兴，因为乔的状况没有改善。几次治疗之后，治疗师问乔为什么每次都带着笔记本电脑来——尽管他花了很大力气插好电源并布置好，但他并没有使用它。这个问题引起了一次非常有益的讨论。乔承认，他对自己职业生涯的走向深感难过，不想在治疗环境中感到"失落"（就像对过去的治疗师一样）。他承认，他正在尝试使治疗看起来像是在开会。他还承认，需要治疗使他感到非常不自在，他会更容易对提到的任何技术产生怀疑。然后，他的治疗师和他讨论了他所处的困境——他迫切需要帮助，但他无法接受。他和他的治疗师达成一致，在以后的治疗中，他将笔记本电脑留在家里，穿着那天穿的任何衣服来参加治疗，每周都开放地尝试一种新策略。从那以后，治疗变得更有成效了。

当然，有很多原因导致来访者对自己在治疗中的角色感到不舒服。来访者可能在成长过程中将心理健康问题视为羞耻或尴尬的一种来源，这使得他们很难完全接受任何治疗方法。有些来访者在他们的生活中可能一直扮演着照顾者的角色，可能很难转换角色并成为要接受照顾的人（这里的一个很好的例子是心理健康从业人员或他们的孩子）。当你见到更多来访者时，你将获得更多的经验来讨论怀疑和阻抗。你将能够利用过去的经验来帮助来访者讲述他们自己的阻抗。例如，你可以说："我和很多父母是心理学家的孩子一起工作过。你在家里所做的努力和尝试没有效果，这确实令人气馁。这是不是让你认为做什么都不管用了？"

请记住，当我们试图说服人们相信让他们感到矛盾的事情时，我们实际上会导致他们更加强烈地反对。治疗师不应提供不恰当的保证，或者更糟的是，承诺治疗将会有效。实际上，一种更可取的技术是将焦点从来访者身上转移开，并利用"常备案例素材"技术（Vitousek，Watson，& Wilson，1998）。这个技巧包括引用过去与其他来访者工作的经验（将来访者的注意力从他自己身上转移）来展示认知行为疗法如何应用于一个特定的问题，以及它是如何起效的。关于常备案例的故事应该以一种能激发来访者的方式讲述（换句话说，是可以修饰或稍微诗意一点儿的！）。听说认知行为疗法如何帮助有类似问题的人，有时被证明是一种非常有效的激励来访者的方法，尽管是间接的。

另一个有用的策略是设定一个日期来讨论治疗的进展情况，在此之前，不要讨论认知行为疗法的疗效。治疗师可以说："我知道你对认知行为疗法是否对你有用感到怀疑。我有不同的看法，我不怀疑，因为我多次见过它起作用。所以，现在我们可以求同存异，不要再花时间讨论治疗的利弊了。让我们试一试。从现在开始的一个月，在四次会谈之后，我们再留出一些时间看看进展如何。我们会做四次充分的认知行为治疗，在治疗期间会有家庭作业，然后重新评估。听起来怎么样？"这种计划非常符合认知行为疗法的实证性质——它建立了相反的假设，规定了评估假设的方法，并列出了评估结果的客观手段。

"来访者不相信他需要治疗。"

在理想的情况下，所有的来访者都会接受治疗，因为他们会自我激励，在生活中做出积极的改变。然而，我们经常看到一些来访者在父母、配偶、学校或雇主等的催促下前来接受治疗。如果来访者认为治疗没有必要，治疗将充满挑战。

在最初的评估过程中，治疗师应该仔细倾听，以找到一个"钩子"，用来帮助那些对投身治疗有矛盾心理的来访者。

这就是为什么了解来访者症状之外的情况如此重要。假设一个有严重强迫症的来访者是一位建筑师，他在休假后接受了评估。由于检查过度，这个人没能按时完成工作。同事们听到他在办公室自言自语，都很担心（事实上，他在"口头检查"他的建筑计划）。当对来访者进行评估时，他说他对治疗很矛盾，因为他担心放弃自己的仪式化行为会导致工作松懈，并可能给他的建筑工作带来潜在的灾难。他相信他可以回去工作，只需在检查时保持安静，并尝试更快地工作。在评估过程中，来访者谈到了他对钓鱼的热爱以及与孙子孙女在一起的乐趣。他的治疗师问，强迫症对他从事这些活动是否产生了干扰。实际上，他报告由于反复检查和心理仪式，他很难参加休闲活动。治疗师和他讨论，如果有时间和孙辈们在一起，而不让强迫症占据他的时间和精力，那该多好，这样的建议可能会推动他参与到治疗中来。

正如我们将在第九章中进一步讨论的那样，发现"钩子"对于儿童和青少年尤为重要。许多人不想因为去治疗而错过"有趣的事情"和休闲时间。因此，一定要问来访者，"抑郁症对你造成了何种困扰？"或"你的惊恐障碍如何阻止了你去做曾经喜欢的事情？"了解来访者在意或重视的事情对于让他们接受治疗至关重要。此外，提醒来访者认知行为疗法是有时间限制的，也能鼓舞人心。治疗师可以说："我也不想让你错过游泳队的活动时间。听起来，那似乎是你喜欢的事情。如果我们真的努力工作，我肯定，几周后你就能恢复。"

"来访者相信，为了'变得更好'，深入探究过去是必要的。"

来访者进入治疗时会先入为主。其中一些观念来自电视和电影，因此他们可能认为必须深入研究自己的过去（当然是躺在舒适的沙发上），以"变得更好"。来访者可能会担心认知行为疗法不会"起作用"，因为它不涉及对可能导致他们目前困难的早期经验的广泛探索。

这种类型的担忧通常基于来访者对更普遍的认知行为疗法或心理疗法的误解。许多来访者（实际上还有其他心理健康专业人员）都认为认知行为疗法完全忽略过去的影响。但这不是事实。认知行为治疗师当然对过去的经验与当前的信念和行为之间的联系感兴趣。我们对核心信念的关注可能最好地体现了这种兴趣，因为信念通常在童年时期就发展起来了，并成为心理问题的基础，也存在于个体对特定行为的强化历史中。

花一些时间与来访者探讨过去的经验与当前的信念和行为之间的联系有很多好处。最值得一提的是，这样的探索可以帮助来访者考虑自己的缺点之外的其他因素是否对他们的困难产生了影响。与其把责任完全归咎于自己，他们可以开始看到其他环境因素是如何促成他们的问题想法以及行为的发展和维持的。识别这些因素有助于了解如何改善这些问题。

以一个有进食障碍的 20 岁来访者为例。通过探索对身材和体重过度关注的根源，治疗师了解到：（1）在她成长的家庭里，母亲一直在节食，并且过分关注自己和女儿的体型和体重；（2）在整个童年和青春期，她就读于一所艺术学校，主修舞蹈专业，因此在学校，她面临保持苗条的压力；（3）最近，她停止了跳舞，对自己的生活完全不知所措。这些信息对于发展个案概念化具有重要价值。它表明来访者在一个只重视身材和体重的环境中长大，对其他要素和特质毫不在乎，例如，智力或对他人友善。在她的整个童年期和青春期，不仅在家中，在学校里，她的老师和同伴团体也都强化了这种价值体系。治疗师认为，在这种环境中成长的年轻女性会面临饮食问题的风险，这是完全有道理的，他把这种信念传达给了来访者。

尽管认知行为治疗师探索了过去的经验与当前的信念和行为之间的联系，但我们知道，治疗师不可能改变过去的行为或先前的环境偶然性。取而代之的是，一旦对个案进行了明确的概念化，治疗师便会使用认知行为疗法的技术来修正当前有问题的想法和行为，以及当前有助于维持它们的相关环境。不过，这种方法并不意味着忽略过去。实际上，许多当前的想法都植根于过去（例如，"我早年生活一团糟，所以我将永远是个一团糟的人"）。然而，仅仅了解问题的根源不足以解决来访者当前的问题。相反，来访者不仅要掌握这些知识，更要将其用于改变维持这些问题的功能失调的信念和行为。对于有进食障碍的来访者，治疗师可能需要帮助她探索舞蹈之外的其他职业道路，发展可以挖掘其他才能和兴趣的新技能和新爱好，学习更好地与母亲沟通的技术，将她的社交圈扩大到跳舞以外的领域，包括那些看重体型和体重之外的其他特质的人，当然还要养成更健康的饮食和锻炼习惯。一旦患者了解到认知行为疗法不会忽视过去，而且认知行为疗法是一种有效的治疗方法，尽管它不只是专注于过去，这些担忧往往就会消失。

"来访者认为他的问题是由生物学因素决定的。"

妨碍认知行为疗法（或任何心理治疗）起效的另一种信念是认为心理问题完全是由生物学因素引起的。持这种病因学信念的来访者会选择接受心理治疗，这似乎很奇怪，但他们偶尔会这样做，然后他们归因的性质可能会阻碍他们取得治疗进展。

要开始和这些来访者工作，最好先对他们进行一些心理教育，以帮助其了解生物学和环境在心理障碍的发展和维持中所起的相关作用。有充分的证据表明，生物和心理因素在大多数（如果不是全部）心理问题的病因和维持中发挥作用。因此，许多问题似乎既适合采用心理治疗，也适合采用药物治疗。有趣的是，即使是单独的认知行为疗法（即不使用药物）也会影响生物层面。当来访者得知认知行为疗法在许多研究中被发现可以改变大脑结构或功能时，往往会感到非常惊讶（有关评论参见 Barsagliini，Sartori，Benetti，Pettersson-Yeo，& Mechelli，2014；Weingarten & Strauman，2015）。

　　仔细探究来访者拒绝将自己的困难归因于心理因素的原因也要谨慎。在这里，认知工作会非常有效。例如，问你的来访者，"精神有问题""抑郁"或"暴食症"对他意味着什么。通常，来访者会叙述各种各样与他们的困难有关的自我贬低的想法，有些来访者甚至会告诉你，把他们的问题仅仅看成生理原因造成的会"更容易"。这些想法是认知重建的合理目标。

　　归因于生物学原因的情况经常出现在与有躯体问题的来访者的工作中。例如，当患者在慢性病主诉中有潜在的精神问题时，医生或其他医疗专业人员经常会推荐他们接受认知行为治疗。有时候，没有任何已知的生物学因素能够解释这些主诉（如慢性胃肠不适，但没有证据表明有生理问题的解释）。在其他时候，患者有健康问题，但心理问题加剧了病情或降低了患者应对疾病的能力。例如，焦虑可能是慢性偏头痛的一个原因，而偏头痛也可能导致患者在身体不舒服的时候采取回避行为。

　　这些情况很复杂，尤其当医学检查未能显示导致患者症状的任何生物学原因时。来访者往往会看许多医生，经历许多医学检查，但是他们常常感到没人相信他们正在经历的真正痛苦。他们可能认为根本没有找到造成问题的原因。因此，认知行为疗法似乎毫无意义，因为它无法诊断或解决躯体问题。

　　在这种情况下，治疗师所犯的最大错误就是告诉来访者："你没有问题。"这肯定会破坏融洽的关系。相反，我们必须用同理心面对这些来访者——"我明白你不知道是什么造成了你的痛苦，这对你来说是多么令人沮丧。我知道你很痛苦"。承认痛苦和共情痛苦可以极大地帮助来访者。

　　然后，我们可以通过与来访者分享身体症状、认知和行为之间的循环关系来解释心理健康和身体健康之间的联系。例如，假设一位来访者正在工作中承受着很大的压力。在具有生物学归因倾向的人中，这种压力会导致偏头痛（身体症状）。偏头痛会导致许多认知，例如，"这不公平""我无法应付""当我有这种感觉时，我什么也做不了"。而且，偏头痛会导致行为反应，例如，躲进自己的房间，睡上几小时。如果偏头痛来访者打破了正常的睡眠和饮食安排，会发生什么呢？这往往会加剧他的偏头痛（身体症状），并增加第二天出现进一步的回避行为的可能性，比如旷工或旷课。旷工或旷课的压力（行为）以及与之相关的信念（例如，"我要被解雇了""我要失败了"）会再次反馈到偏头痛这样的生理问题上。在纸上或白板上画出这个循环过程会帮助来访者渐渐理解偏头痛本身只是谜团的一部分——对偏头痛的反应也非常重要。我们还可以向来访者展示所有可能进行干预的地方，以减少偏头痛的发生。我们可以通过认知技术帮助他们学习更好地应对工作中的初始压力。我们可以帮助他们改变对偏头痛的行为反应——服药并继续生活，而不是睡觉和不进餐，这些都会反馈到偏头痛的循环周期中。我们可以在好的药物疗法中加入其他行为策略，比如放松、瑜伽或正念练习。与其把偏头痛看作失败或者一天中停滞的标志，不如帮助来访者把它看作可以克服的障碍。最后一点非常重要。认知行为治疗师的工作不是告诉来访者他们没有疼痛，或者他们的疼痛没有那么严重。相反，我们承认他们的痛苦以及因此带来的麻烦，但我们想帮助他们在痛苦的情况下过上有意义的生活。通常，当来访者不顾痛苦坚持生活时，他们的痛苦就不再是他们关注的焦点了。

在治疗过程中可能出现的人际关系困境

正如我们在本书中提到的，治疗是一种人际关系。即使在我们与来访者的早期互动中，困难的情况也会出现。这种情况很常见，但很少在培训项目中解决。对它们做一些预先考虑将使困难更容易得到处理。

"来访者问了我很多个人问题。"

就个人层面而言，治疗关系是非常单方面的。在与来访者进行的一次会谈结束之前，你将了解到来访者生活中一些最隐秘的细节。相比之下，即使一起工作了几个月，来访者也很少了解你的个人生活细节。有些来访者似乎并不介意这一点，很少询问私人问题。其他来访者则显得更好奇，会询问你的年龄、住址、来自哪里，或者你是否在谈恋爱。不同取向的治疗师对个人的问题有不同的看法，有些人认为它们充满了意义，另一些人则不太重视。我们认为，根据不同个案的实际情况来灵活处理问题（及其含义）似乎是适当的。

被问及年龄和经验

被问及年龄和经验水平可能会让新手治疗师感到不安。特别是当你看起来比实际年龄年轻时，这些问题可能经常出现——在你不再是新手治疗师后也会出现！来访者可能出于多种原因询问治疗师的年龄。因此，处理此问题的一种好方法是有礼貌地询问来访者为什么想知道这些。一些来访者只是简单地好奇。一些来访者实际上对治疗师在治疗和生活方面的经验很感兴趣（例如，一对有婚姻问题的夫妇可能想知道一个年轻的未婚治疗师会如何处理他们的问题，从而有效地帮助他们；一个患有创伤后应激障碍的老兵可能会想，一个从未在军队中服役过的年轻治疗师怎么能理解他的经历）。

当来访者询问治疗师的经验水平时，你应该在诚实和灌输信心之间取得平衡。作为新手治疗师，你很可能从未与有类似问题的来访者工作过，事实上，对方可能是你的第一个来访者！在这种情况下，一个好的策略是强调你工作地点的专业性和你的督导师的专业知识。如果来访者问："你有没有看过像我这样的患有惊恐障碍的来访者？"你可以回答："这所中心以治疗惊恐障碍而闻名。这里提供的治疗确实非常先进，我会得到优秀的督导。"聚焦在你的训练设置上，而不是你自己（没有经验的治疗师），你就可以用一种积极而真诚的方式来回答这类问题。

如果来访者担心你没有经历过让他寻求帮助的困难，你应该如何回应？在大多数基于认知行为疗法的环境中，不宜透露有关治疗师个人心理健康史的信息。最明显的原因是，来访者花费了金钱，从忙碌的生活中抽身出来，是来解决自己的问题的，不能因这些信息使你们的工作失去聚焦。此外，当治疗师分享个人经验时，来访者可能难以应对。值得一提的是，有必要向我们的来访者指出，大多数人不太可能问他们的肾脏科医生是否患有肾脏疾病，或问牙医是否接受过根管治疗。我们不问这些问题是因为这和治疗工作没有关系，重要的是这些专业人员是否有能力解决我们的问题。心理健康问题也是同样的道理。

考虑到这一点，我们应该通过突出自己的专业经验来回答这些问题："我和很多患有创伤后应激障碍的来访者工作过。虽然我没有在军队服过役，但我和许多像你一样的退伍军人交谈过，也和他们一起度过了一段时间。通过他们，我了解了退伍军人的经历。我们在这里所做的治疗可以非常有效地减轻你的苦恼和痛苦。"

如果来访者继续对与年轻、经验不足或没有亲身经历其所遇到问题的治疗师合作表示担忧，该怎么办？一种选择是回到科学家的立场上："我了解你的犹豫。为什么我们不先开始，看看在几次会谈后，你的想法会是什么样的呢？"当来访者别无选择时，这种立场特别有效。与没有经验的治疗师尝试治疗通常被认为是比什么都不做更好的选择。根据我们的经验，一旦他们开始从治疗中看到一些好处，很少有来访者会继续抱怨接受一个没有经验的治疗师的治疗。

新手治疗师所处理的持续困难也可以为个案概念化提供依据。假设有一个来访者非常担心遇到一个年轻的新手治疗师。她对这样的安排不满意，但又负担不起由更有经验的治疗师来治疗的费用。在最初的几次会谈中，来访者会反复说："你不会明白的，因为你从来没有治疗过像我这样有问题的人。"或者"我打赌，你不知道该如何对待像我这样问题严重的人。"治疗师就这个问题寻求督导——她不想把每次会谈都花在试图说服来访者相信她的能力上。她的督导师建议她直面来访者的不适。事实证明，这是极好的建议。来访者解释说，对于一个 40 多岁没有类似经历的治疗师来说，她不会有什么大问题，但是面对一个 20 多岁的治疗师是"可怕的"。在 20 多岁的时候，这位来访者受到了严重的创伤。她没有上学，做着一份卑微的工作，而且刚刚因为心理问题结束了一段恋情。而此刻在房间里，她看到了一个与自己当年同龄的人，她的学历和职业生涯都获得了很大的发展（大概在这些领域之外也过着充实的生活），这让这个来访者有很挫败的感觉。

治疗师对她的解释表达了共情，并对来访者说，她很抱歉给她带来了一些不适。然后治疗师问，有什么方法可以让她们在治疗中充分利用这些想法。来访者解释说，她意识到自己想拥有其他 20 多岁的人的生活，而不是她当时过的孤单的生活。在这次会谈之后，来访者关于担心这位治疗师缺乏经验的问题再也没有出现过。

显然，并非所有个案在此类情况下都能有如此积极的处理结果。一些来访者坚决拒绝与经验不足的治疗师合作。在这种情况下，不应花费时间试图对来访者进行说教或说服他们。相反，你应该提供适当的转介。

其他个人问题

还有很多个人问题也会出现在治疗中。许多个人问题完全是无害的，回答这些问题不会令人感到不舒服。来访者可能会问你来自哪里，特别是你说话带有口音，或者他们看到墙上的文凭，发现你没有在你目前居住和工作的城市接受教育的时候。在节假日之前，来访者可能会询问你有关假期的安排。解释为什么你不能回答这样的问题似乎比简单地说"我来自加拿大"或"我要去看望我的家人"对治疗关系更有害。

其他问题就不太容易处理了，尤其是非常个人化的问题（例如，你的情感状态、你的住所、假期的确切地点）。处理这些问题可能很困难，但对于那些不断提出个人问题的来访者，直接处理这些问题是值得的。认识到治疗关系中固有的差异可能会有所帮助：来访者毫无保留，而治疗师相对来说是一块空白的石板。一旦你向来访者确认，你意识到这种不平衡对他们来说是困难的，就有必要解释为什么会出现这种情况——治疗针对的是来访者，是帮助他们解决困难的，任何偏离目标的行为都是有害的。

正如我们已经指出的，重要的是要确定来访者各种行为的功能。反复尝试将重点放在治疗师身上的来访者可能正试图延迟讨论他自己的问题。这样的假设可以对来访者提出来，并进行讨论。试图与治疗师搞好关系的来访者可能很孤独，并且在自己的生活中缺乏有意义的关系。同时，这也可以成为治疗的好素材，因为可以鼓励来访者开始在治疗之外的新关系中应用他们的一些人际交往技巧（例如，以一种适应社会的方式询问个人问题）。

"当来访者给我带来礼物时，我该怎么办？"

我们都喜欢收到朋友和家人的礼物。但是，当"赠予者"是我们的来访者时，我们对礼物的感觉可能会大不相同。你可能会在完全禁止接受来访者礼物的环境中工作。然而，许多机构并没有一个明确的规定，你必须在出现这类问题时找出处理的方法。

在治疗过程中收到礼物比在治疗结束时收到礼物更难处理。同样，来访者在某些常规送礼场合（例如，圣诞节）之外提供的礼物可能具有更复杂的含义。永远不接受来访者的贵重礼物是一个被普遍认可的规则。同样，切勿接受来访者的现金礼物（"小费"）。如果来访者给你的礼物虽然价值不高，但送礼行为是经常发生（例如，每次都给你带一杯咖啡），也要谨慎。尽管这种情况很少出现，但你应该习惯拒绝这些礼物。你可以向来访者解释，接受昂贵的礼物或金钱违反了你工作场所的规定。如果来访者坚持要求或试图反复给你礼物，则应与他们探讨这个问题，并考虑这种行为可能会如何影响你对个案的理解。来访者可能会把给治疗师礼物，作为讨好的手段。例如，他们可能认为，如果他们对你慷慨，你就会同意更频繁地见他们。其他一些来访者可能会担心你是否喜欢他们，希望通过送礼让你更喜欢他们。显然，送礼背后的这些动机是有问题的，应该使用认知技术来解决。与我们已经讨论过的许多其他问题一样，来访者在会谈中的行为很可能反映了他们在会谈之外的行为。认为一个人可以使用礼物来"收买朋友并影响他人"是不合适的，在会谈中纠正这种信念可能对来访者的生活非常有帮助。

前述情况（几乎每次会谈都带礼物或送非常昂贵的礼物）显然是有问题的。然而，我们有时很难知道如何应对在节日时或在治疗结束时收到的礼物。如前所述，一些机构可能有非常明确的"不收礼物"的规定。在没有明确限制的情况下，应遵循不接受非常昂贵的礼物或金钱的基本原则。接受价值较低的礼物（尤其是在最后一次会谈时）可能并非坏事。事实上，拒绝这些礼物可能会冒犯那些要感谢你的来访者。

"来访者邀请我参加社交活动。"

得体地处理从来访者那里收到的礼物是很困难的，更加尴尬的情况是来访者邀请你参加一个社交活动。一般的经验法则是，我们绝不应该与来访者一起参加社交活动，例如，打高尔夫球或在治疗后去喝咖啡。如果来访者反复要求你这样做，我们需要考虑它会如何影响个案概念化以及如何在治疗中解决它。通常，这些频繁的邀请是孤独或错位吸引的标志，最好把时间花在帮助来访者在治疗之外建立适当的社会关系上。

与青少年一起工作时，这些情况可能非常复杂。年轻的来访者经常邀请治疗师参加学校的音乐剧、宗教活动或体育比赛。孩子们可能变得对治疗师十分依恋，重视他们的支持，并希望分享治疗师帮助他们取得的成功（例如，社交焦虑症的孩子得益于治疗，在学校音乐剧中扮演了重要角色）。对这些孩子说"不"很难。有时候，我们可能真的想成为这些活动的一部分。但是，最好保持"只需说不"策略。我们必须向孩子们解释这会如何使保密变得复杂。如果我们在一个孩子的成人礼上坐在一张桌子旁，我们的同桌来宾问我们是怎么认识这家人的，我们怎么说呢？尽管有些孩子会说，如果有人知道他们在接受治疗，他们会觉得很好。但我们的工作是帮助孩子们认识到，有些人或许能接受，有些人可能不行，我们不希望他们在这个特别的夜晚为此担心。有些家庭会要求治疗师编造一个解释。对治疗师来说，试图把预先设计的说法讲清楚可能会非常有压力。最好不要把来访者或治疗师放在这种情况下。现如今，录像或录音都非常便捷，治疗师可以请来访者带来一段他们参加学校音乐剧演出或体操比赛的视频剪辑。这样，治疗师就可以在不违反保密规定的情况下分享来访者成功的喜悦了。

"来访者给我发电子邮件，在社交网站上加我为好友，给我发短信，或者写博客谈论我们的会谈。"

线上交流模式和其他形式的社交网络给治疗师带来了更复杂的困境（DeJong，2014）。一些机构禁止治疗师和来访者之间的所有线上交流。这些规定必须被严格遵守。在其他一些设置下，治疗师则可以使用电子邮件与来访者进行交流。有些治疗师将其用于处理一些简单的事情，例如，发出初次约谈的指示或者安排会谈。许多治疗师发现，这对于一周中与来访者进行沟通非常有帮助。例如，来访者可以使用电子邮件询问有关家庭作业的问题，而治疗师可以在方便的时候回复。这种"便捷"的沟通形式可以极大地促进治疗的进展。

关于是否允许将电子邮件作为传送受保护的健康信息的一种方式，引起了很多讨论。电子邮件地址是个人身份识别信息，当健康信息附加到个人身份识别信息上时，此通信被视为受保护的健康信息。这将使我们似乎不应当使用电子邮件与来访者进行通信。然而，如果是通过风险管理的方式使用电子邮件通信，则是可以接受的。应告知来访者，电子邮件不一定是保密的通信方式，并要求来访者在其治疗同意书中允许通过电子邮件进行通信。

使用电子邮件时，应始终尽最大努力保持私密性。如果你能在加密电子邮件或使用安全消息服务的环境中工作，将是理想的选择。如果电子邮件未加密，那么共享信息时应格外小心。如前所述，电子邮件对于提醒会谈时间、交流会谈时间的更改以及有关会谈间任务的简单问题，都非常有用。必须让来访者知道，电子邮件不适合进行非常个人或复杂的讨论，也不适合处理紧急需求。如果来访者在危机中发电子邮件，而该电子邮件在数小时甚至数天内都没有被看到，来访者将无法及时获得他所需要的帮助。根据特定来访者的需求，讨论发送电子邮件的合适数量也很重要。每天或更频繁地发送电子邮件（除非作为治疗的一部分进行了规定）通常会干扰治疗师，并被看作过度依赖的迹象。需要给那些发了太多电子邮件的来访者提供指导，让他们只在适当的条件下联系他们的治疗师。

现在，治疗师使用电子排期网站、接受电子支付以及让来访者在线完成治疗问卷的情况也很常见。对于任何电子数据，必须保护来访者的身份信息安全。寻找符合《健康保险流通与责任法案》标准的网站，并再次确保在同意书中包括了使用这些平台的许可。我们应该永远记住，不要从这些网站发送群邮件。向所有的来访者发布一份关于即将提供的团体治疗或费用结构改变的通知，或者是一篇有趣的文章，是很有诱惑力的。然而，除非我们能够完全确定每位来访者都不会知道其他来访者的身份，否则应该避免使用这种通信方式。

发短信已成为来访者和治疗师进行交流的又一途径。与电子邮件一样，《健康保险流通与责任法案》不禁止发短信，只要采取适当的预防措施即可。但是，我们的意见是，除讨论会谈时间（或其他工作安排上的问题）外，不应将短信用于治疗师与来访者的任何其他交流。在你的个人生活中，你很有可能错误地将原本要发给一个人的短信发给另一个人，导致与朋友或爱人产生了误会，因为短信中漏掉了很多沟通中的微妙之处。通常，这些错误很容易在我们的个人生活中解决。但是它们可能对来访者非常有害。在理想情况下，沟通应该通过面谈或电话进行，如果某些沟通必须通过网络进行（例如，讨论会谈之间的家庭作业），那么电子邮件比短信更可取，因为它可以更全面地提供信息。

　　像脸书网这样的社交网站怎么样？毋庸置疑，治疗师绝不应加来访者或以前的来访者为好友。发起好友请求违反了保密原则，不应该这么做，即使是对以前的来访者。

　　如果来访者、前来访者或来访者的家人在脸书网上请求与你成为朋友，治疗师应该怎么做？同样，经验法则应当是"只需说不"。尽管来访者可能会声称在公共领域与你"成为朋友"完全可行，但是他们很可能没有考虑到保护隐私的问题。此外，你可能不希望来访者获得有关你个人生活的所有信息，包括你的所有想法、政治观点、休假计划或孩子的照片。在这种情况下，请让你的来访者知道你真的很感谢他们发来加好友的请求，但是不与来访者进行任何社交网络上的联系是你们的行业规则，像这样一个简单的解释就足够了。

　　互联网时代的另一个难题是如何对待通过博客和其他在线的机会来倾诉自己心声的情况。如果你有一个正在治疗中的来访者撰写了有关他的治疗的事情，你可能想要求他不写你的名字。因为所有的治疗过程都会经过个人经验的过滤，所以一个来访者写下关于你工作的负面内容给公众看是很不幸的。

　　同样，治疗师应注意自己在网络上发布的内容。如果你有博客，即使来访者的个人身份信息受到了保护，也不应撰写有关其治疗的文章。如果来访者知道你有一个博客，并且看到你正在写关于他的文章（即使是用一种含蓄的方式），对治疗关系会非常有害。即使是写关于你个人生活的文章也可能会出现问题。如果治疗师在生活中遇到困难，会让来访者为其感到难过，这可能会在以后的治疗中分散来访者的注意力。此外，如果看到治疗师没能很好地处理自己在生活中遇到的挑战，就会损害治疗关系，特别是如果这些挑战发生在治疗师的专长领域（例如，发现婚姻治疗师的婚姻问题，或者看到进食障碍治疗师有关进食困难的文章）。考虑到所有这些问题，建议治疗师不要发表高度个人化的博客。

"来访者和我调情。"

大多数治疗师会对来访者与他们调情的经历感到后怕。"调情"可以有很多种伪装。有些来访者会称赞治疗师的外表或穿着。有些来访者则会很明显地表现出对治疗师的兴趣，例如，"我愿意和像你这样的男人约会"，甚至邀请治疗师出去约会。更难处理的是一些更微妙的暗示，比如一个来访者用不恰当的方式看着你。

当来访者有明显不恰当的行为时，记住，你可以（也应该）在会谈中设置限制——例如，告诉来访者，"你向我发出约会邀请是不合适的"。不过，试着弄清楚为什么来访者会以这种方式对待你更有用。一个不错的起点是自我省察——治疗师应该问自己是否正在做什么事情（微妙地或不那么微妙地）而激发了来访者的兴趣或调情的可能性。这可能包括穿着方式（例如，穿暴露的衣服）、不恰当的自我表露（例如，让来访者知道你单身且孤独），甚至是对来访者调情（例如，经常称赞来访者的衣着或外表）。对于治疗师而言，至关重要的是要中止这些行为，因为它们可能会给易受伤害的来访者带来极大的困惑，并可能真的造成伤害。与督导师或咨询小组进行公开坦诚的讨论对解决这些问题非常有帮助。

接下来，必须考虑如何将来访者的不当行为纳入个案概念化，以及如何在治疗中进行有效的处理。通常，以这种方式行事的来访者在治疗之外的生活中会遇到恋爱关系上的困难。他们的社交活动可能非常有限——事实上，他们和你在一起的时间可能比和他们生活中的任何人在一起的时间都多。同样，来访者遇到的困难可能会阻止他们建立有意义的关系。他们可能在与人打交道时遇到问题，或者虽然他们愿意接近他人，但是他们的举止让他人不想与他们建立关系。你与来访者的互动很可能会揭示他们人际关系困难的本质。然后，你可以用自己的见解帮助来访者在治疗过程中解决这些问题。

显然，如果来访者的举止不当，以致你在与其共处一室时感到不舒服，或者感觉无法为他们提供良好的治疗，则应停止治疗并进行适当的转介。在这种情况下，持续地咨询你的督导师是必要的，终止治疗的决定应该在其支持下做出。

可能会干扰治疗的与治疗师相关的阻碍

到目前为止，我们已经讨论了与来访者相关的大部分出现在临床中的挑战。鉴于治疗是来访者与治疗师之间的人际关系，因此也必须注意治疗师会为治疗带来什么，以及我们自己的行为会如何影响治疗。在本章的最后，我们将讨论其中一些因素，并提供有关如何有效地加以处理的建议。

治疗师的个人问题影响他们理解和治疗个案

所有人的人生道路上都有坎坷，治疗师也不例外。这种困难的现实优势在于，治疗师可以借鉴自己的经验来更好地共情来访者。但是，当治疗师有尚未解决的问题在干扰与来访者的工作时，治疗可能会变得很困难。例如，有身材和体重问题的治疗师可能很难向他们的来访者"推销"饮食习惯正常化的重要性。在生活中经历过创伤的治疗师与遭受类似创伤的来访者一起工作时，可能会开始出现闯入性想法和画面。在情绪调节方面有困难的治疗师可能会发现，当他们自己也患有抑郁症时，花一天的时间与抑郁的来访者交谈实在是太劳累了。这些反应绝对会干扰心理治疗的有效实施。对于没有严重个人问题的治疗师，也可能在与某些来访者打交道时遇到困难。例如，即使你自己从未经历过重大的创伤，也很难听得下去那些创伤性故事。

有严重心理障碍的治疗师应寻求治疗。当治疗师自身的困难干扰他们与来访者的工作或与来访者的工作加剧了治疗师的问题时，尤其如此。最初，与你的督导师以常规的方式讨论这些问题可能会有所帮助。但是要记住，督导师不能担任治疗师的角色。因此，自己有问题的治疗师应该向与他们的训练或日常工作没有任何关系的其他治疗师寻求治疗（如 APA 准则 7.05b 所述）。

治疗师在治疗关系方面的困难

对治疗师来说，承认他们不喜欢与他们一起工作的来访者是很尴尬的。他们可能对即将到来的治疗感到恐惧，并希望来访者取消每周的来访。一旦会谈开始，他们可能很难克制自己说出对坐在对面的来访者的真实想法。在"现实生活"中，我们会尽量避免与我们不喜欢的人交往，但在治疗关系中，我们需要处理这些困难。

如果治疗师经常甚至总是发现自己对来访者感到恼怒，对他们不感兴趣，或难以共情他们；那么在提供应对这种情况的建议之前，重要的是考虑治疗师应该做什么。如果这些反应经常出现而不是偶尔发生，最好从督导师那里寻求一些指导。总是经历这种反应的人可能不太适合从事治疗师这个职业。如果这些人对心理健康领域感兴趣，他们可以寻求其他职业道路，包括行政职位和更注重研究的职位，这些职业道路不需要和来访者有太多互动。底线是对来访者持续地恼怒对于任何人都不好。

话虽如此，让我们回到处理对特定来访者偶尔的负面反应上来。首先，可以提醒自己治疗是有时间限制的——你不会永远见到这个人。尽管听起来很愚蠢，但简单地提醒自己这个事实可能会有所帮助。我们经常使用这种策略，然后在治疗结束时会发现来访者也有可爱的一面。另一个有用的提示是记得你可以控制在治疗中的语气，并尝试限制难以处理的因素出现。例如，让我们回到乔的案例中，前面提到来访者将笔记本电脑带入治疗室。设置好笔记本电脑后，他将通过告知治疗师那天他们会和不会谈论的内容来开始会谈。他要求治疗师在"他的知识水平"上与他交谈，这使得任何形式的心理教育都难以展开（他称之为对他的"贬低"）。当治疗师有话要说时，乔会经常打断并否定她所说的话。经过两三次会谈后，治疗师开始对和乔工作感到忧虑。

在这种情况下，我们建议从挫折中后退一步，用好奇和帮助的欲望取而代之。鉴于我们对来访者的反应很可能与人们在"现实生活"中的反应非常相似，我们可以将自己的反应作为信息。作为治疗师，我们对来访者的感受会如何影响个案概念化，进而发现在治疗中需要进行哪些工作。经过几次会谈，治疗师开始处理这种人际行为。首先，正如我们已经描述过的，她要求乔把他的笔记本电脑收起来，因为这不是治疗的必要部分。这演变成了一场讨论：如果乔把治疗当成商业会议来应对，他如何会感觉更好。让我们继续这个话题。

　　　　乔：你知道，作为一个像我这样的人，在这里是很困难的。

治疗师：你是什么意思呢？

　　　　乔：你知道，我是一个专业人士。我有一个高级学位。我赚了很多钱。我有精美的手表、一辆很棒的汽车。我的意思是说，我喜欢你，医生，因为你有博士学位，而且看起来你过着不错的生活。你应该看到过一些治疗师工作的地方。那就是垃圾场。

治疗师：你可能会对我所治疗过的人感到惊讶。许多人都和你一样。对你来说，成为一名专业人士、一个赚很多钱的人和作为一个需要治疗的人意味着什么？

　　　　乔：这意味着我很糟糕。

治疗师：可以多说一点吗？

　　　　乔：医生，让我澄清一下自己。是的，我有学位。但我现在的财务状况很糟糕，因为我已经被三份工作解雇了。我来这里是因为我糟透了。你现在高兴了吗？

治疗师：不，听到你对自己有这样的感觉，我一点也不高兴。但我很高兴你可能愿意真诚地表达你需要什么。这不是商务会议。你来这里是因为你没有成为自己认为应该成为的人。这肯定是有原因的。这些原因或许很难理解，但我希望我们能共同努力。

几次会谈之后，乔变得略微开放和真诚一些了，但仍然会打断治疗师，并在每次会谈中对基本的认知行为疗法的技术投入有限。治疗师又开始对会谈感到担忧了，因为她觉得会谈时要做的实在太多了！

> 治疗师：你知道，乔，当我开始讲话时，你会打断我。好像我从来没有说过一个完整的句子。这让我觉得很难帮助你。如果你听取我的建议，我认为我们的合作会更好。
>
> 乔：这是一场自我的战斗。
>
> 治疗师：我不明白你的意思。
>
> 乔：当你教我有关认知行为疗法的知识时，你只是在炫耀你所知道的东西。我必须反抗。
>
> 治疗师：你经常有这种感觉吗？你必须竞争和反抗吗？
>
> 乔：这就是生活，不是吗？
>
> 治疗师：我不这么看。我想知道我们是否可以考虑用另一种方式来看待这件事。当我教你认知行为疗法的策略时，除了你说的"炫耀"之外，还有其他的可能吗？
>
> 乔：我想这就是我雇你来做的事。
>
> 治疗师：是的。但是，当我们一起工作时，我不会坐在这里只看到美元钞票。你还有其他想法吗？
>
> 乔：这就是你所知道的。
>
> 治疗师：告诉我更多一些。
>
> 乔：这是你的专业领域。你知道这是你的专长。
>
> 治疗师：是的，没错。我在这里是要教给你这些技能并帮助你。就像人们需要你的专业知识一样。
>
> 乔：我很难站在另一边。
>
> 治疗师：我明白。我想知道，在与这里以外的人聊天时，你也是这种风

格吗？你生活中的其他人是否觉得你想控制对话？

乔：哎呀，你一定是和我老婆谈过了。

治疗师：并没有。但是你为什么这么说呢？

乔：我必须是对的。总是这样。

治疗师：你的妻子对此有何感想？

乔：我们不怎么说话。我想她刚离开。我想我能看出来。我是说，谁愿意一直觉得自己像个傻瓜？

治疗师：所以，你认为你让她觉得自己像个傻瓜吗？

乔：嗯，她告诉过我。

治疗师：我在会谈中也有这种感觉。当某人不断地打断你并认为你的发言不值一提时，你就会开始怀疑自己。这对我来说是一个奇怪的经历，因为本来我对认知行为疗法帮助他人的能力充满信心。就像你说你的妻子一样，这让我想离开。

乔：你要和我解约吗？

治疗师：不！但是，我感觉到，我们得在我们需要努力的事情上达成一致。让我们讨论一个计划，按照这一计划，我可以为你提供帮助，并期待对你在会谈室外的人际关系产生真正积极的影响。

乔：看来我得试试了……

在治疗方面，来访者有时会做出我们个人不赞成的选择。例如，来访者可能有婚外情、入店行窃或非法使用毒品。假设有一个女人，她反复背叛她的丈夫，然后又对自己的行为感到非常后悔。如果我们的朋友分享了这种信息，我们的价值观肯定会体现在我们的回应中。我们可能会说："你怎么能？"或"我真的很惊讶你会这样做。"但是对于来访者，我们的反应可能会有所不同。这时，我们的价值观不重要。相反，我们应该使用来访者出于信任提供的信息作为线索，探究如何将这些生活方式的选择纳入其个案概念化。

例如，在来访者反复背叛后再去后悔自己行为的情况下，我们应该询问来访者在生活的其他方面是否存在冲动行为控制的困难，例如，花太多钱或发表意见时不考虑别人的感受。换句话说，我们希望利用我们的临床技能找出可能导致问题行为的原因。最重要的是目前维持该问题的原因。然后，可以使用认知行为技术来改善该问题。针对以上示例，可以教来访者一些策略，以减缓做出决策的速度，并检验这些行为的长期潜在后果。向来访者传授这些技能比采取责骂或批评来访者的方法更有帮助，但一些治疗师有时倾向于采取后者的做法，事实上，他们对朋友可能就这么做了。

总而言之，来访者有时会表现出我们认为令人不快的行为或信念。在某些情况下，治疗师对来访者的行为设置限制是合适的。在极端情况下，治疗师甚至可以终止治疗关系并将来访者转介到其他地方。但在大多数情况下，治疗师应将对来访者的反应作为进入来访者世界的窗口。治疗师可以有效地利用自己的反应来帮助来访者改善其行为，教他们一些特定的策略，这些策略可能对他们在治疗之外的生活大有裨益。

第七章

中间阶段：目标和挑战

在上一章中，我们讨论了认知行为疗法的前几次会谈的目标和可能遇到的挑战。具体来讲，我们聚焦于如何有效地将来访者引入认知行为疗法，以及如何与他们建立起强有力的治疗联盟。回想关于"旅程"的比喻，我们现在正处于旅程的中间阶段，已经准备好分享和使用认知行为疗法的技术了。就像我们在第一章中阐释的，一些有趣的挑战可能会在旅程的这个时刻发生。在本章中，我们将讨论如何有效地应对在认知行为疗法的中间阶段遇到的挑战，从而有效地达成目标。

中间阶段的目标是什么？

在朱迪斯·贝克看来，"（认知行为）治疗师致力于通过多种方式促成认知变化——修正来访者的思维和信念系统——从而带来持久的情绪和行为改变"（J. S. Beck，2011，p. 2）。从更广的意义来讲，认知行为疗法还包括帮助我们的来访者过上他们认为有价值的生活。因此，认知行为疗法可能会涉及帮助来访者建立新的关系，追求新的生涯发展道路，或将那些给他们带来掌控感和幸福感的活动带入其生活。

中间阶段常见的挑战

这些目标可能听起来比较简单，但实现目标的道路坎坷不平。在这一章中，我们将挑战分为两类：让来访者投入治疗的困难和治疗关系中的困难。

第一类挑战：让来访者投入认知行为治疗的困难

为了使认知行为疗法能有效实施，来访者必须认可这种治疗方法是可行的，并有意愿投入治疗的核心技术中。那些不采纳认知行为疗法的工作方式或出于某种原因不愿意改变的来访者，可能会表现出各种干扰治疗的行为。这种类型的行为躲在"不依从"的保护伞下。不依从被定义为不愿意参与治疗师认为对获得良好的治疗结果不可或缺的活动〔更详细的讨论参见罗伯特·L.莱希（Robert L. Leahy，2003b）的《认知行为治疗的阻碍》（*Roadblocks in Cognitive-Bebavioral Therapy*）和朱迪斯·贝克（Judith Beck，2005）的《认知疗法：进阶与挑战》（*Cognitive Therapy for Challenging Problems*）〕。辨识这些行为并知道如何解决，是认知行为治疗师需要习得和打磨的基本技能。

即使是最娴熟的治疗师，在与不愿意在治疗中承担自己那部分责任的来访者工作时，也会遇到困难。治疗师在会谈结束后会感到精疲力竭，好像他自己做了所有的工作。会谈时间可能会花费在使来访者相信基本原理、就某些任务讨价还价或是讨论非常僵化的信念上。考虑到认知行为疗法所具有的积极主动的性质，大多数治疗会谈确实需要艰苦的工作，但是在与来访者一起爬山和身后拽着一个人爬山之间，显然有天壤之别。

治疗师看待不依从的方式会产生很大影响。比如，不将其视为挫败和烦恼的来源，而是用好奇心看待并利用这些挑战来帮助进行个案概念化。试着找出是什么在驱动不依从，然后提出解决方案，并围绕辨识出的路障进行工作。与有问题的行为保持这种情感上的距离对于治疗关系来说有着明显的优势：不是将问题行为视为针对个人的，而是将注意力集中在如何帮助来访者上。一个不依从的来访者开始参与治疗并最终获得成功的治疗结果，正是治疗价值的终极体现。

接下来，让我们看看治疗中常见的不依从情况，考虑如何更好地理解并最终跨越这些障碍。

"来访者不能稳定地参与会谈。"

许多新手治疗师会因为要让来访者每周一次或每两周一次参与会谈而感到有压力，因为手册中通常是这样描述治疗的（Antony & Barlow，2010）。然而事实上，很多来访者都是断断续续地来治疗的。来访者的生活非常繁忙，来自工作、学校和家庭的压力都可能阻碍规律的治疗，假期和恶劣的天气也会对治疗造成干扰。有些事件同样会对治疗师提出挑战，比如，有一个生病在家的孩子，或者参加会议或继续教育项目等。有时候，没有什么比断断续续地参加会谈更好的办法了——这就是生活！

如果偶尔缺席一周，不太会给治疗结果带来大问题。但是，研究也表明，来访者的参与程度是治疗结果的一个预测因素。格伦等人（Glenn et al.，2013）近期的一项研究考察了将治疗剂量和来访者参与度作为治疗结果的预测因子，研究的对象是接受认知行为治疗的焦虑症患者。结果显示，更好的依从性（如完成暴露和其他家庭作业）和较高的治疗出勤率可以预测 12 个月和 18 个月时更好的治疗结果，对认知行为治疗较好的忠诚度也可以在 18 个月时预测到更好的疗效。其他研究也同样发现，更好地参与会谈和较高的会谈频率与更好的治疗结果相关（Bowen，South，Fischer，& Looman，1994；Craske et al.，2006；Gutner，Gallagher，Baker，Sloan，& Resick，2016；Taft，Murphy，Elliott，& Morrel，2001）。这些研究表明，如果忽视长期的缺席和迟到，对于治疗师和来访者来说都是很不利的。

解决问题　一个好的切入点就是直接问来访者他们为什么迟到或错过了一次会谈。有些来访者马上会说："我不想做我们今天计划做的暴露。"或者"我昨晚喝醉了，没能及时醒来参加会谈。"当来访者以坦率的方式回应时，他们的顾虑或问题就能得到直接的处理。如果来访者说他们不知道自己为什么那么做，治疗师可以提出一些问题来引导这部分讨论，帮助来访者得出一些可能的解释。

来访者会因为很多原因而不能稳定地参与会谈。他们可能对认知行为疗法有担心或怀疑自身改变的能力。通过缺席会谈，来访者可以回避治疗中困难的工作。迟到也可以被看作一种回避行为——因为当来访者最终到达时，剩下的会谈时间通常会用来讨论他们的迟到，而那些困难的工作就会被推迟到下一次。错过会谈和迟到也可被视为自我妨碍的策略，如果来访者不做与治疗相关的事，那么一旦治疗没有给他们带来明显的效果，他们就不会对自己感觉糟糕。

治疗师应当询问来访者是否对上一次会谈有负面的感受，比如，他们可能对会谈那天发生的什么事情感到紧张，或者他们担心因没有完成任务而受到负面评价。还应该询问他们对于治疗的想法或对自身做出积极改变的能力的怀疑是否起到了阻碍作用。例如，可以问来访者，"你是否担心治疗不能帮到你？"

不能稳定地参与会谈往往凸显了来访者之前的问题是如何影响他们的日常生活的。一个抑郁的来访者可能无法使自己有动力起床参加会谈。一个患有广泛性焦虑的来访者可能会因在工作中尽心尽力地完成一项任务而忘记时间，从而错过治疗会谈。许多来访者会在制订和执行计划的功能方面表现出困难（参见 Goldstein & Naglieri，2014）。也许这些功能困难并不是来访者寻求治疗的原因，但它们可能会成为需要解决的基本问题。无论是什么问题阻止来访者前来参加会谈或迟到，很重要的一点是要讨论这些问题是如何影响来访者在治疗外的生活的——他们是否能按时上班，按时送孩子上学，或者按时支付账单等。看到更广阔的生活背景，可以使来访者意识到认知行为的策略不仅能帮助他们稳定地参与会谈，而且能促进他们在治疗之外更充分地投入生活。

有些来访者没有把治疗作为首要任务。比如，有一个因疾病焦虑而回避去学校的年轻来访者，她的母亲很难在自己的工作日程和一节不愿意错过的健身课之间安排出送女儿来会谈的时间。通常，这位母亲只是在女儿处于危机状态时，尤其是学校因其连续缺课而给予纪律处分警示时，才带她见治疗师。在这种情况下，治疗师会见了这位母亲，讨论了理想的治疗方案（每周见面，家长和学校共同参与），听取了她从需求角度对于目前治疗的看法。这位母亲解释说，她的其他年龄较大的孩子也曾有过焦虑问题，但随着他们逐渐长大，已经没事了。她还解释说，她目前的工作中正有一项对她而言非常重要的任务，而她的健身课（与治疗师开放的时段之一重合）对自身的压力管理也很重要。治疗师采取了非评价的态度，接受了这位母亲目前的困境，但同时也表达了对其女儿的问题可能不是简单地随年龄增长就能解决的担心。治疗师解释说，无论从学业还是从社会性的发展方面考虑，让正处于中学阶段的孩子尽快回到学校并有能力控制自己的焦虑，都是至关重要的。会谈结束时，这位母亲认为目前不是她的女儿接受治疗的合适时机。

最后需要注意的是，新手治疗师常常担心来访者是否喜欢自己。因此，他们往往在更改预约时间方面显得过于灵活。即使来访者迟到很久，他们也依然会见来访者。尽管大多数来访者都可能错过一次会谈或偶尔迟到，但对于那些总是迟到或常常缺席会谈的来访者，向他们的需求妥协并不会带来什么好处。请记住，来访者在治疗中的表现是了解他们在治疗之外的生活的一个窗口，这些来访者可能在工作、社会交往和其他约定中也有类似的问题。尽管我们作为治疗师可以理解这些行为，但在来访者"真实世界"中的其他人可能不会如此宽容。考虑到这一点，治疗正是帮助来访者看到他们的迟到和缺席带给他人和自己的负面影响并制订预防策略的理想之选。

"来访者拒绝做我在会谈期间建议的任务。"

当来访者每次都按时参加治疗会谈，却坚决拒绝做治疗师建议的大部分事情时，即使是对于经验较丰富的治疗师来说，这也是非常具有挑战性的经历。这种情况中的来访者似乎在幻想治疗师一挥魔杖，就能让他的所有问题统统消失。和与总是缺席或迟到的来访者工作的感受一样，治疗师也可能会认为与这些来访者相处是在浪费时间，并且会因那些真正会在治疗中做出努力的来访者仍然在等待治疗，而完全不努力的来访者却占据着位置而感到不满，这些感受都是可以理解的。尽管这些情况无疑会令人沮丧，但非常重要的是要设法了解是什么阻碍了来访者的进步。

解决问题　对于那些来接受治疗却不做指定任务的来访者来说，恐惧和不确定性是经常出现的障碍。在这一部分，我们将讨论如何帮助来访者跨越这些障碍，但在这样做之前，有一点值得注意。有时，来访者来治疗却拒绝完成任务，是因为单是来会谈的这一简单行为就能为他们带来重要的收益。金钱收益（例如，残障补贴）或其他好处（例如，使配偶相信自己是在"付出努力"）可能比生活中实际的改变更重要。请记住，治疗师没有义务治疗那些不愿意投入的来访者，如果在书面报告（例如，申请残障补贴）中说来访者真的在投入治疗（而事实并非如此），也是不符合伦理的。

记住以上的提醒，我们再回到更常见的情况中：来访者可能会担心如果他们真正投入认知行为治疗会发生什么。一个好的入手点是直接询问来访者在担心什么——有时，他们会说出完全不合理的恐惧，这些恐惧可以通过简单的心理教育和使用认知行为技术得以修正。例如，许多患有进食障碍的来访者会担心，如果他们开始"正常"饮食，他们的体重会增加并且会持续上升（例如，45 千克的体重将很快增长到 135 千克）。一位患惊恐障碍的来访者会担心，一旦她体验到惊恐的症状，她就可能永远无法"摆脱它"，并最终发展为"精神病患者"。这种恐惧进一步升级为她害怕自己的余生都在精神病院的封闭式病房中度过。与其冒这样的风险，她宁愿不离开自己的房子——在这里，她不会体验到惊恐的症状。可以通过简单的心理教育告诉来访者，尽管正常饮食可能导致体重有所上升，但体重不可能永不停止地增加。同样地，没有证据表明惊恐的症状会导致精神病。对一些来访者来说，心理教育就足以减轻他们的恐惧，促进他们更好地投入治疗。

对另一些来访者来说，仅仅是心理教育还不够，改变来访者错误信念的最好方法是有直接的经验。例如，通过正常饮食，来访者将认识到体重不会持续地增长。同样地，通过诱发惊恐的症状，来访者可以知道她不会成为精神病患者，实际上，她能很好地应对这些症状。然而，让来访者理解这些基本原理有时是很困难的。一个有用的方法是提醒来访者，认知行为疗法中的改变相对来说是渐进的。尽管他们从治疗一开始就需要做出一些改变，但我们鼓励他们在认知行为治疗中积累经验——在他们获得了自我效能感并能纠正一些功能失调的信念后，再逐渐开始处理难度更大的任务。

这里很重要的一点是，我们应当尽力理解来访者当前的处境，抱持来访者——这样做远比让来访者完全从治疗中脱落好得多。实现这个目标的一个好方法是问来访者他们能做什么，而不是花时间谈论他们不愿意做的事情。假设一个患有强迫症的来访者每次使用洗手间时都要戴三副橡胶手套。不戴橡胶手套就去洗手间的想法对他来说是非常可怕的。如果在治疗的早期就告知他不能戴手套，必定会导致脱落。当问他能做些什么时，他回答说，他也许可以在使用洗手间时只戴两副橡胶手套。虽然这对他来说也是困难的，但他完成了这个目标并坚持了下来，直到焦虑下降。然后，他又减少到只戴一副手套并最终能够完全不戴手套使用洗手间了。虽然取得这一进展用了好几周，但因为治疗师在来访者所处的位置上抱持了他，因此来访者能够坚持治疗并得到很大的改善。

在治疗中经常出现的一种说法是："我还没有准备好。"懂得如何处理这个常用表述是一项重要的治疗技巧。同样地，认知技术有助于解决这一共性问题。治疗师可以问来访者："'做好准备'意味着什么？"或者"你怎么知道自己'准备好了'？"在通常情况下，来访者会说，如果他们目前的问题消失了，他们就做好准备了，"如果我不再焦虑，我就准备好完成当众讲话的暴露任务了"，或者"如果我不再抑郁，我就准备好打扫房子了"。当来访者这样说时，治疗师首先应当共情他们，但接着就要帮助他们看到内在的矛盾。治疗师可以说："我也希望像你说的那样，真的。然而，认知行为治疗师非常清楚地知道，打扫房子才是有助于缓解你抑郁情绪的事。如果是等待抑郁症消失，往往只会导致更加抑郁。"通常，在来访者治疗之外的生活中，他们所爱的人也同意来访者的这些观点，并且促进了其持续的回避，因为他们想让来访者感觉好些。治疗师帮助来访者挑战他们的无效想法，常常能促使他们开始行动。

我们发现，另一个有用的工具是让来访者思考当他们完成了一项艰巨的任务后，会有怎样的感受。来访者有时喜欢从自身关注的问题中跳出来，以类比的方式来思考问题。一个有用的例子是锻炼。我们中可能很少有人能在早上 6 点从床上爬起来去锻炼。在那一刻，一个好的激励策略就是提醒自己，锻炼结束时你会有怎样的感受。如果我们不去锻炼，我们可能会一整天都在后悔中；而如果我们去锻炼了，基本上就只会有积极的想法了。

那个担心自己的惊恐症状会发展为精神分裂的来访者，当被问到如果她能在不远的将来送她的孩子上学，她会感觉如何。她的第一反应是那将会是非常可怕的。治疗师接着问她："但如果你能够做到这一点，而且担心的结果也没有出现，那会怎么样？"因为之前从来没有送过自己年幼的孩子去学校，这位来访者几乎是敬畏地看着治疗师回答说："那将会是多么令人惊叹。"体会这种成就感会对来访者产生令人难以置信的激励作用。在整个治疗过程中，她经常提醒自己，当完成了这些困难的任务时会有怎样美好的感觉。从更长远的角度考虑，帮助来访者进行成本—效益分析也是有用的。治疗的潜在益处是否超过其成本？毫无疑问，来访者会意识到潜在的收益将超过潜在的损失。有时候，我们遇到的问题是来访者不知道自己想要什么。但一些来访者来治疗时已经清晰地设想了当他们不再经历那些给他们带来痛苦和损耗的问题时，生活将会怎样。他们也许想花更多的时间和孩子在一起，开始约会，回到学校，或者找一份理想的工作。清晰地表达这些愿望对来访者来说有很大的作用，当他们对特定的干预产生抵触时，这些愿望可以作为"钩子"将来访者重新拉回治疗。

有些来访者在清晰描述"生活将是什么样子"方面会遇到更多的麻烦。通常，有长期问题的来访者会出现这种情况，他们也许不曾有过好的基础功能水平，乃至不知道恢复正常是什么样子。对于这些来访者来说，值得花一些时间来制订目标，并在如何实现这些目标方面做一些问题解决。例如，对于一位在成年后一直没有工作过的来访者，将其转介去做职业咨询可能是有帮助的。帮助来访者建立一些长期目标会在治疗过程中极大地激励他们。

总结一下，坚持来会谈却总是拒绝完成治疗任务的来访者确实令人费解。然而，尽管这种行为会令治疗师感到挫败，却往往表明了来访者希望改变但是有什么东西阻碍了他。发现这个可能的障碍是什么正是我们的工作。在一些情况下，它是恐惧，你可以使用认知行为疗法的技术来帮助来访者渡过这一关。在另一些情况下，困难可能在于来访者改变的动机。帮助来访者看到，一旦他们做出了一些困难的改变，生活会是什么样子，这是治疗过程中非常积极的一步。

"来访者经常提出一些看似'离题'的事情。"

一些来访者来接受治疗，表现得非常愿意投入，却不断推迟解决那些促使其寻求治疗的问题。这种情况通常表现为来访者似乎每周都会遇到新的压力事件。例如，一位因惊恐障碍而寻求治疗的来访者，在每次会谈时要么想讨论与男朋友的争吵，要么想讨论回家探望父母，或者就是她对自己的体重和身材的不满。对于这样的来访者，想要系统地运用有实证支持的治疗惊恐障碍的方法是很有挑战性的。

解决问题　当我们的来访者提出一些看似"离题"的话题时，如果我们每次都避而不谈，可能是没有治疗效果的。相反，我们应该花几分钟的时间来表达共情、理解和关注——"很遗憾听到你说今天早上你和你男朋友吵了一架，以这种方式开始新的一周一定很不容易。"然后治疗师可以说："我们已经计划了今天要做有关地铁的暴露，我们可以按这个计划进行吗？还是留到下一周再进行？"有时候，来访者很快就能重新回到主题上；但另一些时候，治疗师有很好的理由可以灵活地改变当天的计划。在这种情况下，议程设置非常有用。治疗师可以说："我们今天先进行计划的内感性暴露，然后在会谈结束前留出 15 分钟来讨论争吵，怎么样？"这样的话，整个会谈就不会完全被新的议题所占据，而是专门留出一些时间来处理它。

如果改变计划成了常态而不只是例外，就要努力找到将注意力从治疗的重点上转移开的原因。来访者有时候用其他议题作为回避处理当前问题的策略。通过用各种各样的问题使治疗师分心，他们就可能不去面对原本计划好的艰难的暴露。要弄清楚这个问题的唯一方法就是直接问来访者，"我有一种感觉，你可能想推迟我们今天计划要做的暴露。"如果是这样，可以鼓励来访者接下来为自己辩护。更好的方式是讨论更有掌控感的治疗练习，这好于把一次会谈的时间浪费在对于当前的问题没有任何帮助的事情上。治疗师还应该回到治疗的基本原理上，"要记得，治疗惊恐障碍的关键是去面对让你害怕的事情。看起来，你似乎想要谈论一些不同的问题，然后希望你的惊恐能逐渐变好。可是如果我们不遵循治疗计划，也许就不能达到这个目标了。"

有时候，来访者每周都会因看似很小的事件而陷入危机。尽管最初提出来要治疗的是特定的疾病或问题，但更首要的问题显然是缺乏情绪调节的技能。轻微的人际交往问题、工作场所或学校的压力源以及交通堵塞之类的小刺激都会给他们带来过度的痛苦。对于这类来访者，可能值得考虑一下调整个案概念化和治疗目标。与其专注于治疗一种特定的精神疾病，这些来访者往往会在将治疗调整为教授情绪调节和应对技巧时表现得更好（例如，Sprandlin，2003）。

"来访者从来都不做家庭作业。"

尽管许多来访者最初对于在生活中又要再次做家庭作业感到不情愿，但一旦他们理解了这么做的原理，大多数人还是很乐意完成的。然而，良好的愿望并不总是能转化为积极的行动。你会经常遇到来会谈但不做家庭作业的来访者。未能完成家庭作业可能有许多原因，治疗师要了解发生了什么，以帮助来访者接下来更好地完成作业。

解决问题　家庭作业依从性方面的困难通常是由于来访者的问题，但有时也可能归因于治疗师。治疗师可能忘记在会谈结束时布置作业，或在下一次会谈开始时忘记了回顾这些作业。这会让来访者认为，家庭作业对治疗并不重要，并且可能导致后期对做作业的不遵从。

制订会谈议程对于解决这个问题非常有帮助，要确保在会谈结束时留出足够的时间来布置下一周的家庭作业。鼓励来访者在他们的治疗笔记本上记录家庭作业，以此提醒自己这一周要做些什么。你也应该记录他们的作业，下一次会谈的第一个议程就应该是回顾这份清单并逐个进行讨论。

治疗师可能存在的另一个问题是过多地控制了应该布置什么样的家庭作业。在治疗的早期，由治疗师来设计家庭作业是合适的。随后，应该合作性地讨论并确定这个任务，最终则完全将其转交给来访者。尽管治疗师在这个过程中无疑应该起到指导作用，但来访者更有可能完成他们自己制订的家庭作业。按照同样的思路，布置的家庭作业应该与来访者所关心的问题相联系。如果有一位患有惊恐障碍伴场所恐惧的来访者住在大城市以外的一个小镇，很少需要进城，那么治疗师给她布置搭乘地铁或乘电梯到高楼顶上这类任务

是没有用的。相反，来访者可能会告诉治疗师，她想去当地的超市，或想带
她的孩子去图书馆。来访者不仅更有可能依从与其相关的家庭作业，他们也
能从提高其日常生活功能的治疗中获益更多。

在家庭作业的完成方式上，治疗师也应该更加灵活。多年来，我们一直
依赖于用纸笔做思维记录、活动监控、日志和其他书面作业。近年来，随着
各种新技术的出现，如果允许来访者以创造性的方式做作业，他们可能会更
愿意完成。可以鼓励来访者使用计算机、手机或平板电脑，目前也有很多非
常棒的认知行为疗法应用程序可供来访者在会谈后使用。

灵活性对年轻的来访者尤为重要。避免使用"家庭作业"这样的叫法，
代之以"会谈间的活动"或其他在会谈中共同设计的名称，通常也是明智的
做法。年轻的来访者也特别容易使用新技术。最近，我们中一位治疗师的年
轻来访者用他的手机对其思维记录进行了录像。他首先对那些导致他情绪波
动的问题"发泄"了一通，接着深深地吸了一口气（在视频片段中是可见
的），然后用很好的认知技巧反驳了那些错误的思维。这位来访者在随后的
会谈中与治疗师分享了这些录像。这样做非常有效。治疗师可以体验到来访
者在诱发刺激出现的那个当下最强烈的愤怒感受，并且能够很好地指导来访
者如何对自己说一些话，从而更好地处理愤怒。这位来访者在会谈的前几个
月都拒绝做书面的思维记录，因为偶然的机会开始使用这些视频片段做记录。
他找到了一种更适合自己的方式，于是治疗开始向前推进。

治疗师会出现的最后一个问题是不能充分强化来访者做家庭作业。对来
访者而言，完成家庭作业本身所带来的好的感受固然重要，但得到治疗师的
鼓励也会有很大的帮助。治疗师有时需要在来访者完成非常艰难的任务时扮
演啦啦队队长的角色。

不依从家庭作业也可能源于与来访者明显有关的因素（而不是治疗师
如何布置家庭作业）。来访者不完成作业的最常见原因之一是没有时间。新
手治疗师为了表达对来访者的共情，往往会掉入陷阱，接受他们时间不够这

一借口。这对来访者是有害的。家庭作业是认知行为疗法的一个重要组成部分——来访者在解决其问题上付出的时间越多,他们就越有可能在治疗过程中取得积极的效果。

"我没有时间"这个借口应该尽早在治疗中处理。方案之一是帮助来访者计划何时以及怎样完成他们的家庭作业。这看起来似乎很简单,但对于很多来访者来说可能是一个较大的障碍。他们的时间可能被生活中许多其他事情所挤占而难以将计划付诸行动。例如,要将对患有分离焦虑的年轻来访者的暴露纳入一周常规的家庭计划中。暴露可以是当父母外出取邮件或报纸时,孩子独自待在家里;接下来可以是父母出去遛狗时,孩子独自在家待更长的时间。这些暴露不需要任何特别的计划——这个家庭只需要抓住在日常活动中应对焦虑的机会,因为这样的机会在一周的生活中总会出现。

但家庭作业并不总能如此合适地融入来访者的日常生活,因此来访者需要了解为家庭作业留出时间有多么重要。这就像他们会留出时间给朋友打电话、支付账单或去健身房一样。对那些生活中有大量事务的来访者而言,在治疗过程中可能不得不暂停一些其他的活动,来为家庭作业留出时间。如果来访者拒绝为家庭作业留出足够的时间,一个好的策略是回到家庭作业的原理上,与来访者一起回顾在治疗过程中家庭作业为什么这么重要。认知行为治疗无疑是一项艰难的工作:治疗师必须向来访者强调如果不付出努力,是不会有改变的。当然,同时也要鼓励来访者在做了家庭作业后奖励自己。来访者可能会选择喜欢的食物(例如,"做完这个家庭作业后,我要吃一些玉米片")或活动(例如,"做完思维记录后,我要去看最喜欢的电视节目")来奖励自己。我们之前的一些来访者会在治疗结束时为自己计划一些特殊的奖励,例如,周末去旅行或买一些新衣服。

家庭作业完成中的另一个障碍源于治疗师和/或来访者将家庭作业制订得太难或太费时间。一些来访者会直接告诉治疗师这就是困难所在;另一些来访者会说他们没有时间完成家庭作业,但通过一些探询,他们会承认这才是真正的原因。在治疗早期，我们希望来访者有积极的体验。我们想让他们看到自己可以掌控治疗，以及做与治疗相关的活动会带来积极的效果。因此，如果来访者在治疗早期抱怨布置给他们的家庭作业太多或太难，那么做出调整是非常需要的。不要把家庭作业都去掉，而是让他们做更有掌控感的家庭作业。尽管任务可能看起来比较简单，但能成功完成简单的家庭作业的来访者也更有可能在后期完成更难的家庭作业。在随后的治疗中，应鼓励来访者在设计自己的家庭作业时发挥更积极的作用。有时候，来访者会"眼高手低"并羞于报告他们没能完成所计划的任务。理想的情况是，治疗师应该在布置家庭作业时就意识到这个问题。如果没能提前发现，来访者在下一次会谈时报告说"失败了"，那么治疗师可以帮助他们识别阻碍的因素，并在布置下周的家庭作业时考虑到这些因素。

最后，一些来访者回避做作业是因为担心自己做得"不正确"和被治疗师给出负面评价。应对这一潜在问题的最好办法是，在治疗的最开始就着手处理。在第一次布置家庭作业时告诉来访者，有一些来访者担心治疗师会因其家庭作业而评价他们，这可能会令他们因此就不再做作业。告诉来访者，你是来教给他们新技巧的，不是来评价他们的。这一信息应在整个治疗过程中不断重复。

防止这种情况的另一个方法是，多注意自己对来访者家庭作业的反应。通常，来访者不能完全像我们所希望的那样完成家庭作业，特别是在治疗的早期。尽管纠正错误很重要，但不破坏治疗关系更为重要。如果你想要纠正来访者的作业，那么先肯定他做得好的部分，然后温和地提出在下一次作业中可以改进的建议。

需要考虑的问题："来访者是否害怕没有了心理问题的生活？"

一些来访者来治疗时看起来很愿意做出改变，但在这个方向上做得很少。他们可能不来会谈、迟到，或者虽然来了但非常抗拒我们的建议。治疗师应时常考虑来访者是否担心其在生活中做出改变——绝大部分原因在于，他们顾虑一旦解决了自己的问题，将拥有怎样的生活。如之前所提到的，一些来访者对自己不再受现在问题困扰后的生活有清晰的设想，正是这样的设想将他们带到治疗中。对于那些之前功能良好的来访者来说更是如此。他们可能想回到自己喜爱的工作中，能有更多的时间和朋友及家人在一起，或者想实现之前因心理问题而搁置的新目标。另一些来访者可能没有想要回到的明确状态，但仍然可以想象出更好生活的图景。

要留意一点，那些长期遭受心理困扰的来访者可能会觉得他们错过了整个人生。环顾周围，那些和自己一起长大的人（朋友、兄弟姐妹、同学）都已在生活中实现了自己没能实现的目标。例如，来访者的兄弟姐妹可能已经买房、结婚、有了孩子且事业有成。但来访者至少部分由于心理问题的影响，仍然是单身、失去了朋友、没有稳定的工作或经济窘迫等，这样的对比可能会给他们带来毁灭性的打击。此外，来访者可能觉得自己已经"错过了时机"，现在去实现这些目标已经太晚了。这无疑会降低他们全力投入治疗的动机——毕竟，隧道尽头的光线并不那么明亮。

治疗师需要留意来访者的这些信念。当问及来访者治疗的成本和收益，以及与之相关的问题时，比如，一旦治疗结束，他们认为自己的生活会怎样，这些信念最容易显现。通过帮助来访者清晰地表达自己错过了什么并用问题解决策略来缩小这些差距，可以将"错过了时机"这类议题纳入治疗。例如，如果来访者担心在治疗结束时他们可能因为事业一无所成而不能养活自己，你可以与他们讨论职业相关的问题，或介绍他们去做职业咨询。类似地，你也可以考虑将来访者结识新朋友或潜在伴侣等议题融入治疗。这种方式能够运用认知和行为的技术来帮助来访者克服他们认为阻碍了自己实现重要目标的障碍。

超越"传统认知行为疗法"来处理障碍

到目前为止，我们在本章中重点讨论了阻碍来访者参与到认知行为治疗中的各种困难，并为这些常见的挑战提供了可能的解决方案。在大多数情况下，这些方案都可以起到作用，治疗师和来访者能够跨过在治疗进展中遇到的障碍。然而，有时候治疗师和来访者都会因治疗没有进展而感到越来越挫败，也想知道其他的治疗方法是否能有所推进。过去几年发展出了在不同程度上与传统认知行为疗法相近的心理问题治疗取向，包括接纳与承诺疗法（acceptance and commitment therapy，简称 ACT；Hayes，Strosahl，& Wilson，2012）、动机访谈（Arkowitz，Westra，Miller，& Rollnick，2008）、基于正念的治疗（Williams，Teasdale，Segal，& Kabat-Zinn，2007）和辩证行为疗法（dialectical behavior therapy，DBT；Linehan，1993）等。

当治疗师陷入困境时，他们可能会想从这些治疗方法中借用一些零散的东西来帮助他们越过当下所面临的障碍。对于新手治疗师来说，在尝试本书中提出的与传统认知行为疗法完全一致的解决方案之前，这种"混合搭配"的冲动会出现在治疗早期。尽管这样做看起来很有诱惑力，但这种方式并不可取，尤其是对于那些仍在学习认知行为疗法的基础知识的新手治疗师来说。让我们探讨一下为什么这么说。

首先，除了一些典型的例外情况（Roemer，Orsillo，& Salters-Pedneault，2008；Westra，Constantino，& Antony，2016），这种"混合搭配"的取向并不被研究所支持。零零散散地使用一些不同的治疗方法，而没有内在特定的逻辑顺序，会降低任何一种疗法的效力。其次，新手治疗师可能还不具备所需的临床和概念化技能来合理地整合不同的治疗取向，这些不同的取向对于人类痛苦的根源以及如何减轻这些痛苦有着不同的假设。如果没有必备的技能，可能会冒让自己和来访者都陷入困惑或混乱的风险。

例如，想一想传统的认知行为疗法和接纳与承诺疗法在处理令人烦恼的想法时的不同方式。在传统的认知行为疗法中，我们通常会质疑这些想法——这些想法合理或合乎逻辑吗？如果评估它们不合逻辑（许多导致负面情绪的想法就是这样），就要对其进行重建以变得合理。来访者能从这个过程中学会对特定的情境采用一种新的思考方式。而在接纳与承诺疗法中，对令人烦恼的想法的处理方式是不同的。它不会评估或质疑这些想法。事实上，接纳与承诺疗法认为，对这些想法和其他个人化的经验（比如，回忆、情感和感觉）进行批判性地评估，以及与此相伴随的想要改变它们的尝试，恰恰是导致心理痛苦的主要原因之一。因此，来访者被教育要使自己远离这些想法。来访者可能会想象把这些想法放在一片树叶上让其随风飘散，或使用其他的认知解离技术。来访者可能会说，"我正在想着'我很胖'这个想法，而不是我很胖"。与传统的认知行为疗法相反，来访者不会跟随对这些想法的觉察，也不会尝试修改它。当然，娴熟的认知行为治疗师可以整合不同的取向（Heimberg & Ritter，2008），教来访者分辨哪些想法需要留意并重建，哪些想法最好丢在一旁。认知重建的行为其实也要求来访者与他的想法保持一定距离。简单来说，认知行为治疗师和接纳与承诺治疗师以不同的方式来处理令人烦恼的想法。

　　想象一个以传统的认知行为疗法开始治疗的来访者正在努力尝试认知重建。治疗师却可能试图"放弃"，他对自己说："认知行为疗法对这个来访者不起作用，我们需要做一些别的事情。"假设这里的"别的事情"就是接纳与承诺疗法。然而，对来访者来说，前一周还听说负面想法在本质上是不合理的，必须进行质疑；下一周又听说改变想法的努力实际上会带来问题，我们需要接纳自己出现的任何想法，这会令其感到非常困惑。在这种情况下，做些小的调整更让来访者容易接受。举例来说，那些在正式的认知重建中有困难的来访者，通常能在基于行为的技术中做得更好。尽管这种情况下的认知改变不如使用认知重建技术直接，但认知改变常常会是行为改变的副产品。

　　需要明确的是，我们并不是要拒绝其他能提供很多帮助的治疗模式。我们担心的是给新手治疗师及其来访者造成混乱的局面。在这里区分技术的折中主义和认识论的折中主义是非常关键的。你有充分的理由使用能找到的任何技术（技术的折中主义），但这些技术的使用必须与你的基本原理、理论取向和个案概念化相一致。反之，当转向其他技术时也改变了你正在使用的理论（认识论的折中主义）则是不可取的。人类行为的规律并不会因为你的技术而改变！

然而，在两种情况下，当治疗师已经尽可能在聚焦于问题的认知行为治疗模式下往前推进，并已尽力解决了来访者提出的各种障碍时，可以采用其他的治疗模式。我们将第一种情况称为"暂停、重新聚焦和返回"。的确有这样的情况，当坚持用认知行为疗法聚焦于单一问题时，可能是无效的甚至会起反作用。在这种情况下，暂停、重新聚焦和返回是合适的。具体的做法是：（1）将最初的治疗先放在一边；（2）使用另一种有助于解决重要障碍的治疗（与你的基本理论、理论取向和个案概念化相一致）；（3）当障碍解除后，再次回到最初的治疗中。这样的计划不是"大杂烩"，也不是放弃最初的计划。这是有条理的和以目标为导向的——解决了障碍后再回来处理当下的问题。

让我们来看一个暂停、重新聚焦和返回的例子。有时候，来访者虽然参与到了治疗中，但对做出改变心存矛盾。正如之前讨论的，我们越是推动来访者做出改变，他们就会越执着于现在的情况。想要富有成效地工作几乎是不可能的。这种时候，坚持推进治疗会适得其反。一种恰当的替代方法是，先"暂停"治疗，然后通过动机访谈（Rosengren，2009）重新聚焦。动机访谈采用一种特定的立场来帮助来访者评估自己是否准备好做出改变了。一旦来访者为改变做好准备，治疗师就可以温和地回到聚焦于当下问题的治疗中了。

治疗师可以采用其他治疗模式的另一种情况，被称为"换挡"。尽管认知行为疗法是一种非常有效的治疗方法，但我们无法帮助到每一个人。有些来访者就是不能或不愿意做我们知道的（连他们自己也知道）能够帮助他们更好地发挥功能的事情。有时，在尝试了我们所知道的一切之后，治疗师不得不放弃认知行为疗法而转向没有同样要求的另一种治疗方法。试想一位有严重强迫症、信念非常僵化的来访者，无论在什么季节，他在公共场合都只愿意穿长裤和长袖衬衫，且要戴帽子和手套。从外面回家后，他会在公寓的走廊里把衣服脱掉，裸体走进自己的公寓，然后在兑了漂白剂的水中洗澡。这套净化和洗澡仪式要花费数小时。他会经常丢弃衣物并买新衣服，因为这样他就不用洗"已经弄脏的"衣物了，尽管他的经济能力已经不能承受。这个来访者有一份兼职工作和几个好朋友。只要他能全副武装，然后在一天结束时用自己独特的仪式来"净化"，他就没有什么问题了。然而，他有太多的事不能做，例如，邀请别人来家里，发展亲密关系，在餐厅吃饭及乘坐交通工具等。他经济拮据，并且从头到脚的皮肤都受到了严重的伤害。

遗憾的是，他拒绝做任何暴露治疗。此外，对污染的恐惧也阻止了他服用可能有助于他尝试暴露治疗的药物。在来访者与治疗师发生了很大争执后，他被转介给一位接纳与承诺治疗师。治疗的目标从摆脱他的强迫症转向帮助他在有严重强迫症的情况下过有意义的生活。

还有一个问题是谁应该在"换挡"的情况下提供治疗。有时候，相同的治疗师可以提供两种治疗。例如，在临床训练机构中，新手治疗师可能会被鼓励持续治疗一个困难的来访者，并尝试不同的治疗模式。这种情况也可能发生在私人诊所，治疗师接受过多种治疗模式的训练。当同一个治疗师要转换治疗方法时，与来访者清楚地讨论治疗计划是绝对必要的。向来访者解释为什么你决定转换治疗模式（例如，"暴露疗法是治疗强迫症的最佳方法，但我知道进入这种治疗过程对你来说很难"），概述新的治疗取向以及它可能有什么不同。不过，当做出一个重大改变时，最好的方式可能还是将来访者转介给一位值得信赖的同事。在尝试新的治疗取向时，听到新的声音是很有帮助的，有助于减少治疗取向转换时固有的混乱。

第二类挑战：治疗关系中的困难

在前面部分，我们讨论了一些让来访者投入认知行为治疗过程中的挑战。现在，我们把注意力转向治疗关系中可能出现的困难。正如前面提到的，与其对干扰治疗的行为做出消极反应，不如带着好奇心来思考，看看它们与来访者的生活可能有什么关联，尝试在治疗情景下帮助来访者以一种更有利于双方合作的方式行动。

"来访者不愿开放自己。"

尽管我们尽了最大的努力让来访者感到放松，让他们在讲述困难时感到舒适，但仍有一些来访者不愿意开放自己。他们可能说得很多，但你也许会感觉到他们并没有完全祖露自己的问题。他们也可能用简单的字词回答你的问题，重复说"我不知道"，或者只提供最基本的信息。有的来访者完全拒绝回答某些问题。在这种情况下，就算不是完全不可能开始治疗，接下来的治疗也会变得非常困难。

解决问题　首先，向来访者反馈你的观察（例如，"你似乎不愿意与我谈论这些问题"），接着提出一个开放式问题（例如，"你担心什么？"）。对有阻抗的来访者用封闭式问题（例如，"你觉得不舒服吗？"）不是一个好策略，因为这鼓励了他们继续用单个字词来回答问题。

为什么来访者不愿意与治疗师分享他们的个人信息呢？有些来访者担心保密问题。他们可能与之前的治疗师有过负面的工作经历，或感到在生活中被其他人冒犯（如向父母告知其私人信息的兄弟姐妹）。尽管在我们与来访者交流的早期就讨论过保密问题，但向沉默寡言的来访者重申你对保密的关注以及为保密做的努力会很有帮助。

来访者常见的另一个担心是，他们会因为自己所面临的困难而被治疗师负面地评价。一些来访者极其害怕被负面评价，以致他们从未与任何人谈及他们的问题。还有的来访者羞于承认在有心理问题的家庭中长大。很多来访者曾经尝试向重要他人寻求帮助和支持，却被误解或拒绝。生活中的人们可能不想被他们的问题"拖垮"，或是可能只给出老生常谈的建议（例如，"快振作起来吧"）。一个良好的概念化将清楚地揭示这些经验可能如何影响治疗关系。来访者往往会预期治疗师对他们的反应与生活中的其他人一样。

我们可以通过心理教育和认知重建来矫正来访者的这些信念。我们可以帮助来访者看到他们的困难是有共性的，并且我们治疗过和他们类似的来访者。当治疗师表现出共情和理解时，细微的认知改变就会发生。治疗师不是感到被拒绝，而是接纳来访者目前的状态，并表达了帮助他的愿望。治疗师也可以引导来访者把寻求帮助看作勇气的标志。来访者为了使他们的生活变得更好而决定付出艰苦的努力，以这种方式看待治疗比将此视为懦弱的表现更积极，也更有激励性。

当来访者在治疗中自我封闭时，考虑到另一种可能性也是很重要的：有些来访者无法开放自己，是因为他们不知道如何打开自己。无论是由于学习困难（如语言加工障碍）、早期经历，还是与社交缺陷有关的障碍（如自闭症谱系障碍），一些来访者的确在标记和描述情感方面有很大的困难（参见Kring & Sloan，2010，有关情绪调节技巧及其心理病理学的广泛讨论）。当问他们的感受或如何体验一个特定的情境时，他们可能没有能力回答我们。与这些来访者工作时，治疗师的好奇心至关重要，而不该为此感到沮丧（尽管与他们工作确实会非常令人沮丧）。是什么给来访者造成了这种困难？这对他们的社会和职业功能有何影响？我们怎样才能帮助他们变得对情绪更敏感、更好地发挥功能？教来访者如何标识情感并体验它们（而不是回避）可以成为治疗的焦点，并可能给来访者的生活带来重大变化。

"来访者说得太多。"

在这个维度的另一端，我们也会遇到想要与我们分享一切的来访者。当我们采用高度结构化的评估工具（例如，结构化会谈）或治疗干预（例如，认知行为疗法）时，这类来访者尤其具有挑战性。包容健谈的来访者是很困难的。治疗建立在来访者能够自我暴露的基础上，但分享大量无关信息往往会适得其反。此外，当来访者用大量的信息轰炸我们时，提取对治疗重要和突出的信息就会变得更加困难。

解决问题　和应对不愿意说的来访者一样，对于说得过多的来访者，我们也应该直接询问并尝试发现为什么他们不能做到简洁地表达。一个简单的解释是，尤其在评估阶段，可能仅仅是因为来访者不知道治疗情境对他们的期待是什么。他们可能不知道治疗师会以一种特定的方式来提问题，以此获得在概念化个案和制订适当的干预措施时所需要的信息。当来访者不了解这些时，他们可能会感到有压力，因而会提供大量细节，以确保治疗师明白他们现在遇到的问题。对于治疗师来说，一个好的方式是指出这种错误的期待并让来访者放心，他们的提问有一个框架。例如，治疗师可以说："在今天的会谈中，我会问各种可能与你目前的问题有关的事情。其中有些可能有用，我们就会花更多的时间来讨论；有些可能不适用，在这种情况下，我们就继续向前推进。在评估结束时，我会问你我们是否遗漏了一些重要的事情。因此，在会谈结束时会有充分的机会保证我很好地理解了你的问题。"这样的介绍为来访者提供了会谈的框架，并使他们放心，在会谈结束时如果遗漏了相关信息，他们可以补充。

闲谈的另一个原因是焦虑。许多人（包括那些没有心理障碍的人）都能意识到，当他们感到焦虑时，会开始比平时说得更多。你可能会注意到，一些来访者在治疗的第一次或前两次会谈中说话都很多，到后面就会说得比较适宜了。类似地，一些来访者在会谈开始时说话较多，但随着他们逐渐适应，就能更好地克制自己。对于这些来访者，可能没必要指出这些问题，因为等他们习惯治疗师和治疗后，很快就会进行自我纠正。

　　一些来访者会持续地说话，你甚至会觉得他们的焦虑应该已经习惯化了。这些来访者通常会东拉西扯，谈论各种与现在的治疗无关的信息。这可以视为转移策略，与那些每次来会谈都有新危机的来访者的行为类似。过度的闲谈也可被视为社交技巧方面的问题。正如我们已经多次讨论的，治疗是了解病人在治疗之外的生活的一扇窗。如果治疗师感到自己因为与来访者的互动而被激怒，那么可以假设其他人（配偶、朋友和同事）也会有这样的感觉。在治疗外的生活中，来访者的重要他人很难像治疗师那样包容他们。事实上，我们可以通过在治疗中提出这个问题来使来访者受益，帮助他们学习更好的社交技巧。如果会谈已持续了几次，但来访者仍闲谈过多，治疗师可以说："我注意到，当我问你一个问题时，你会花很长的时间来回答。有时候，我甚至完全跟不上！以前有人向你指出过类似的情况吗？"对于打断也可以引入同样的"好奇心"："我注意到，当我想和你分享一个想法时，你经常会在同一时间跳出来分享一些其他东西。我感到有些沮丧，因为我不想忘记自己想说的话。之前有其他人和你说过这一点吗？"在大多数时候，来访者会肯定地回答，生活中的其他人经常抱怨他们多话或总是打断别人。他们甚至可能说，这给他们带来了人际或职业的问题。在这种情况下，治疗师可以建议用一些会谈时间来解决这个问题。治疗是一种"安全"的人际关系——治疗师不会因为你的社交技巧而中断治疗或解雇你。在治疗中，治疗师和来访者可以就中性话题进行随意的交谈，治疗师可以"暂停"交谈来进行社交技巧训练。然后谈话继续进行，为来访者提供练习新的学习技巧的机会。尽管这个策略看起来有些严肃，但如果实施正确（也许可以带点幽默），来访者通常会反应很好并非常感谢这些反馈。

　　治疗师需要意识到的最后一件事情是，闲谈过度可能与特定的心理问题有关。例如，一些患强迫症的来访者可能总想说"正确的事"或提供非常完整的信息。在这些情况下，治疗师应明确地向来访者指出这种行为，并探讨这是否与他们寻求治疗的问题有关。如果两者相关，那么可将闲谈过度整合进治疗计划。比如，让患强迫症的来访者用一句话来回答一系列逐渐复杂的问题，这可以作为暴露。

"来访者总是生气和易激惹。"

应对极度挑剔、易激惹和愤怒的来访者对治疗师来说是很大的挑战。毫不奇怪，新手治疗师倾向于将来访者的这些行为个人化。他们认为来访者一定是不喜欢自己或对治疗不满意。一些治疗师会变得很有防御性，另一些治疗师可能会害怕表露恐惧或在来访者猛烈攻击时哭泣。这两种反应方式对治疗关系都不是很有帮助，即使这些反应是真实的，并可能反映了来访者在日常生活中与人交往时其他人的反应。

解决问题 在这种情况下，对新手治疗师最好的建议之一是不要被来访者的愤怒"吞没"，相反，应将其视为了解来访者生活的另一扇窗——这扇窗可以帮助你进行个案概念化，并制订有助于来访者在现实生活中受益的干预措施。为什么来访者会将愤怒带入治疗关系？对许多来访者来说，他们的愤怒情绪和伴随的行为可能表明了他们存在的问题。比如，对患有间歇性暴怒障碍的来访者来说，顾名思义，他们的愤怒和暴力的爆发是自己无法控制的。许多患有创伤后应激障碍的来访者会有愤怒或易激惹方面的困难，这是该疾病的一个核心症状。即使呈现的问题通常不涉及愤怒，来访者也可能带着愤怒进入治疗，仅仅是因为他们无法解决自身问题所带来的挫败感。尤其随着治疗的进展，当治疗师无法帮助到来访者时，来访者可能会将这种挫败感发泄在治疗师身上。来访者也可能是在模仿父母或兄弟姐妹的愤怒和易激惹，甚至是在具有攻击性行为的家庭中长大的。等长大成人，他们仍可能继续处在以愤怒作为一种典型的相处模式的人际关系中。简单地说，来访者可能已经发展出了一种信念，即只有在愤怒的时候，其他人才会听他们说话。由于愤怒和伴随的攻击行为被他人强化，即使是间断性的，来访者仍可能更频繁地采用这种行为，从而使这样的互动成为来访者与他人交流的主要方式。

无论来访者为什么会有愤怒的相处方式，都需要将其解决。治疗师需要时刻知道他们掌控着会谈的基调。让来访者知道何种行为在治疗中是不被接受的，这是完全恰当的。治疗师可以说："我看到你不愿意采纳我在今天会谈中的建议。我很愿意和你进一步讨论这个问题，但我不能接受你在治疗中大喊大叫。我发现这十分影响治疗，所以我要求在我们的会谈中不再出现大喊大叫。"

像这样基本的规则会取得惊人的效果。对新手治疗师来说，即使缺乏经验，但当他们传达出这样的信息时，仍可以掌控会谈。对来访者来说，被告知不用大喊大叫也可以达到交流的目的，这可能是一个非常特别的信息。这对他们来说是非常强有力的经验，让他们看到除了基于愤怒和攻击的交流还有其他的交流方式。

尽管治疗师会努力遏制，但仍有些来访者会持续存在控制愤怒和易激怒方面的困难。在这些情况下，可以考虑在治疗会谈中引入愤怒管理的工作。这可能是非常棘手的，因为那些在治疗中呈现愤怒问题的来访者，事实上很少是为治疗愤怒问题而来的。因此，治疗师必须用一种非评价的方式向来访者提出这个问题，并找到使处理人际问题变得更加重要的"诱饵"（例如，与孩子有更亲密的关系，有能力维持稳定的工作）。

总之，来访者会因多种原因表现出愤怒。他们可能在测试治疗师的容忍限度，可能感到害怕或挫败，或者他们可能不太有经验与他人以一种更平静、更和谐的方式交流。一旦来访者看到治疗师可以掌控并处理他们的恐惧和挫败，他们的愤怒往往会减弱。如果愤怒仍然持续，治疗师应该考虑更聚焦于愤怒管理。

"来访者过于配合。"

考虑到我们之前讨论过来访者不合作的问题，你可能想知道，来访者怎么会过于配合？一些来访者同意治疗师所说的任何事情，完美地完成家庭作业，甚至督促自己比治疗师建议他们做的更进一步。例如，治疗师让一位强迫症来访者回家后在家"传播污染"。她的家庭作业是允许孩子们放学后将书包带回房间（通常，她让他们将书包放在车库），穿着她在外面穿的鞋子在家中四处走动，用一小块她认为已经脏了的布来擦家中干净的东西（如她最喜欢的扶手椅和床），目的是把污染传播给它们。来访者在第二周来的时候完成了所有这些家庭作业，并且做得更多。她最害怕做的事情之一是接触生肉，因为害怕生病或把污染传播给她的孩子们。因此，当她用那块脏了的布擦过椅子和床后，看到自己能够应对，就继续拿了一块生鸡肉往椅子和床上擦！这是她的治疗师从来没有建议过的一项任务！尽管治疗师非常想要解决来访者对接触生肉的恐惧，但他肯定会想出更合理的方式——例如，让来访者为晚餐准备鸡肉，然后避免过度洗手及清洗厨具。

解决问题 像其他行为一样，当来访者在治疗情景中过于配合时，我们应该以此为线索，了解他们在治疗之外的生活是怎样的。上文中那位超出其作业范围的强迫症来访者的实际情况就是这样。

这位来访者是一位性情温柔的女士，她嫁给了一位非常挑剔且脾气暴躁的男士。刚结婚时，她一再让丈夫对她好一些；而丈夫不断告诉她，如果她将家里收拾得更干净、饭菜做得更好、养育出表现更好的孩子，他就会对她更好。一方面，来访者知道她丈夫的标准是不可能达到的；但另一方面，作为一个有严格宗教信仰的女性，她不可以选择离婚。因此，她花了越来越多的时间来打扫房间、收纳物品和处理家务。起初，这些行为是试图取悦丈夫的一种手段。后来，来访者发展出强迫症，她担心如果没有清洗干净或安排妥善，坏事情就会发生在自己或所爱的人身上。

通过清晰的个案概念化，治疗师认识到来访者把同样的过于配合的方式带进了治疗关系。治疗师当然不会批评她，也没有施加过度的压力让她"完美"地进行治疗，但这位来访者以完美主义的态度对待治疗可能有两个原因。首先，她担心如果自己不能完美地接受治疗，不好的事情就会发生在她所爱的人身上。其次，她担心如果自己不能成功地完成治疗，治疗师会对她印象很差，就像她害怕丈夫在日常生活中对她的评价一样。需要考虑的是，她完成治疗任务的动机源于取悦他人的愿望，而不是想克服强迫症的内在动机。这让治疗师担心，一旦治疗结束，当她的生活中不再有需要这样做的强化物（即治疗师）时，来访者将不再为解决强迫症而付出努力。

治疗师向来访者提到了自己的这些思考。来访者同意她很关注是否在正确地进行治疗，而且会担心如果自己没有足够努力，治疗师会对她生气。治疗师纠正了来访者的误解，并确保会在治疗关系中更清楚地设立一种支持性的、非评价性的基调。治疗师和来访者还商定，让来访者在设计会谈的暴露及布置家庭作业中扮演更积极的角色，这对她是有益的。通过扮演一个更积极的角色，来访者认识到她还需要为自己负责——不仅仅是对治疗师负责。

第三类挑战：有自杀意念的来访者

我们在认知行为治疗的过程中强调自杀意念是基于其本身的挑战。每个治疗师，甚至是经验丰富的治疗师，在面对一个想自杀的来访者时都会感到害怕和不安。这一风险具有最高的关注等级——突然间，我们的治疗目标不仅仅是减少有问题的饮酒行为或正常化饮食，还要挽救生命。然而不幸的是，有四分之一的心理治疗师在自己的职业生涯中会经历来访者的自杀（参见 Rudd，2014），当然，所有治疗师都会面对（有些人是经常面对）那些正在考虑自杀的来访者。

尽管讨论自杀风险评估、安全计划与治疗的最新研究和方法超出了本书的范围（推荐阅读书目见附录 B），但我们在这里将集中讨论如何管理治疗师在面对威胁要夺走自己生命的来访者时经常有的想法和感受。

"我不想问关于自杀的事，因为这反而会让来访者这样想。"

在初始评估过程中，应询问所有来访者是否有或曾有过自杀想法；是否已经制订了伤害自己的计划，或实际上已经尝试了自杀。在治疗过程中，必须再回过头与有自杀史或提到感觉无望、给他人带来负担或陷入困境的来访者核实其自杀念头（参见 Jobes，2016）。乔布斯（Jobes，2016，p. 57）指出，"如果以一种尊重事实和共情的方式提出这个问题，大多数与此无关的来访者都会否认这个问题，而其他人则会停顿一下，然后通常会表现得急于解决这个问题。"实际上，当像询问来访者的其他的想法或行为一样来询问其自杀想法时，我们就是在向来访者示范，他们可以公开谈论这个禁忌的话题。

"我如何与一个想要结束自己生命的来访者相处呢？"

与一个想夺走自己生命的人建立关系的确很困难。然而不幸的是，这种情况经常在治疗室内发生。我们通常会听到受训者说："你不会自杀的，对吧？"或者"这对你的家人来说是一件可怕的事情。"像这样一些表述会让来访者感到羞愧，从而破坏治疗关系。记住，这些来访者已经感到孤立无援、毫无希望——我们的工作就是与他们在一起并努力灌注希望。

治疗师并不需要对想要自杀是什么感觉有个人化的理解，也能与有自杀想法的来访者有效地工作。就像我们在本章中讨论的所有具有挑战性的行为一样，应以共情的方式来对待。想象一下，你是如此孤独，以致觉得自己的生活似乎没有价值，而这个画面又是如此绝望，让你认为没有什么能够改变你的生活。我们可以以这样的方式来"看见"来访者——"你有这样的感受，我很难过。我希望我们能一起努力，帮助你以不同的方式看待这些事情。"乔布斯（Jobes，2016，p. 15）写道："如果我们想帮助一个想自杀的人，我们必须从根本上理解这个人特殊的痛苦。"治疗师必须将他们的注意力从害怕失去来访者转移到弄清楚是什么导致了来访者强烈的痛苦上。

"我如何知道来访者是不是认真的？"

要认真对待所有提到自杀想法或计划的来访者，并与他们一起探索。治疗师可利用循证的评估工具［例如，自杀的合作性评估与管理（Collaborative Assessment and Management of Suicidality）；参见 Jobes，2016］来指导评估过程，并在来访者的记录中形成清晰的文件。虽然循证的评估是理想的，但基于会谈的评估也是可行的，应建立在目前有关自杀风险和保护因素的最新研究的基础上［例如，Rudd（2014）提供了很好的指导方针］。

必须注意的是，有些来访者的确会通过自杀威胁来实现其他目标，如获得药物、住所或避免不舒服的情况。对这些来访者来说，以间接的方式来针对自杀进行评估最有效（参见 Jobes，2016）。随着经验的积累，治疗师会变得更善于将痛苦（"太可怕了，我真想死"）和真正的自杀愿望区分开。

"我不知道是否该打破保密协议。"

当治疗师讨论评估和 / 或治疗的知情同意时，他们必须告知来访者，威胁伤害自己或他人是保密的例外。如果在治疗一开始就讨论到这个规则，来访者就不会在随后讨论打破保密协议时感到惊讶。

决定打破保密协议的关键在于威胁的紧迫性。可以使用实证支持的评估工具来确定来访者是否有即将伤害自己的危险（参见 Jobes，2016）。许多来访者会以一种非常普遍的方式讨论自杀的想法——他们可能会说，如果将来的某一时刻情况仍没有改善，他们会考虑伤害自己；或者他们可能会说，在很艰难的时刻，他们觉得死了会更好。这类表述并不需要打破保密协议。当存在即刻的风险时（"我家里有把已上膛的枪，我今晚就要用它"），治疗师仍然必须考虑将来访者的这一计划告知其家人或密友的利弊（参见 Klonsky & Lewis，2014）。对于儿童和青少年来说，让家庭参与决策过程的每一步会更有意义。对于成年来访者来说，重要的是要考虑家庭成员会有多大的帮助。这就是个案概念化的有用之处。关于这个来访者，他的信念以及他的关系能为这个决定提供什么信息？有自杀倾向的来访者常常感到自己是他人的负担——如果他们真的曾被告知对他们所爱的人来说，他们是一种负担，那么我们可能需要小心地把他们带进来，以免强化来访者的这种信念（"我真不敢相信，你竟然还指望我帮你摆脱困境"）。同样地，如果让一个曾遭受精神或身体虐待的家庭成员介入，对于照顾来访者也没有任何好处。可以在会谈中花时间来讨论谁可能是帮助来访者度过这段困难时期的最佳人选。此外，当打破保密协议时，让来访者采取主动是一个好主意。来访者可以在治疗师办公室打电话给一个值得信任的朋友或家人，让他们知道他需要帮助。

"如果来访者自杀了，这是我的错。"

治疗师关于"自杀是我的错"的信念，突出了人们在看待身体健康和心理健康的方式上的差异。医生的目标是为每一个患者提供他们所能提供的最好的医治，但能接受有些患者仍然会在他们的医治后死去，在高风险领域尤其如此。即使有最好的治疗和最共情的护理，有些患者还是无法得救。

在与精神疾病患者工作时，这种可接受的心态就不再存在了。这里有一个假设，即治疗师应该能够防止每一次自杀。然而，这是不可能的，因为每个结果不仅取决于来访者所得到的治疗，还取决于他们自身的选择。乔伊纳（Joiner，2005，p. 19）写道："生命选择的责任在于患者。"乔布斯也写下过类似的观点：

> 我……意识到我的大部分焦虑都源自无法最终控制我的来访者不实施可能危及生命的行为，以及来访者在我的照顾下还是结束了他的生命又意味着什么……我深感恐惧，即使我对自杀风险进行了出色的临床评估并提供了很好的治疗，来访者仍然可能死于自杀。（Jobes，2016，p. 49）

他继续写道："尽管我不能保证一个非致命的结果，但我还是能为自杀的来访者提供可能是最好的临床治疗"（p. 49）。当治疗师接受他们所能做的就是提供尽可能好的临床治疗（而不是防止一切不良后果）时，他们将能够"更多地享受他们的工作，在与另一个来访者工作时，不会因这个来访者而分心。更重要的是，也享受他们的非工作时间"（Joiner，2005，p. 19）。

除了管理好与有自杀倾向的来访者工作时的恐惧外，治疗师还必须考虑应遵循的工作流程，以便在出现糟糕的结果时保护自己。具体来讲，所有会谈都应仔细记录，注意直接引用来访者的表述（参见 Rudd，2014）。在与有自杀倾向的来访者工作时，与同事进行商讨是非常必要的，尤其是同一个治疗团队的成员，而且这些商讨的内容也应仔细记录下来。如果是受训者，则应该尽快寻求督导师的协助。

管理"情感转移"：从一次会谈到下一次会谈，从工作到家庭

在本章中，我们讨论了在与来访者工作时可能出现的各种挑战。当然，并不是所有挑战都发生在某一天中。但是，大多数治疗师确实会接连不断地见来访者，一天中很少有休息。尽管许多治疗师用"45 分钟"会见来访者，以便在会见下一个来访者之前有时间做笔记和整理思绪。但也有一些治疗师在会见来访者时常常占满整整 1 小时。刚向上一个来访者道别，下一个来访者就进来了。

刚关闭一个来访者的精神之门就要转向另一个来访者，对治疗师来说，这是很有挑战性的，尤其是当与某个来访者的会谈有情绪唤起时。有时候，来访者会激起治疗师自己的问题，就像我们在上一章讨论的那样。还有一些会谈是令人沮丧的，比如来访者不愿意做治疗师建议他做的工作。在这些会谈中，治疗师会体验到强烈的情绪，如来访者的愤怒、悲伤或焦虑。我们要如何确保每一位来访者都是在我们最精神饱满的时候见到我们的，又如何使

我们的家人在漫长的一天结束时也能得到我们的充分关注呢？

　　首先，正如我们在整本书中讨论的那样，我们将注意力聚焦在每一次会谈上是非常重要的。当进入一次会谈时，我们应该把注意力集中在面前的这位来访者身上，而不是刚刚离开的那位或者即将进来的下一位。这种专注于此时此地的能力是随着经验积累而形成的。其次，安排一天的日程时要留意。谨慎的做法是，不要安排太多来访者。同样，最好不要在一天结束时安排一个非常困难的来访者。最后，要找到对自己最有效的自我照顾方式。当然，这也需要时间。留意一下一天中你应见来访者的最佳数量。你中午休息得好吗？或者上午和下午有短暂的休息时间吗？对你来说，在两个来访者之间留出 45 分钟时间理清思路很重要吗？你如何平衡工作和家庭来为自己减压？这些都是可以在督导会谈或者商讨小组中讨论的好问题。

回到珍妮的案例

　　在结束本章之前，让我们回到珍妮的案例，讨论一下她的治疗是如何进行的。遵循社交焦虑治疗方案（Hope et al., 2010）的决定是不错的选择。珍妮对治疗的心理教育部分很感兴趣并且很投入。她急切地想要制订恐惧和回避的等级，这个等级包括了与职业相关的接触和社会互动。她在认知重建上进展得很快，并报告说她的抑郁和焦虑的想法减少了，因为她越来越能意识到自己的想法，并能挑战这些自动思维。珍妮也对会谈中的暴露有很好的反应，完成了模拟工作面试，并与扮演学校里"其他妈妈"的心理医生进行了随意的交谈。

　　虽然家庭治疗不是治疗手册的一部分，但珍妮和她的治疗师都同意在治疗早期邀请珍妮的女儿及丈夫进行一次家庭会谈。这次会谈被证明是非常富有启发性的。珍妮的女儿们对妈妈表示了极大的关注，并描述了她在过去一年是如何变得孤立的。她们说，她们错过了和她在一起的时间，但又担心如果她们让妈妈和她们一起去购物，或者在学校活动中做志愿者，她会感到负担过重。在那次会谈中，珍妮提起了她在学校当志愿者的那一天，她的女儿和朋友们不理睬她并嘲笑她。但有趣的是，珍妮的女儿甚至不记得有这么一天。但是，她意识到妈妈有一天突然停止来学校了，而她很想念妈妈在学校的那些日子。这为认知工作提供了很好的素材。显然，珍妮会错了意，这导致她退出了家庭生活。她的悲伤和疏离使得女儿们小心谨慎地对待她——而珍妮又错误地将此理解为她们对她缺乏兴趣。

在家庭会谈期间，珍妮的丈夫很安静。他似乎对治疗环境很不适应，而且只为珍妮的困难提供了简单的解决办法。当治疗师问他是否可以加入珍妮的一些暴露任务时，他找了几个理由来解释为什么他不能参与。让治疗师感到惊讶的是，他似乎也患有严重的社交焦虑而且可能抑郁，因此那些暴露对他来说也会引起焦虑。

到目前为止，珍妮可以被描述为来访者中的典范。她对认知行为疗法持开放的态度，并且积极投入治疗。因此，几周下来，她看上去明显不那么焦虑和沮丧了。下一步的治疗包括暴露的家庭作业——在两次会谈期间，珍妮要自己做暴露。起初，她的治疗师对她的表现感到惊叹。珍妮重新回到学校，在图书馆做志愿者。然后，她开始在教会做志愿者，在主日学校帮忙或送饭给卧病在床的人。一周后，她决定加入一家社交媒体网站。尽管她的信念是自己没有朋友，但仅仅用了一周的时间，她便和当下或过去认识的许多人建立了联系。这些关系变成了去读书俱乐部、参加女生之夜以及和老校友共进晚餐的邀请。珍妮觉察到，随着孩子们越来越独立，许多与她同龄并处在同样发展阶段的女性都在寻找同伴。对她的治疗师来说，会谈似乎很容易！珍妮取得了这么多的成就，她还报告说自己的焦虑和抑郁每周都有很大的改善。

你也许还记得，喝酒是珍妮生活的一个重要部分。在治疗的心理教育部分，珍妮了解到喝酒是一种"安全行为"，目的是让她更容易进行社交活动，但实际上增加了做那些会导致拒绝的事情的可能性。珍妮还意识到，她喝酒只是为了让自己在孤独、悲伤和无聊的时候感觉好些，但这样做只会让她感觉更糟。在治疗初期，她很快就不再在家喝酒了，取而代之的是其他令人感到安慰的行为，如读书、听播客、散步和洗澡。随着她的社交活动的增加，她告诉治疗师，她在社交场合也不再喝酒了。

珍妮在第 9 次和第 10 次会谈期间的家庭作业是和她女儿学校的其他妈妈们聚会。当治疗师问她那个晚上过得怎么样时，珍妮简短生硬地回答道："还好。"让我们看看从那里开始的谈话。

治疗师：还好？你能多说一点吗？

珍　妮：我们出去了。一切都还好。

治疗师：珍妮，你平时都会说得比较多，我有种感觉，似乎你在讲这件事时遗漏了什么？

珍　妮：你现在是谁？福尔摩斯吗？

治疗师：我好像让你不安了。

珍　妮：你总是说我喝酒。你总是在喝酒这件事上对我指手画脚。

治疗师：珍妮，我一直没有提到喝酒。但现在你提出来了，看来我需要问一问。

珍　妮：我喝醉了。好吧，满意了吗？

治疗师：嗯，我在这里有点困惑。你好像很生我的气。正如我们之前讨论过的，我并不是来评价你的。只有当你坦诚的时候，治疗才会起作用。如果发生了这种事，那就发生了。我们会一起讨论这件事，看看下次你能不能有一些改变。

珍　妮：你不是来评价我的。真的吗？

治疗师：珍妮，你感受到被我评价了吗？

珍　妮：你知道吗？在每一次会谈中，我看着你，我知道你很完美。我打赌你有一个完美的婚姻和完美的孩子，你有一份完美的工作。

　　　　　　　我敢打赌，你永远不会在和你的好朋友出去时醉倒在地。

治疗师：噢，珍妮，你对我有这么多的假设。是什么让你想到这些的？

珍　妮：嗯，你总是看起来很好的样子。你总是很冷静。而且……我只是觉得这一定是真的。

治疗师：有没有什么是我们从认知行为疗法中学到的东西，可以帮助你思考一下这些信念？

珍　妮：嗯？

治疗师：有没有别的方式来思考这些？

珍　妮：我不知道你说的是什么意思？

治疗师：珍妮，如果我来工作时衣冠不整呢？如果我和我的孩子们度过了一个糟糕的早晨，然后我在和你的会谈中谈起这些，这看起来会怎么样？如果我对我家里发生的事情感到难过，如果我进来时擦着眼泪或者在整个会谈过程中都在查看我的手机，对你来说又会怎么样？

珍　妮：你说的不是你。

治疗师：我所说的只是我的一部分。但我们的会谈不是关于我的，这是你的治疗，它是属于你的时间。我不完美，一点也不。但是我的工作要求我早上走进来的时候要把自己的事情放在一边，这样就不会干扰到我和你以及我的其他来访者要做的工作。

珍　妮：好吧……

治疗师：珍妮，我想知道当我们进行讨论的时候，你的信念是否会以任何其他方式干扰我们的治疗？

珍　妮：我说了谎……

治疗师：关于什么的谎？

珍　妮：每次暴露前，我都会喝酒。每次一个人的时候也会。有一次甚至在去学校做志愿者之前，我也喝了一小口酒。（泪流满面。）

让我们先暂停一下，这是治疗中的一个关键环节。到目前为止，珍妮一直都非常愉快和合作。突然，她变得愤怒、充满挑衅性，并承认在整个治疗过程中撒了谎。这时，治疗师如何反应是非常重要的。在治疗关系之外的生活中，可能会有哭泣、眼泪、愤怒，甚至是断绝友谊。但治疗不是友谊。我们这里的目标是利用这种坦白来推动治疗和治疗关系向前发展。

治疗师：珍妮，我很高兴你分享了这些。我想我需要做自我反省，看看我是否在无意中影响了你，让你觉得不能对我坦诚。坦诚在治疗关系中非常重要。现在你已经和我分享了这件事，我们可以就你的饮酒做些工作。许多有社交焦虑的人都会用喝酒来管理社交焦虑。也许，我们在暴露过程中推进得有点快了。我们可以回到我们的暴露等级上，在不借助酒精的情况下面对那些情境。对你来说，看到你在不喝酒的情况下也能应对是非常重要的。你可以做很多的，珍妮！

珍　妮：（带着愤怒。）你知道我的感受吗？我觉得你一直想把我看成酒鬼，就和我父母一样。从我进门的那一刻起，你就这样看我了。所以，我打赌你很满意。

治疗师：珍妮，如果你这么想，我真的很遗憾。我真的很关心你，当然不想让你有那些挣扎。你说我想把你看作一个酒鬼，这当然不是真的。也许这是你的担心？你担心最终像你父母那样吗？

珍　妮：我已经是了。我搞砸了，就像他们一样。那些女友约我出去喝酒，但你和我在会谈时都计划好了，我会喝减肥苏打水，以"正确"的方式进行暴露。结果她们所有人都喝酒而我喝苏打水。但是后来她们中的一些人想再喝一杯时，我感到很焦虑，所以我也喝了一杯。但是……（眼泪涌出来。）

治疗师：但是什么？

珍　妮：她们都在喝了两杯后停了下来，但我没有。我一直喝。我变得很可笑。谢天谢地，其中一个女友不得不开车送我回家。

治疗师：珍妮，让我们好好想想。你点那杯酒的时候发生了什么事？你在想什么？有些什么感受？

珍　妮：这些妈妈都有工作。她们拥有自己的生活。她们的丈夫需要她们。她们很自信。而我只是一个失败者。

治疗师：一些非常消极的想法。你的心情怎么样？

珍　妮：就像跌到了谷底。在此之前，我一直感觉很好，可当听到她们交谈时，我感觉又回到了三个月前，我独自坐在沙发上。我觉得不能就那样坐在那里，我需要感觉好一些。所以我点了一杯酒。

治疗师：后来怎样了？

珍　妮：我讨厌你这么问。就像你多么神圣一样。你知道什么？结果很好。我觉得很开心。我开始开玩笑，大笑，玩得很开心，我喜欢这样。

治疗师：珍妮，我也喜欢那样。我明白了。所以你又点了一杯？

珍　妮：是的。另一杯，再一杯。然后一切都变得一团糟。

治疗师：告诉我一切。后来发生了什么？

珍　妮：女服务员走了过来。她问我们是否准备好结账了。每个人都说是的，只有我说不，我还要喝。然后，她们每个人都看着我。虽然那时我已经醉了，但我知道我把一切都搞砸了。

治疗师：在那一刻，你觉得你搞砸了。你知道真正的结果是什么吗？

珍　妮：你是什么意思？

治疗师：从那以后，你有没有和她们中的任何一个女友谈起过？

珍　妮：第二天早上有两个人给我发了短信，问我是否还好。

治疗师：还有其他联系吗？

珍　妮：实际上，我给她们都写了一张便条。我道歉了。我告诉她们自己在过去几个月过得很辛苦，情绪失控了。

治疗师：她们有反馈吗？

珍　妮：她们都回信了。

治疗师：说什么？

珍　妮：她们说"没关系"。一个女友邀请我和我的女儿们这个周末出去吃饭。另一个说："我曾经也是那样的。"

治疗师：那么，有什么证据可以证明你把一切都搞砸了？

珍　妮：也许这次我很走运。

治疗师：也许是的。或许这是一个很好的角度来看待它。不是所有人都会在所有情况下原谅他人，这是有可能的。我想知道这是否会对你将来的行为产生影响？

珍　妮：（轻声地）我想我是个酒鬼，就像我父母一样。我需要解决这个问题。我不能像他们那样喝酒。

治疗师：好的，这让你和他们有很大的不同。你说过，他们从来没有承认过有问题，也从来没有解决过这个问题。所以珍妮，让我们把它作为一个目标吧。我们把注意力放在喝酒上。

珍　妮：好吧……

还记得我们关于旅行的那个比喻吗？即使是最好的计划，也会因爆胎、胃病或者我们极其渴望参观的旅游景点关闭而受阻。当这样的事件发生时，我们肯定不会马上收拾行装回家。我们会暂停下来重新规划。我们会修好车胎，休息一个下午让胃病痊愈，或者调整行程安排。在珍妮的案例中，我们也需要一次重启。在这次会谈之前，她的治疗方案是多做一些暴露练习，用一两次会谈探讨她的核心信念，然后在结束前用一次会谈聚焦于怎样预防复发。

在这次治疗之后，珍妮的治疗师意识到她的治疗时间需要延长。她的社交焦虑仍需继续治疗，同时更多地强调在社交场合不喝酒。他们在讨论中发现，安排的暴露任务对珍妮来说有点压力过大了，但她不好意思说出来。因此，暴露被分解成更简单的内容，并且每次暴露都要在不喝酒的情况下重复几次，直到珍妮开始觉得她可以应付。她还花了几次治疗时间与治疗师一起探讨她关于无能的核心信念。治疗师会定期与珍妮确认，她对于要表现得比她实际感觉的更有能力是否有压力，或者珍妮在关于他人的能力方面（包括她的治疗师）是否持有不切实际的信念。正如我们将在下一章看到的，当治疗接近尾声时，珍妮的治疗还会遇到其他的挑战。

结论：面对挑战时保持积极心态

如果你在读完本章后感到有些悲观，请记住，治疗通常可以进展得相当顺利！在与合作的来访者工作时，看到他们完成治疗后在功能及生活质量上都有了很大改善，会给我们带来极大的快乐！

本章的重点是那些进展得不那么顺利的个案，但正是有了这样的案例，我们的工作才更富有挑战性、更有趣。帮助来访者跨越那些阻碍了他们参与到治疗过程中的障碍，从而使他们的生活也发生积极的变化，是作为一名治疗师的独特体验之一。我们都会记得那些个案，即在治疗的某个时刻，我们绝望地认为来访者永远不会做出他们打算做出的改变。找到阻碍来访者前进的原因，并帮助他们跨过这些障碍，这可能是我们的工作中最令人满意的地方。每当你感到沮丧时，请记住，人类的行为是迷人的。因此，利用你的好奇心，帮助来访者成为一个拥有更健全生活功能的人。

第八章

结束治疗：目标和挑战

在前一章，我们讨论了在认知行为治疗中可能出现的困境。当我们与来访者在治疗中前行时，我们应该时刻记住，治疗应该有一个终点。毕竟，认知行为治疗是一个短程的、有时间限制的治疗。来访者应该在开始治疗时就知道这一点，并对治疗何时结束有大概的了解。如果我们在治疗开始时头脑里就装着结束，当治疗真正结束时，就不会对此感到惊讶或生硬。随着治疗结束的临近，来访者应该感到自我效能的提高，知道他们未来能够成为自己的治疗师。在本章中，我们将讨论在结束治疗前需要达到的目标以及在治疗最终阶段可能出现的问题。

首要目标：教来访者成为自己的治疗师

对每一个来访者，在治疗结束之前都有一些典型的目标需要达成。这些目标是在个案概念化和制订治疗计划时建立的。比如，在一个严重强迫障碍的个案中，治疗目标是消除仪式化行为，并能重新做出原来害怕或回避的行为。然而对所有接受认知行为治疗的来访者来说，我们的终极目标是让来访者成为他们自己的治疗师。这个目标通常会使结束治疗这一过程得到来访者更多的认同。我们没有把结束治疗视为一个痛苦的、可怕的过程，而是（在治疗的一开始就）将其拟定成非常积极的一步。结束治疗也就意味着来访者已经做好了准备，他们可以用新学习到的技能来独自应对遇到的难题。

我们怎样确保来访者已经准备好成为自己的治疗师了呢？完成这一目标的关键在于，随着治疗的进展逐渐增加来访者在治疗进程中的参与程度。治疗师必须鼓励来访者逐渐在计划会谈内容和设计家庭作业中发挥更主动的作用。在治疗的初期，治疗师一般会主导会谈和作业的内容。例如，珍妮的治疗师建议将一次闲聊作为第一次暴露，接着，珍妮和治疗师一起确定暴露的各项参数。在这次暴露之后，治疗师将更多的闲聊作为家庭作业，并帮助珍妮确定下一周有哪些事件可以作为完成暴露的机会。治疗师在治疗初期对治疗的指导性能够向来访者展示"窍门"。来访者从中学会了怎样用系统的方法选择暴露的内容、界定其参数、将其执行并且运用它来设计一份恰当的家庭作业。

在后面的治疗中，来访者开始独立地做出上述决定是非常必要的。这也就是说，在一次治疗性会谈开始时，来访者要在设定会谈议程方面发挥积极作用；在会谈结束时，来访者要能够设计出恰当的作业。治疗师的支持是十分必要的，特别是在来访者第一次承担这样的角色时。即使来访者提出的计划或设计的作业似乎是无益的，也不要提出批评，应鼓励他们解释为什么认为这样的计划是有用的。如果之后你依然对这一计划存有疑虑，可以试着用一种得体的方法引导来访者做出一些适当的调整。运用苏格拉底式提问法对来访者进行引导，比直接的教导更好。

在帮助来访者成为自己的治疗师方面，另一个非常有用的工具是让他们扮演治疗师的角色。有几种方法可以采纳。当来访者告诉你一些问题或者他们担心会成为问题的事情时，你可以说："如果你是一个治疗师，你会怎么建议呢？"有一点需要注意的是，在治疗中不要过早地使用这类问题。过早地以这种方式作为焦点，会吓着来访者。来访者可能会感到疑惑，如果治疗师什么也不指导他们，为什么他们要来做治疗。然而，当你和来访者的关系建立得更加牢固时，当你确信来访者已经知道怎样回答这样的问题了，这个方法是非常有效的。来访者会发现他们可以用跟你差不多的方式帮助自己了。另一个使来访者"成为治疗师"的方法是进行角色扮演，治疗师在其中扮演来访者的角色，然后来访者需要指导这个虚拟的来访者怎样解决一个问题。最后，尤其是在治疗临近结束时，治疗师可以给来访者提出一些在治疗结束时可能发生的困难情景，并问他们会怎样处理。

另一个可以确定来访者已经准备好成为自己的治疗师的极好方法是，寻找到他们具备这方面能力的证据，并不断强化。当情景是偶然发生在来访者的生活中（不是留的作业），并且来访者可运用认知行为治疗的方法有效地处理它们时，这种证据是最有效的。考虑下面这个例子，它来自与一位来访者进行的一次治疗性会谈，这位来访者因为抑郁而前来治疗。

来访者：这周我碰到了一点麻烦事。因为治疗快要结束了，我感到有些不安。

治疗师：为什么不跟我说说呢？

来访者：周一我去上班，请老板审阅一封信。他读后把信退给我，上面布满了老板用红笔做的改动。那看起来糟糕透了。

治疗师：拿回信时，你想到了什么呢？

来访者：一开始，我觉得我把一切都搞砸了。我感觉特别沮丧。我呆坐在那儿好几分钟，感觉很糟，觉得我很失败。

治疗师：然后呢？

来访者：然后我迅速从中恢复过来了。我真的想通了。老板再三告诉我，这封信非常重要，我们要确保其"准确无误"。真的很有意思，因为我仔细一想，发觉关于它的重要性我们讨论了好多，但实际上没有考虑好我们想写什么。所以我只是尝试了一下，但是估计我写的东西并不那么符合老板的想法。

治疗师：然后呢？

来访者：呃，然后我就不那么难过了。关于这封信，老板一定已经考虑过很多了，对于这封信要写什么也有了一个比较清晰的构想。我现在可以理解他那时为什么会如此仔细地检查我写的那封信，并做了那么多改动。这实际上跟我没什么关系。

治疗师：所以，你修改了那封信？

来访者：对！然后我又把它交给老板。他停下手中的事，为他在我信件原稿上做了过多的改动而向我道歉。他说他其实已经构思了整封信的内容，他应该自己来写的。他说我写得也很棒，但是他已经陷在他周末时构思的那些内容里了。

治疗师：看起来，你其实已经可以退一步，去仔细考虑你最初的那些自动思维了。这简直好极了！你感觉怎么样？

来访者：我也觉得很棒。几个月前，这件事肯定会使我躲在洗手间里掉眼泪，然后郁闷好几天。而这周，我差不多只郁闷了5分钟，然后就调整过来了。我太开心了！

关于教来访者成为自己的治疗师，还有最后一点需要强调。很多治疗师，尤其是新手，会忘记对来访者的这些努力进行正强化。当来访者能够在生活中抓住机会运用他们在治疗中所学到的知识，或者在会谈中领悟到一些有用的东西时，我们都应该给予表扬。最重要的是，治疗师的积极反馈和在现实生活中的正强化都会给来访者注入希望，使其相信他们有能力为自己的生活带来积极的改变。

最后几次会谈的其他目标

当治疗师和来访者都对来访者成为自己的治疗师很有把握时，也就到了结束治疗的时候了。然而，在结束之前还有一些重要的目标要达成：来访者需要明确地知道他们完成了什么；来访者需要为未来设定一些目标；治疗师需要确保来访者对未来有现实的期望；来访者必须知道如果症状复发，他们该怎么办。

帮助来访者发现他们在治疗中获得了什么

随着治疗的进展和功能的改善，来访者经常忘掉自己在治疗开始时的状况。帮助来访者知道他们已经取得了多少进步是非常重要的。要注意，在治疗结束时，一些来访者会担心他们并没有发生足够的改变，因此需要继续治疗直到"完美"。然而，尽善尽美是一个不可能达到的目标。要让来访者认识到，尽管还留有一些问题，但是他们已经取得了很大的进步，这样可以使来访者对结束治疗做好更充足的准备。此外，如果来访者在治疗中逐步发挥了越来越主动的作用，治疗师可以帮助来访者觉察到这一点，从而使他们认识到他们能够在今后的生活中继续独立地发挥作用（也就是成为自己的治疗师）。

你怎样才能帮助来访者看到自己已经取得的进步呢？达到这一目标的一个极好的办法是，把来访者当前的状况和初始时的评估结果进行比较。这可以包括重测自我报告问卷，让来访者重新评估恐惧和回避等级，或者让来访者看看自己是否已经不符合最初的诊断了。一种不太正式的方式是和来访者讨论他们的生活质量（quality of life，简称 QOL）以及他们从治疗开始到现在发生的变化，这也会有很大的帮助。如果一位来访者在治疗开始时几乎整天卧床，而治疗结束时已经有了一份兼职工作，并有更多的时间跟她的孩子们在一起，这就是进步的极好证明。

在过去的几十年里，生活质量被认为是生理和心理健康的重要方面（例如，Gladis, Gosch, Dishuk, & Crits-Christoph, 1999；Kaplan, 2003；Katschnig, 2006）。2000 年以来，已经有些针对焦虑障碍患者生活质量的综述（例如，

Mendlowicz & Stein，2000；Mogotsi，Kaminer，& Stein，2000；Olatunji，Cisler，& Tolin，2007；Quilty，Van Amerigen，Mancini，Oakman，& Farvolden，2003；Schneier & Pantol，2006；Seedat，Lochner，Vythilingum，& Stein，2006）。他们的研究显示，可以用各式各样的测量方式来评估生活质量。一些研究使用了客观指标，比如工作情况和收入，另一些则使用自我报告的问卷来评估职业或社交的功能，如医疗效果问卷简版－36（Medical Outcomes Survey Short Form-36，简称 SF-36；Ware & Sherbourne，1992），或者席汉失能量表（Sheehan Disability Scale；Sheehan，1983/2000）。还有一些运用了纯粹主观的幸福感或生活满意度来测量，比如生活质量问卷（Quality of Life Inventory；Frisch，1994）和生活满意度量表（Satisfaction with Life Scale）。你决定使用的量表要能够评估与来访者相关的生活质量。

　　因为各种原因，一些来访者在取得治疗进展之前就结束了治疗，并没有实现他们（和他们的治疗师）所期望的转变。对于这样的来访者，讨论其在治疗中的进展会比较困难。最常见的是来访者在治疗中只取得了一点点改变。即使这样，讨论在治疗中的进展——哪怕进展很小——依然是有用的，然后还要思考来访者可以做什么来取得更大的进展。

　　很多在治疗中表现不好的来访者会对治疗的某些方面产生阻抗。例如，来访者可能会拒绝在每次会谈后自己做认知重建。这类来访者在刚进行完会谈时感觉良好，但是在之后一周的时间里不会为解决自己的问题做任何努力。等到他们一周后再来会谈时，又退回治疗开始时的样子。类似地，一些来访者会拒绝做治疗师认为会对治疗进程起关键作用的某些行为练习。

　　在这种案例中，帮助来访者认识到为什么治疗的进展并没有他们预期的那么好是非常重要的。关键是对来访者保持敏感。通常，来访者之所以不去做他们在治疗中应该做的事，并不是因为他们懒或者故意想和治疗师作对。相反，一些来访者在前来治疗的时候，对于完成一些任务从而给自己的生活带来重大改变这一点，还没有准备好。贯穿治疗始终，我们都需要告诉来访者，要完成这些改变，他们需要做什么。因此，即使我们一再重申那些"要求"也不过分。我们就是要帮助来访者认识到，当他们准备好更多地参与到治疗中时，他们就有可能完成自己期望的转变。

帮助来访者为未来设定目标

结束治疗对于一些来访者来说是令人畏怯的，因为他们并不觉得自己已经完全"解决了"他们的问题。他们担心，一旦与治疗师每周一次的会谈结束了，他们又会不知道该做什么和如何做了。

缓解这种担忧的一个好办法是，在最后的几次会谈中与来访者一起为未来设定目标。这些目标要能帮助来访者保持并扩展他们在治疗中的收获。设定一个完成这些目标的时间表是一个好方法（例如，两周内，我想请两个朋友喝咖啡或看电影；一个月内，我想把以前搁置的家务活干完；三个月内，我想找一份新工作），同时要确保时间表是切实可行的（例如，在三个月内找一份新工作是现实的，而下周就找一份新工作就很不切实际了）。除了单纯地列出这些目标外（比如，我想找份新工作），治疗师和来访者还需要考虑每个目标将要怎样去完成，在完成的过程中是否有一些更小的分目标。例如，在找一份新工作的过程中，来访者可能想要咨询求职顾问，完成几次模拟面试，准备一份简历，与一些在自己感兴趣的领域里工作的人聊一聊。治疗师和来访者还需要考虑并应对阻碍目标完成的潜在障碍。

在目标设置方面，很多来访者对逐渐降低会谈的频率反应良好。每周来一次的来访者可以慢慢改为两周来一次，然后一个月来一次。每次会谈结束后，他们知道有具体的目标要完成，这样也能增强他们独立达到目标的信心。还应让来访者知道，治疗结束后，如果症状开始重现或者又有了新的症状，他们可以回到治疗室进行强化治疗。

建立对未来的现实期待

当治疗临近结束，我们还需要考察来访者对治疗结束后的现实期待。很多来访者是抱着以后再也不会遇到任何难题的期待前来治疗的。在一些案例中，来访者在结束治疗后，确实在他前来寻求帮助的方面没再出现过什么问题。而在另一些案例中，来访者仍有一些遗留问题或残留症状——这些仍然需要他们解决，甚至很可能需要花一辈子的时间解决。在治疗早期与来访者讨论他们的期望是很重要的。认知行为疗法的前提是教给人们当问题出现时处理问题的技巧。因此，治疗目标当然是减少痛苦、改善功能，而全局目标也许是掌握新技能，这些新技能可以帮助来访者继续处理治疗结束后的残留问题以及未来可能出现的问题。

与来访者讨论如何应对症状复发

很重要的是，要让来访者知道，结束治疗并不意味着从此以后他们要独自处理所有麻烦。问题确实会重复出现，来访者有时会忘记了自己在认知行为疗法中学到的技能，或者在运用所学的东西时也会产生新的问题。在这些情况下，也许需要几次强化治疗，甚至是另一个完整的疗程。

这再一次让我们认识到对未来抱有现实期待的重要性。那些曾经有过心理问题的人，很有可能在某些情况下再次出现心理问题。因进食障碍而接受过治疗的来访者，很可能在怀孕后对自己的体型和体重产生新的担忧。同样，对于接受过酒精依赖症治疗的来访者，可能会在假日来临前变得忧心忡忡，因为他们知道自己将在很多环境中面对酒的诱惑。

确保这些"波折"不会迅速发展为全面复发，最好的办法就是让来访者对于这些波折的出现做好准备并将之正常化。我们应该教所有来访者预料到未来路上的波折。如果他们没有预料到，那么经历这些波折会令他们非常苦恼。来访者会把自己看成失败者——"我已经把我学到的东西都忘了"或者"我又搞砸了一件事"。实际上，正是这种消极状态导致他们出现失调行为。

例如，那位怀孕的来访者可能会放纵自己大吃大喝，以回避那些关于自己的负性情绪。

来访者必须明白，在全面复发前会先出现一些小问题。来访者有很多方法可以防止进程完全倒退。首先，来访者需要明白这些小问题意味着他们有机会练习自己在治疗中学到的技能。在结束治疗前与来访者一起制作一张汇总单，把来访者在治疗中所学到的和对他们有帮助的技术都列在上面是一个很好的做法。它可以包括用来应对自动思维的理性反应清单（比如，"人们是根据我是怎样的人而不是我的体重来评价我的"），以及一些怎样避免失调行为的方法（例如，一天吃三顿饭和两次点心；如果有了想大吃大喝的冲动，就打电话给朋友、出去散散步或者做点事情来分散注意力，看看能不能打消吃东西的念头）。当来访者遇到困难的时候，就可以看看这张汇总单，帮助自己想起在认知行为疗法中学到的有用的东西。

我们还应该让来访者知道何时给治疗师打电话是合适的。同样，从小问题到全面复发不是一夜之间的事情。我们要鼓励来访者在还没有全面复发的时候就联系治疗师。他们可能会觉得没有必要因为很小的问题打电话求助（比如，连续几天的功能不良的想法、做出不健康行为的冲动），但如果事先就让他们知道给治疗师打电话是可接受的，他们就会这么做。治疗师可以评估情况，然后决定采取什么行动。有时，一个支持性的电话和几句关于如何应用在治疗中所学技能的建议都会对来访者很有帮助。有时，治疗师可能建议来访者再做几次强化治疗以防止复发。

总之，在结束治疗之前，我们有几件事需要留意并做好：首先，要确保来访者理解认知行为疗法的核心技术以及如何运用它们。就像之前说过的，来访者需要知道如何成为自己的治疗师。我们还要帮助来访者确立治疗结束后他们想要实现的目标。很少有来访者在治疗的最后阶段觉得自己已经"完美"了，大部分来访者都愿意花一些时间考虑接下来他们要继续做什么，以及怎样应用在治疗中学到的技能来实现这些目标。

我们希望帮助来访者既看到自己在治疗中取得的所有进步，又能对未来保持一种现实的想法，进而在二者之间取得平衡。即使他们仍然面临困难，也不意味着治疗是失败的。同样，他们需要预见在未来会遇到这样或那样的困难——在人生道路上遇到困难是人类的正常体验。来访者需要知道的是，他们有能力应对人生道路上的"波折"。

结束治疗的挑战：保持进程还是做出调整？

现在，我们已经知道了在治疗结束前需要做什么，但关于何时结束治疗的问题还没有解决。正如我们之前说的，认知行为治疗师在第一次开始做治疗时，就已经对于治疗可能持续的时间做了预测。在大部分情况下，这一预测是相当准确的。然而，因为各种各样的原因，治疗有时会比预计的时间提早或延后结束。

提前结束治疗

由于"好的原因"提前结束治疗

每当我们想到提前结束治疗时，会倾向于从比较负面的角度看待它。提前结束治疗是因为一些来访者不配合或者他们过早放弃了治疗。然而，有些时候，提前结束治疗是因为来访者的进步比我们预期的快。当我们向来访者介绍认知行为疗法的基本原理时，有些人能够非常迅速地掌握。甚至在我们开始积极干预之前，他们就开始应用认知行为疗法的基本概念并且获得明显的改善。这样的来访者是不需要长时间治疗的。上文提到过，认知行为疗法的首要目标是教会来访者一些技能并帮助他们学会运用这些技能。一些来访者会比其他来访者更快地完成这一目标，并且相当迅速地在生活中发生积极的改变。

经过一个相对短的治疗过程就停止治疗,有时会引起来访者焦虑。尽管获得的进展令治疗师和来访者非常欣慰,但他们可能会担心这些来得太容易了。一个很好的缓解方法是增加两次会谈间隔的时间,而不是完全停止治疗。对于那些每周或每两周来一次的来访者,可以让他们隔几周做一次治疗。同样,如果来访者停止来诊所治疗了,我们仍可以在治疗结束后的几周里进行每周的电话联系,以确保来访者保持住了他们在治疗中的收获。

当治疗师决定提前结束治疗时

尽管治疗师会尽最大的努力激励来访者参与到治疗中来,还是有些来访者拒绝这样做。也许,学习心理治疗的一个最大困难,就是对于效果不好的来访者决定何时停止治疗。如果来访者接受治疗后毫无反应,我们应该停止坚持并且停止治疗。对于那些因为想帮助别人而成为治疗师的人来说,将来访者"炒鱿鱼"是一件非常痛苦的事情。尤其是对于新手治疗师来说,"解雇"来访者会有种种负面的含义。治疗师经常把情况弄得个人化,认为如果他们更具技能,结果就会不一样。新手治疗师很难接受这样的现实:来访者并不总是有能力或愿意帮助他们自己。这里没有魔法能帮助你知道何时应该停止治疗。我们的经验发现,关注具体的指标是一个好方法。简单地讲,就是要问自己一个很重要的问题:"来访者是否愿意参与治疗?"如果会谈的时间都用在使来访者确信认知行为疗法的基本原理、讨论为什么没有完成作业、争论这次会谈应该做些什么之类的问题上,说明来访者并没有参与到治疗中。有时,情况并不那么明显,因为一些来访者会完成一点任务,但不经过努力是不会有什么效果的。换句话说,就是你没有感觉到来访者在以最好的方式接受治疗。

当来访者没能参与到治疗中时,认知行为疗法是不能发挥作用的。让来访者继续治疗,也就意味着治疗注定失败,而且会产生两个潜在的负面结果:第一,来访者在结束治疗时会产生不好的自我感觉。他们可能经过了数周乃至数月的治疗，却没有给自己的生活带来一点变化。第二，来访者在结束治疗时会对认知行为疗法产生负面的看法。他们会认为，认知行为疗法是一种无效的治疗方法或者至少对他们来说是无效的。这预示着糟糕的未来——当来访者想要更积极地解决自己的问题时，认为治疗不会有效的想法会削弱他们的动机。

因此，在某种意义上，结束治疗关系是在帮助来访者。不要把停止治疗看作一种惩罚（"我不再为你治疗了，因为你不按我说的去做"），而应将提前结束治疗看作一个暂时的决定。治疗师不仅应和来访者讨论来访者在这个时候来会谈为什么不合适，还要让来访者知道当他们准备好参加治疗时，随时可以回来重新接受治疗。毫无疑问，等来访者准备好了再来接受治疗并取得成功，好过在他们还没准备好时勉强完成整个治疗并且遭遇失败。

决定提前结束治疗后，有一个重要问题需要探讨：来访者去求助采用其他疗法的治疗师是否合适？认知行为疗法是一种非常主动的疗法，会涉及艰难的生活转变。通常，治疗的关键聚焦在来访者想要解决的那个问题上。例如，就焦虑来说，来访者必须找出引起焦虑的情景，以期在未来面对时不那么焦虑。有时，来访者就是没有准备好接受这种治疗。然而，这并不意味着他们不需要治疗。确定是否需要推荐来访者找精神科医生进行药物治疗，或者推荐其他种类的心理疗法，是结束治疗时非常重要的一部分。

当来访者决定提前结束治疗时

有时候，是来访者决定要提前结束治疗的。当来访者停止治疗的决定与治疗师对于案例的看法不一致时，问题就产生了。当然，我们不应该也不能够强迫来访者继续接受治疗；然而，在接受来访者的决定之前，治疗师要探究为什么他们要结束治疗。

来访者会因为很多理由选择停止治疗，但一个最普遍的原因是他们认为治疗是无效的。这是一个必须集中精力解决的问题，因为来访者的期望会对治疗结果产生影响。治疗会因为很多原因而"无效"。首先，治疗产生效果需要时间，不能期待立竿见影。来访者需要学习认知行为疗法的技能，应用这些技能，然后花些时间在经历中改变自己关于特定情境的不合理信念，而且治疗并不能解决来访者的所有困难。治疗师可以帮助来访者，通过设置合理的目标并描述实现目标的步骤，使其对前景保持希望。

一些来访者提前结束治疗是因为他们不愿意完成治疗师要求的任务。我们已经谈到过，有一些来访者在其前来治疗的时候并没有完全准备好，意识到这一点对治疗师来说非常重要。一些来访者是在配偶、父母、家庭成员或者朋友的劝说下才来治疗的。如果治疗的动机不是发自内心的，来访者就会比较难以参与到治疗中。即使来访者自愿前来治疗，还是会出现问题。如果进行治疗得到的好处还不及付出的代价（例如，需要挤出的治疗时间、需要进行艰难的改变），那么要求来访者参与到治疗中也是很困难的。作为一位治疗师，可能想不到有时来访者的生活需要再艰难一些，他们才会真正准备好投入治疗，但这是千真万确的。通常，我们最好尊重来访者的决定，并请他们在准备好以后再一次接受治疗。那时，对他们的治疗更有可能取得成功，同时治疗师的工作也会进展得更顺利。

在谈下一个话题之前，我们来重点讲讲新手治疗师在面对来访者要求提前结束治疗时可能产生的反应。这是一个治疗师在初期很难处理的情况。我们曾讲过，新手治疗师经常认为，如果他们经验更丰富，来访者就能够参与到治疗中，并获得生命中重大的进步。在一定程度上确实如此。经验丰富的治疗师会更习惯应对不依从的来访者，更擅长激励来访者。然而，治疗师的经验并不能解释这些状况所有的差异；尽管我们的确需要激励来访者并逐渐培养他们对治疗的信心，但是也需要来访者对治疗做好准备并乐意去完成那些困难的任务。新手治疗师很难认识到的一点是：我们不可能在每一位来访者登门拜访的一刹那帮助到他们。接受这一现实的一个比较容易的方法就是：在来访者走进治疗室的那个时刻，我们就明白不是每个来访者都能被帮助到。

能够鼓励一位不依从的来访者在他准备好了以后重新开始治疗，就已经很棒了。如果处理得积极、恰当，来访者很有可能回到治疗中，并治疗成功。

延长治疗

当治疗师决定延长治疗时

个案概念化包含着对治疗进展的持续性评估。在治疗进程中，有时会出现在最初的个案概念化中没有考虑到的新问题，需要安排额外的时间来处理这些问题。同样，一些来访者的进展没有我们期待的那么快。我们都接待过这样的来访者，他们在治疗接近尾声的时候才开始取得重大的进展。这种来访者可能比其他来访者领悟得迟一些，但是如果仅仅因为一开始设定的结束时间到了就停止治疗，就有些遗憾了；这时候也许需要多进行几次治疗。做这种调整并不意味着要无限期地延长治疗。相反，我们需要回顾最初的治疗计划，并向来访者清楚地阐明对其做出调整的原因。例如，治疗师可以在接近最初商定的治疗结束点时，建议那些开始理解治疗技术的来访者额外增加5次治疗。

当来访者想要延长治疗时

有时候，是来访者不想结束治疗的。一些来访者会简单直接地说出自己还没准备好要结束治疗，另一些则会表达得更隐晦。他们会在一个非常成功的治疗接近尾声的时候，突然冒出新的问题；或者以前非常准时前来治疗的来访者会故意不来治疗。

为什么一些来访者会出现这样的行为呢？最有可能的原因是来访者对于尝试独自面对一切感到犹豫。他们很难想象在没有每周治疗的情况下如何保持在治疗中取得的效果。这一困扰可以用认知行为疗法的基本原理中关于教来访者成为自己的治疗师的方法加以解决，让来访者相信他们确实已经掌握了独自应付困难的能力。此外，应进行合理的安排逐渐结束治疗。与其额外增加几次会谈，不如把最后几次会谈的间隔由每周一次变为每两周一次，从而给来访者更多的机会独自处理问题，同时又可以定期得到治疗师的安慰。一些来访者会认为定期会谈的结束代表着彻底与治疗师断开联系。直接告诉来访者可以在需要的时候（尤其是他们又开始遇到问题的时候）打电话或上门求助，也可以有效地消除来访者的不安。

另一个可以解释来访者不想结束治疗的原因，就是这种治疗关系可能是来访者生活中唯一积极的部分。要放弃如此良好的支持性关系是很困难的。就像之前提到过的，来访者会报告自己有了新的问题，或者一直借故错过"最后一次会谈"，来拖延这个不可避免的分别。处理好这些情感非常重要，这也意味着要延长治疗时间。一方面，这么做会强化来访者进一步逃避结束治疗；另一方面，如果能够达成一个关于治疗将延长多久、还需要讨论什么问题的具体协定，那么进行几次额外的治疗对于来访者是有益处的。不是用这几次额外治疗的时间转向治疗新问题，而是要更好地利用时间，直接处理有关分离的问题，并帮助来访者开始建立一些治疗外的、有意义的社会关系。

在回到珍妮的案例之前，我们讨论一下治疗师和来访者都同意延长治疗的情况。认知行为疗法被设计成有时间限制的，因此它不是那种来访者可以无限延长的治疗。然而，在研究和培训情境之外，有些来访者确实需要比既有治疗方案更长的时间待在认知行为治疗中。一些来访者解决了他们现有的问题，但会以商定好的间隔来进行会谈以保持效果。一些来访者的生活压力很大，定期见治疗师能帮助他们使用认知和行为技巧应对压力。而对有些来访者来说，在家庭成员和亲密朋友之外有一个坚强后盾是非常有帮助的。

很重要的是，这种持续的咨询关系要受到有意识地管理，因为它是一种在持续的个案概念化和治疗计划下的咨询关系。比如，一个年轻女性成功地进行了抑郁的治疗。尽管她的抑郁症状在 10 次认知行为治疗会谈之后得到了缓解，但她马上就要进入高中的最后一年。她知道，在接下来的一年，她要去访问大学，进行标准化测试，提出申请，等待招生面试的消息，选择最终要去的学校。她目前所在的是一所高压力的学校，在这所学校中，同学都很有竞争力。她和父母关系紧密，也能得到他们的支持，但父母觉得他们不知道怎么帮助她度过接下来的一年。来访者、她的父母以及治疗师都对她有担心，担心她在面对极高不确定性和压力的情况下，抑郁症状会复发。最终他们决定，在高中期间，她都留在治疗中（或者直到她觉得自己能应对）。在一整年中，认知重建和行为练习可以帮她应对关于升学及未来的焦虑和抑郁的信念。换句话说，治疗仍然在认知行为治疗的框架内，并以明确的治疗计划为基础，但持续时间比一般治疗手册规定的长。

回到珍妮的案例

珍妮治疗的首要目标是社交焦虑。对她社交焦虑的治疗特别复杂，因为她还有抑郁心境和物质使用问题。珍妮的治疗师在一开始就知道，她有这些共病，所以她可能需要比普通社交焦虑治疗更长的疗程。

珍妮的恐惧情境等级为治疗提供了方向。认知重建技术被用来帮助她做好实施暴露和其他所学技术的准备。一旦一次暴露在会谈中完成，就可以给她布置一项类似的暴露作为家庭作业。治疗在第 10 次会谈之前都进展顺利。在此之前，治疗师相信治疗会在 16 次会谈内结束。她对于珍妮的抑郁没有干扰治疗感到意外。尽管在评估时，珍妮有一定程度的功能损伤，她还是完成了对恐惧的社交情境的暴露练习，而且随着社交互动的增多，她的心情也变好了。

然而，正如我们在前一章描述的，珍妮在第 10 次会谈时承认，她之前一直用酒精来应对暴露。此外，珍妮还承认，她的心境受物质使用的影响。她很清楚地意识到在喝酒之后，她的心情非常低落，而且在向治疗师和她所爱的人隐瞒喝酒这一事实时，她感到尤其糟糕。她在社交情境中对饮酒的需要强烈地强化了不胜任这一核心信念。

这次坦诚的交谈促进了治疗计划的调整。显然，珍妮还没有准备好去考虑结束治疗。于是，珍妮和治疗师回顾了社交焦虑、物质使用和心境之间在功能上的关系。他们还用几次会谈探索了珍妮关于不胜任的核心信念，包括她关于别人怎么看待她的假设（完全不胜任）以及她如何看待别人（完全胜任）。治疗师经常向珍妮发出询问，确保她可以舒服地表达自己的想法和感受。治疗师还和她的顾问团队讨论珍妮的案例，帮助她觉察自己是不是在微妙地要求来访者表现得更好，而实际上，来访者还没到这个程度。

当珍妮和她的治疗师相信她已经准备好在没有酒精的帮助下暴露时，就可以重新开始这个治疗阶段。每次暴露前会做出预测，假如珍妮向其他人表达她自己认为是缺陷的内容，别人会怎么看她。在多次暴露会谈中，珍妮通过表露自己的内心而获得了非常积极的体验。当她表露自己内心的纠结和挣扎时，她发现很多的母亲正经历类似的体验。当她告诉别人她没有工作并为此感到难堪时，别人会给她一些建议，甚至提供了兼职的工作机会。

有意思的是，和她丈夫相处时更加开放并没有给她带来同样的积极结果。当她和丈夫讨论她的身份认同问题时，珍妮越来越意识到了她丈夫的心理健康问题（社交焦虑和抑郁），以及他倾向于强化她的消极信念。当珍妮表达希望和丈夫更多地出门社交时，丈夫拒绝了。他对和其他夫妻一起出去没有兴趣。当珍妮开始更多地和朋友出门时，丈夫批评她花钱太多，并询问她们究竟想和她聊些什么。当珍妮考虑一份兼职工作时，她丈夫说她已经很长时间没有工作了，而且没有什么技能。珍妮明显意识到，她的丈夫和她的父亲一样，强化了她不胜任的信念。多年来，珍妮都在用酒精来麻痹这种感觉。现在，她必须在没有酒精帮助的情况下面对这些，这样做很痛苦。于是，治疗的焦点变成她的婚姻及其未来。珍妮的治疗师帮助她树立信心，让她丈夫来参加伴侣治疗。伴着转介，珍妮结束了治疗。

第九章

与特殊人群进行认知行为治疗

在本章中，我们将注意力转向与特殊人群工作。具体地说，我们首先讨论如何向少数群体提供具有文化回应性的认知行为治疗。更宽泛地说，是向任何来自与治疗师不同文化背景的人提供认知行为治疗。

在本章的剩余部分，我们将讨论在对孩子及其家庭实施认知行为治疗时可能出现的挑战。治疗师在实施认知行为治疗时会遇到许多"特殊人群"。一些治疗师专门为老年人工作，一些治疗师专门为监狱犯人工作，一些治疗师专门为患有其他共病的人工作——仅举几个例子，本书无法涵盖所有这些可能的场景。这里将重点放在与儿童和家庭的工作上，这只是一个可能会对初学者产生挑战的例子。希望我们提出的这些挑战及其可能的解决方案也适用于与其他独特人群的合作。

提供具有文化回应性的认知行为治疗

作为临床工作者，我们经常以多种有趣的方式遇到与我们不同的人。我们的某些来访者与我们具有生物学差异（例如，女性治疗师治疗男性来访者，或男性治疗师治疗女性来访者）；有些来访者与我们在生活经历上不同（单身治疗师治疗已婚夫妇，或无子女的治疗师与儿童和家庭一起工作）；有些来访者的性偏好、性别认同、宗教信仰、种族教养和文化习俗与我们不同。由于少数族裔和文化少数群体在美国人口中所占的比例比以往任何时候都高，因此，任何新手或经验丰富的认知行为治疗师都必须做好与多样化的来访者工作的准备。

要适应我们在临床工作中可能遇到的所有个体的广泛和多样的需求是不容易的。这从培训层面就开始了——我们很多人没有接受过与不同人群打交道的充分培训。大多数心理学家是欧裔美国人（他们占美国心理学协会会员的 90% 以上；参见 APA，2002）。在我们的领域内，如果没有少数群体的影响（例如，作为导师、教授或临床导师），就不会充分强调提供符合文化的治疗的重要性。此外，课程设计人员和临床研究人员很少讨论在使治疗适应文化敏感性时应该考虑的问题。这是不幸的，因为越来越多的研究（Sue，Zane，Nagayama Hall，& Berger，2009）表明，对文化差异的更好理解促进了对种族和文化少数群体成员更好的治疗结果。

此外，尽管认知行为疗法是心理学中最主要的理论方向之一，但对它的使用通常集中于具有欧美文化背景的个人（参见 Hays & Iwamasa，2006）。治疗研究只包括了有限数量的少数族裔——当然不能代表占美国人口 33% 的少数族裔（参见 Hays & Iwamasa，2006）。受训者很可能还没有接触到少数族裔个案就毕业了。这很不幸，因为我们本可以从来访者那里学到很多东西。

如果没有来自培训讲师的强调或与此类来访者的接触和互动，很难获得提供文化敏感性治疗所需的知识。当治疗师面对从未与他们合作过的一类来访者时，可能会引起许多焦虑的想法。让我们考虑其中的一些想法。

"我不确定我对这个群体的人有什么感觉。"

我们都有因为经验定势、缺乏接触、媒体影响和其他因素导致的偏见。当我们第一次与我们不熟悉的少数群体工作时，必须认识到这些偏见，并承认偏见会影响我们的治疗，即使我们不是故意这么做的（Hays，2016）。只有在认识到这些偏见之后，治疗师才会开始考虑这些偏见对其临床工作的影响。本着认知行为疗法的精神，治疗师尝试着写下他们对特定群体的自动思维可能会有所帮助，这可以在私下完全坦诚地进行。然后，治疗师可以采取实证立场并处理这些信念。通过进行研究（例如，阅读、参加课程、参加研讨会或讲座，以及观看纪录片）并与专家（例如，宗教团体的领导人、本身来自少数群体的可信赖的朋友）交谈，我们可以用更能准确反映现实的认知来取代我们的偏见。

举个例子，在我们几年前参与的一项治疗研究中，一位来访者是虔诚的穆斯林，而治疗团队中没有人曾经治疗过信奉伊斯兰教的来访者。因此，治疗师联系了当地清真寺的伊玛目，询问他是否愿意传授有关宗教和文化的知识。在整个治疗中，这位伊玛目被证明是一个值得信赖的顾问，他向整个治疗团队传授了很多关于信仰的知识，而在此之前，他们几乎从未接触过这种信仰。

有时，了解"事实"可能无助于解决长期以来对特定群体的负面偏见。如果你认为这些偏见会妨碍你去治疗特定群体的来访者，则必须与你的督导师或咨询小组讨论此问题，并寻求进一步的指导或反馈。

"这个群体的人通常不来参加治疗，我该如何获得经验？"

学习与少数群体打交道的一个主要障碍是他们不像欧裔美国人那样接受治疗。当少数群体来访者来求助时，我们需要将此视为机会。他为何而来？在他的社区中，人们如何看待心理健康问题？倾向于向谁求助？当然，我们不希望了解少数群体的情况会干扰治疗，但是大多数少数群体来访者很乐意为此类问题提供答案，并渴望使社区成员更容易获得治疗。在社区中寻求当地精神领袖或心理服务提供者的帮助也可能很有用（如果援助是直接针对某一特定来访者的，或者来访者在某种程度上很容易被识别，则需要征得来访者的同意）。

"我不想说错话或做错事。"

少数群体社区内有一些微妙之处，可能会使治疗师害怕说错话或做错事。治疗师可能会担心冒犯来访者。例如，当与同性恋青少年一起工作时，治疗师询问更多具有性别色彩的青少年活动时，可能会让来访者不舒服，例如，参加舞会。当与正统派犹太人或穆斯林一起工作时，治疗师可能担心会因为自己在候诊室与异性来访者握手或者自己的着装方式而冒犯他们。

这时，最好的准则也许是"诚为上策"。如果你和一个你从未共事过的少数群体成员一起工作，承认你的知识有限是没问题的。例如，治疗师可以说："我以前没有和来自你的社区的来访者一起工作过。我真的很想了解你的信仰，并对此保持敏感。在我们工作的过程中，我希望你不介意我问一些问题来了解你的做法。"同样，治疗师也可以说："我会很注意你们社区的规则和标准。如果我做了什么让你不舒服的事，请告诉我。"请记住，来访者希望感到被理解和感觉舒服，所以花点时间解释自己的局限比假装知道一些你不知道的东西有效得多。

"我如何知道来访者的少数群体身份和他们的失调状况？"

与少数群体来访者工作时，我们绝不能对他们的少数群体地位与他们所面临的问题之间的关系做出假设。相反，在评估过程中，我们必须开始理解这种关系——如果存在的话。

让我们假设两个例子。一位九年级学生提出要治疗社交焦虑症。在与她父母的初次见面中，她父母还表达了对她性取向的担忧。她已经公开了自己的同性恋身份，他们认为她的社交焦虑与她的性取向有着错综复杂的联系。他们担心她"假装自己是同性恋"，这样她就"不用和男孩打交道"。

在对来访者的评估过程中，治疗师得到了一个完全不同的故事。来访者解释说，她一直在社交方面感到焦虑，特别是在演奏会上弹钢琴时。在进行随意交谈时，尤其是在校车上以及和很多同龄人在一起时（例如，在一个她只认识一两个人的聚会上），她也感到恐惧。她报告说，在男性和女性面前，她同样感到紧张。她是典型的社交焦虑症患者，她担心自己会犯错误、说错话。

在性方面，她没有困惑。她说，她一直都知道自己是同性恋，也和学校里的女生有过几段随意但顺利的恋情，她相信她的学校非常接受同性恋学生。事实上，自从出柜，她感觉自己的社交焦虑有所减轻，因为她真的很喜欢和类似的青少年在一起。但是，她仍然设法避免参加钢琴音乐会，并且仍然讨厌与任何不熟悉的同龄人（无论是同性恋还是异性恋，也无论是男性还是女性）进行随意的交谈。她并不担心有人会因为她的性取向而对她进行评判。相反，她担心自己无话可说或说错话。尽管我们在整个工作中再次讨论了她的这两个问题，但她的性取向实际上根本不是治疗的重点。

这个案例与另一个同样表现出社交焦虑的高中男生的案例有显著的不同。这个年轻人是摩门教徒，和所有患有社交焦虑症的人一样，他非常担心人们对他的评价。他特别担心人们会认为他娘娘腔，并认为他是同性恋。当他和治疗师建立了牢固的关系后，来访者透露他实际上确实是同性恋。一旦他能坦然地说出自己真正的担忧，他就能清楚地说出自己害怕因为性取向而被家人、朋友和更大的团体拒绝。换句话说，他的性取向和他目前的问题（社交焦虑）是错综复杂地联系在一起的。

在给这个年轻人治疗时，花时间了解他的世界和他可能面临的偏见是至关重要的。他的治疗师了解到，他的父母是同性恋恐惧症患者，他的宗教学校对同性恋青年不友好。他信仰的宗教规定，性关系只能发生在已婚男女之间。所有这些现实都必须纳入这个来访者的个案概念化和治疗计划的考虑中。

在几个月的时间里，这位来访者寻求了教会中值得信赖的人的建议，找到并参加了一个为同性恋青年组织的社区支持小组（该小组非常努力地保护个人私密信息），并继续进行认知行为治疗。随着时间的推移，他意识到如果他诚实地说出自己想要的生活方式，他的信仰是不会接纳他的。他把自己的性取向告诉了父母，然后离开了摩门教。治疗继而以家庭治疗的方式进行，目的是帮助他的父母接受他的选择，并持续通过认知行为疗法治疗来访者的社交焦虑，因为他意识到自己置身于新的社会环境中，而不是之前受保护的教会和宗教学校的生活。

"我通常治疗的精神障碍在这个群体里看起来有所不同。"

治疗师应该意识到，一些心理健康问题在某些文化群体中呈现出了不同的情况（Hinton & Lewis-Fernández，2010；Lewis-Fernández，2010）。例如，在一些东方文化中，最常见的是日本和韩国，一种特定文化下的人际关系表达被称为对人恐惧症（taijin kyofusho，简称 TKS），它被描述为在某些方面类似于社交焦虑障碍。然而，社交焦虑障碍的典型表现是担心别人对自己的负面评价，而对人恐惧症常常表现为担心自己的行为或表现可能会冒犯他人（这通常被称为对人恐惧症的冒犯性亚型）。根据日本诊断系统的定义，对人恐惧症可能被表达为害怕脸红，害怕对别人变形的身体做出反应，害怕眼神接触，或者害怕自己的体味。同样，患者害怕的是自己的这些方面可能会冒犯别人。对人恐惧症表现为从轻度忧虑到妄想障碍的严重程度连续谱（Hofmann，Asnaani，& Hinton，2010）。尽管存在这些独有的特征，但在美国患有社交焦虑症的人群中，对人恐惧症冒犯性亚型的许多特征可能是显而易见的（Choy，Schneier，Heimberg，Oh，& Liebowitz，2008）。研究已经发现，对人恐惧症攻击性亚型症状的严重程度与社交焦虑、抑郁和残疾的严重程度有关。对人恐惧症不能完美地映射到 DSM 系统的社交焦虑症中，因为它似乎与躯体变形障碍也有一些共性。

辛顿和刘易斯 – 费尔南德斯（Hinton & Lewis-Fernández，2010）以及刘易斯 – 费尔南德斯等人（Lewis-Fernández et al.，2010）描述了许多其他文化综合征，它们与惊恐障碍、广泛性焦虑障碍和创伤后应激障碍有相似之处，或多或少是文化特异性的表达（尽管像对人恐惧症和社交焦虑症一样，匹配远非完美）。一个例子是拉丁美洲人的神经发作（ataque de nervios）。其急性发作时的症状可能包括尖叫、哭泣、颤抖、心悸，甚至有自杀的意念或企图。它们被认为是由愤怒、人际冲突、听到令人沮丧的消息、焦虑发作或患有慢性神经衰弱引起的。该障碍令人害怕的后果包括失去控制，可能导致自身或他人受伤，以及神经系统永久性损害或自杀。在社区研究中，神经发作一直被认为与焦虑症和抑郁症相关（Hinton & Lewis-Fernández，2010）。

最后一个例子是在柬埔寨难民中发现的一种综合征，这种综合征与认为自己虚弱或心脏虚弱有关（Hinton & Lewis-Fernández，2010；Lewis-Fernández，2010）。可怕的虚弱使患者在被巨大的噪声吓到时，容易心悸。这种综合征的一部分是 Khyâl 发作，类似于惊恐发作，但也包括颈部疼痛和四肢发冷。Khyâl 是一种类似风的物质，被认为会通过循环系统与血液一起流动，而 Khyâl 发作则表明这两种物质的流动均存在失调的危险。Khyâl 发作的可怕后果包括颈部血管破裂、失明、无法呼吸、心脏骤停，甚至死亡（Hinton & Lewis-Fernández，2010）。

还有许多其他示例在这里无法一一描述。但是，辛顿和拉罗什（Hinton & La Roche，2014）提出一个模型，说明在文化背景下，焦虑和抑郁障碍是如何发生的，以及认知行为疗法如何以文化敏感性的方式降低这些障碍的严重程度。他们讨论了 10 种干预措施，这些干预措施可能有助于在使用认知行为疗法来治疗焦虑症时更有效和更具文化适应性：（1）通过解决来访者关注的问题，特别是与文化相关的症状，创造积极的期望和治疗的可信度；（2）处理可能具有特殊文化意义的特定焦虑症状对灾难的认知；（3）直接处理文化综合征及其与焦虑症的关系；（4）解决与睡眠有关的问题，它们在几种文化综合征中很常见；（5）使用特定文化中的谚语、故事和类比来传达认知行为疗法信息并产生积极的期望；（6）根据当地的心理学和生理学理论，提供与治疗相关的信息和技术；（7）在干预时接受来自当地宗教和精神传统的技巧；（8）用文化上适当的方式促进自尊或自我效能感；（9）解决与压力和不安全感有关的问题；（10）将忧虑和广泛性焦虑作为重要治疗目标。全面阐释这些想法已经超出了本书的范围，但是强烈建议读者了解辛顿和拉罗什（Hinton & La Roche，2014）针对这些观点展开的讨论，还可以就他们针对创伤后应激障碍提出的具有文化适应性的认知行为疗法协议进行探讨。

与儿童和家庭一起工作

与儿童和家庭一起工作可能会非常有益。在有问题的想法和行为变得根深蒂固之前，年轻的来访者通常能很快得到改善。看似简单的干预措施，例如帮助孩子独立入睡，会对整个家庭产生积极影响。与孩子们一起工作的时候，他们会用幽默感为会谈增添率真轻松的感觉，而将游戏融入认知行为治疗的工作中，也会令会谈变得很有趣。

与此同时，即使是最有经验的治疗师，与儿童一起工作也会引发焦虑。帮助那些父母离异、被虐待或者因为性情糟糕而难以被养育的孩子，在情感上是一种折磨。治疗师可能会感到，我们所知道的有助于改善儿童生活的知识和他们的实际情况之间是有矛盾的。在本章的其余部分，我们将讨论这些以及其他挑战。

与年轻人群进行认知行为治疗

自 20 世纪 90 年代初以来（参见 Benjamin et al.，2011），为成人编写的向低龄化延伸的认知行为疗法协议已经发展出了儿童版。例如，约翰·马奇（John March）和他的同事开发了一种用于向低龄化强迫症延伸的暴露和反应（仪式）阻止治疗（参见 March & Mulle，1998；March & Benton，2007）。尽管马奇的治疗方法基本上与成人使用的暴露和反应（仪式）阻止治疗方案相同，但在与儿童一起工作时，有许多治疗过程变量需要考虑。马奇的协议为其他成人治疗的低龄化延伸奠定了基础，它们大多数都共享了协议中的核心独特性（供青少年认知行为治疗参考，请参阅 Friedberg & McClure，2015）。

首先，治疗师、父母和孩子必须站在同一阵线，共同对抗有问题的想法和行为（例如，强迫症、抑郁和饮食失调）。当父母带着孩子来接受心理障碍治疗时，他们也常常带有怜爱与紧张交织的情绪。尽管父母对自己的孩子感到沮丧、焦虑或不满意，但他们也希望孩子能"振作起来"，去上学或按时吃饭。建立一个团队来与这些问题"战斗"可以减轻家庭内部的压力。对孩子来说，与其在妈妈告诉她不要不停地洗手的时候对妈妈生气，不如对强迫症生气并进行反击。

儿科认知行为疗法的另一个重要特征是儿童与治疗师之间的合作关系。儿童习惯被父母、老师、教练等告知做什么。在认知行为疗法中，治疗师扮演老师/教练的角色，指导孩子做正确的活动以减轻他的问题症状。但是孩子在掌舵方面同样起着重要的作用，他可以参与计划暴露练习、行为计划和家庭作业。通过扮演积极的角色，孩子们更有可能坚持治疗。

最后，认知行为疗法协议使用对儿童有益的语言和比喻是必不可少的。年幼的孩子喜欢给大脑中有问题的部分起一个名字，甚至给它画一张画。然后，我们可以教孩子们"回击"他们的"担忧小虫"或"很负面的小奈德"，或者他们给我们正在解决的问题所贴上的有趣标签！同样地，应该使用孩子们所知道的比喻来吸引其兴趣。例如，一个学芭蕾舞的年轻女孩可能喜欢想象她的强迫想法像是在脑海中旋转——但永远不会停止。治疗师可以告诉她"单转"（例如，检查一次测试答案）要比永无止境地旋转好（例如，检查测试答案很多次，以致她实际上无法交卷）。毕竟，一直没完没了地旋转会让最优秀的芭蕾舞演员也眩晕得厉害！

借鉴流行的电视节目和电影以及经典的儿童故事也会有帮助。在学习维持和治疗焦虑的模式时，治疗师可以和孩子们聊聊像《魔发奇缘》（*Tangled*）这样的流行电影。在这部电影中，"葛朵妈妈"这个看似可怕而强大的角色，实际上是一个脆弱、肮脏的老妇人，她需要长发公主的魔法头发来保持年轻。

她告诉长发公主一个假警报（就像焦虑一样），即塔楼外面的世界很危险。但实际上，世界是安全和美丽的。长发公主了解实情的唯一方法就是离开塔楼（暴露），亲眼看看外面的情况。她经历的冒险越多，并且向自己证明她能够应付得越多，她越会意识到自己关于世界的信念是错误的。这正是我们希望孩子们在治疗焦虑的过程中学习的。孩子们通过讨论《魔发奇缘》的故事，而不是听一位非常严肃的治疗师的单方面讲座，能够更多地获得是什么维持了焦虑和如何治疗焦虑的信息。这只是用有趣的方式与孩子们分享专业知识的一个例子。阅读广泛使用的儿童练习册可以为治疗师提供各种各样的好主意（见附录 C），治疗师也可以多跟进孩子们喜欢的书籍和电影。

许多参加认知行为治疗的家庭以前都曾尝试过戏剧治疗，并且对戏剧在认知行为疗法中的作用感到好奇。认知行为疗法无疑可以很好玩，而且应该如此，尤其是对于年幼的孩子而言。但请记住，我们所有的"玩耍"都是为了完成我们的治疗计划。例如，喜欢写作的孩子可能会写一个有关孩子克服挑战的故事。然而，这里不是说写一个关于任何孩子面对任何挑战的故事都可以，而是让孩子写出对他来说很难的事情——但是故事的结局完全不同于他通常应对这种挑战的方式。换句话说，这个故事可以作为一种心理预演的方法，让孩子下次面对一个困难的任务时能以不同的方式面对它。木偶也可以用于针对幼儿的认知行为疗法。[孩子们可以在治疗师的引导下练习对着忧虑怪物（Worry Monster）和消极思考者先生（Mr. Negative Thinker）的玩偶发号施令（上网搜索"丑娃娃毛绒玩偶"，可以找到一些非常适用的）]。电影《头脑特工队》（*Inside Out*）（一部带领我们进入小女孩大脑的动画电影）中的角色也可以用来讨论情感，并向孩子们展示一个单一的情景是如何导致各种情感反应的（参见 Disney，2015）。

请记住，孩子们喜欢活跃，喜欢变化。如果得到父母的允许，治疗师可以带孩子离开治疗室，到外面去。在当地的篮球场上，或在当地的咖啡店品尝热巧克力时，进行一次会谈。当然，这些会谈应该有目的地进行规划。一起去投篮可能会让不情愿在面对面的治疗室中表达的孩子开始说话。而且，对于一个患有分离焦虑症的害羞孩子来说，和治疗师一起去咖啡店为他自己点餐可能是一种超级暴露。探讨"玩耍"可以被整合到认知行为疗法中的所有方式，超出了这本书的范围。相关练习册和治疗手册可以提供很好的建议！

与孩子及其家人建立融洽关系

在上一节中，我们提到了使用适合孩子的兴趣爱好的示例和比喻的重要性。这意味着作为治疗师，我们需要额外花费一些时间与年轻的来访者建立融洽关系。该如何做到这一点呢？

在评估期间开始建立融洽的关系。我们不仅要关注症状，还必须询问孩子们的生活，这很重要。谁是他们的兄弟姐妹和朋友？他们有宠物吗？他们从事哪些课后活动？他们喜欢在业余时间做什么？他们最近看过什么好电影或好书？这些时间不会白费；年轻的来访者会觉得我们像对待正常人一样对待他们。在临床上，我们可以充分利用这些信息，比如先从询问"微积分学得怎么样？"或"对新买的小狗进行的家庭训练进展如何？"开始会谈。如前所述，我们可以利用孩子的兴趣为治疗过程创造有意义的比喻。如果我们需要在治疗过程中为鼓励孩子做一些困难的事情而进行奖励，可以从他们的兴趣中汲取灵感。例如，如果孩子进行了真正具有挑战性的暴露，他可以在会谈的最后 5 分钟玩他喜欢的电脑游戏，或观看有趣的宠物戏法视频。

另一个建立融洽关系的好方法是时刻关注孩子的优点。在临床环境中，特别是在时间紧迫的情况下，我们倾向于关注弱点——焦虑、抑郁、学习问题和同伴伤害。我们应该记得问父母："你的孩子有什么优点？"同样，这些优势可以作为谈话要点、有用的比喻以及让孩子参与治疗的方法。

同父母建立融洽关系和与孩子建立融洽关系同样重要。父母经常在参加治疗时感到被责备和内疚。配偶、祖父母、学校工作人员或朋友会使父母相信孩子出现心理困扰是他们的"失职"。与父母建立融洽关系的最佳方法是消除指责并提供支持。大多数父母都尽了最大的努力来帮助孩子。不幸的是，有些帮助适得其反，使问题变得更糟。

让我们假设一种特定的狗恐怖症的情况。父母不喜欢看到自己的孩子受惊吓，因此通常会保护他们免于遇上导致他们痛苦的刺激。家人可能会避免去有狗的朋友家，看到狗时就穿过街道到另一侧，甚至在电视上出现狗时也要换频道。在短期内，这可以防止孩子经历痛苦。然而，从长远看，这种回避会"助长"孩子的焦虑，也不会让他有机会了解到，实际上，大多数狗都是非常可爱和有趣的。在这种情况下，我们可以对父母说："我知道你所做的一切都出自爱。你们的做法出于父母的本能——保护孩子。但是，就焦虑而言，我们越是保护，孩子就会越焦虑。这不是你们的错。这就是焦虑的运作方式。我们要一起学习做相反的事情——让孩子面对那些让他害怕的事情，让他知道这些事情是安全的，他可以应对。"大多数父母都明白这一点，在治疗师的支持下，他们可以完成这项艰巨的工作。

请注意，许多父母带着羞愧的心情接受治疗，因为他们对自己的孩子并不总是充满爱和耐心。即使是如圣人般的父母，也会因为拒绝早晨上学、每天晚上扰乱睡眠或者不吃东西的孩子而失去冷静。父母们需要理解自己的反应是正常的和意料之中的，这是建立融洽关系的另一个重要方面。

关于孩子和家庭的个案概念化

成人个案概念化的规则同样适用于儿童——在我们了解到当前问题的根源以及是什么导致了问题持续之前，不要急于投入治疗（有关青少年个案概念化的书，参见 Manassis，2014）。然而，就儿童而言，我们需要仔细考虑他们生活的环境——他们的父母、学校和同龄人。这些因素该如何纳入我们对个案的理解？

让我们来看一个案例。玛雅是一名 11 岁的五年级学生，她因害怕呕吐来接受治疗。玛雅从一年级开始就没有呕吐过。然而，在四年级的一天早上，一个男孩在校车上呕吐了。由于许多原因，这是一个令人不安的事件。首先，玛雅经历了对呕吐物强烈的厌恶反应，她担心自己也会呕吐。其次，校车上的许多男孩开始嘲笑那个呕吐的孩子。玛雅说，她为这个小男孩感到非常尴尬。最后，几小时后，当玛雅走向体育馆时，她看到那个男孩坐在护士办公室里。据说他的父母都在开工作会议，不能离开，因此还没有来接他们生病的儿子。从那天起，玛雅开始担心自己会呕吐，想象自己独自坐在护士办公室里，就像那个男孩一样。

玛雅和她的母亲苏珊、父亲汤姆一起接受了评估。苏珊和汤姆都是典型的职场人，非常热情，也很关心女儿。他们早早就在评估会谈中报告，玛雅在出生时就被收养了，是他们唯一的孩子。在评估开始的时候，玛雅的治疗师花了一些时间来熟悉她，了解到她喜欢马和狗，在学校表现得很好，喜欢和大家庭待在一起。然而，自从她开始恐惧，一切都变了。

> 治疗师：玛雅，自从你开始害怕呕吐，都遇到了哪些难事呢？
>
> 玛　雅：一切。
>
> 治疗师：我从害怕呕吐的孩子那里听到过很多这样的话！看来它影响了你的一切。让我们从学校开始谈起吧。你去上学了吗？
>
> 玛　雅：上了。
>
> 爸　爸：玛雅……
>
> 玛　雅：我经常回家。我去找护士。
>
> 治疗师：你多久去找一次护士？
>
> 爸　爸：过去一个月每天都去。我们请护士看到她后即刻给我们打电话，我去接玛雅，把她带回家。
>
> 治疗师：每天吗？
>
> 爸　爸：是的。很难知道她发生了什么。安全起见，总比后悔好。
>
> 治疗师：你担心她会生病吗？

妈　妈：我想我们现在意识到她不会生病了。但是我们为她待在学校感
　　　　到如此恐惧而非常难过。她是一个很棒的学生——我们只好把
　　　　功课带回家，一旦她冷静下来，她就会即刻去做。

治疗师：你们是做什么工作的？很难在上班时离开吗？

妈　妈：我在银行工作。我不能离开。但是她爸爸汤姆有自己的计算机
　　　　公司，所以他的时间比较灵活。

爸　爸：过去几个月几乎没做什么……

治疗师：玛雅，你是如何去上学的呢？

玛　雅：爸爸送我去。

治疗师：再也没有乘过校车吗？

玛　雅：是的。从那天起没有。

治疗师：你坐校车感到恶心吗？

玛　雅：不，我知道都已经清理干净了。但是如果我生病了，我只想和
　　　　爸爸妈妈在一起。

治疗师：这是非常有趣的。和我一起工作的很多孩子都这么说过。他们
　　　　真的很害怕生病时父母不在身边。

玛　雅：是的。没有人可以像他们一样帮助我。

治疗师：父母不在的时候，你是不是就不再去做其他事情了？

妈　妈：玛雅把所有的事都停了。没有约会，没有骑马活动，没有课后
　　　　俱乐部。什么都没有。

爸　爸：我们也不能再开车去任何地方玩了。她真的很害怕在车里呕吐。

妈　妈：如果我们开车到任何地方，我都会和她一起坐在后面，以防她
　　　　呕吐。

爸　爸：自从这一切发生以来，她瘦了2.3千克。

治疗师：玛雅，你是否害怕吃某些食物，因为它们会使你呕吐？

玛　雅：不是食物的原因。我只是不想吃太饱，所以，爸爸给我做两顿

　　　　　　晚餐。我在晚上 6:00 吃一餐，然后在晚上 8:00 吃另一餐，这样

　　　　　　我就不会太饱。我根本不在学校吃饭，因为我不想在那里呕吐。

治疗师：还有什么地方是你不敢一个人待着的？

玛　雅：没有。

爸　爸：玛雅，睡前情况怎么样呢？

玛　雅：嗯……好吧，我晚上特别害怕呕吐，所以爸爸躺在我身边，直

　　　　　　到我睡着。

妈　妈：我最近都没怎么见过汤姆。我下班回家很晚，他正在哄玛雅睡

　　　　　　觉，陪着她。我只能自己吃饭，看电视。这样的日子很难熬啊。

　　与汤姆和苏珊的单独会面对治疗师进行个案概念化帮助很大。汤姆和苏珊都说，他们成长在非常贫困的家庭，他们的父母做几份工作，只是为了养家糊口。他们经常感到被劳累过度的父母忽视，而且两人都需要照顾弟弟妹妹。两人都是家里第一个上大学的人，都很成功，很富有。这些共同的家庭背景使汤姆和苏珊在第一次见面时就走到了一起，也决定了他们抚养玛雅的方式。重要的是，他们十多年来一直想要一个亲生孩子，后来才收养了玛雅。这是一个他们非常想要的孩子！他们只想让她感到百分之百的爱和保护，别无所求。他们认为自己应该随时为女儿效劳，做父母是他们的头等大事。

　　在进行个案概念化时，很明显，这不仅仅是一个小女孩在校车上看到呕吐物感到恶心的故事。她恐惧的发展是在她的家庭环境中发生的。玛雅的父母认为她的问题是焦虑，而他们不愿意让她感到焦虑。他们把自己定义为专注、负责任的父母，希望女儿能得到他们所能提供的最好的东西。他们想让她有一个不同于他们的成长环境——一个被善意地忽视的、贫穷的和孤独的成长环境。他们认为，如果让玛雅独自处理她的焦虑，将意味着他们是不称职的父母。显然，这种信念体系将是治疗过程的重要组成部分。

新手治疗师的共同担忧

回到玛雅的案例之前，让我们考虑一些新手治疗师在与儿童和家庭一起工作时常见的担忧。

在评估过程、个案概念化和治疗计划中出现的担忧

"来访者的父母强迫她今天来这里，她的怨恨情绪使评估过程难以进行。" 有时，父母会带着孩子来接受评估，因为很显然，孩子不喜欢待在治疗师的办公室里。有时，父母是在当天早上（或在开车的途中）告诉孩子有关来访的安排的。毫不奇怪，孩子们对于这种安排会产生从愤怒到恐惧的一系列情绪反应。

当孩子们在接受评估的过程中看起来不高兴时，治疗师最好直接说出来——例如，"你今天在这里看起来不太高兴"。如果孩子们透露他们刚刚被告知来访的事情，治疗师应表现得感同身受："嗯，我也真的不希望这种事发生在我身上。对此我很抱歉。"尽管父母可能有充分的理由在最后时刻才告知孩子这一信息，但治疗师应让父母知道，在认知行为疗法中，孩子是团队不可分割的一部分。隐瞒治疗信息会让孩子觉得治疗是强加给他们的，可能会影响他们参与治疗的意愿。

如果来访者确实了解评估，但总体上仍然对治疗不满意，也应该对此进行讨论。也许来访者以前在治疗方面有不良体验。来访者可能会对与一个完全陌生的人分享高度私人的体验感到谨慎。孩子们可能不会认为自己有问题。治疗师应共情他们的年轻来访者。他们应该支持孩子们的观点，但同时指出这种治疗经验可能有所不同。治疗师可以说："为什么我们不给彼此一个机会呢？我对你一无所知，包括你是否需要治疗。你对我的风格和我也一无所知。让我们今天试一下评估，看看我们做得怎么样？只要得到一些信息，我们就可以决定如何进行治疗。"这是一种合作性经验主义的立场，让我们一起来试一试，看看是否可行。

"当家庭内部对孩子的需求存在分歧时，我不知道该怎么办。" 即使是在完整的家庭中，父母也会对孩子是否有问题及是否需要治疗产生分歧。此外，父母可能不同意孩子的治疗需求。了解每个家庭成员在问题和治疗需求上的立场是评估过程的重要组成部分。在第一次评估会谈中，给每个家庭成员一些时间来描述问题的性质和讨论他对治疗的看法是有用的。连小孩子都可以谈论这个问题。治疗师应邀请每个家庭成员发言，并要求其他家庭成员不要打断。我们可以直接说："家庭成员有时会对你来治疗的原因有不同的看法。今天，我很有兴趣听听每个人的观点，一个一个来说吧。"以此方式处理家庭成员的需求可获得有用的信息。孩子可以表达自己的观点吗？即使他们意见不同，家庭成员也会尊重彼此的意见吗？父母的意见是一致的，还是他们看待问题有不同的方式？如果是后者，孩子是否意识到了分歧？这种分歧是如何日复一日地在孩子的症状中表现出来的？

与离异家庭一起工作尤其具有挑战性。必须与所有家长（包括继父母）会面，以了解他们对当前问题和养育子女策略的看法。虽然有些离婚的父母和继父母愿意聚在一起，但在大多数情况下，需要和父母双方以及他们的另一半分别单独见面。

克丽茜是一个患有强迫症的 16 岁女孩。她每周有一部分时间和她爸爸及继母住在一起，还有一部分时间和她妈妈住在一起。她父亲联系了诊所来为克丽茜寻求治疗，并把她带到诊所进行初步评估。初次见面时，克丽茜非常安静，她父亲描述了她每天在浴室里度过的时间，洗手并要完成复杂的浴室使用和淋浴仪式。他曾多次试图打断她的仪式，比如在浴室里给她计时，甚至把水关掉。显而易见，克丽茜和她父亲之间的关系很紧张。一方面，他理所当然地担心这一严重的强迫症。另一方面，他的态度是粗暴的、权威的和批评的。

治疗师要求克丽茜的妈妈参加下一次评估会谈。她妈妈迟到了 30 多分钟，而且似乎对孩子的强迫症一无所知。她承认，克丽茜在浴室里待了很长时间，但那只是因为她是一个十几岁的女孩。她从来没有试图缩短女儿在浴室里的时间。她不认为克丽茜需要治疗。相反，她相信女儿"长大后会改掉这个毛病"。

克丽茜在这场辩论中持怎样的立场呢？当治疗师单独见她时，她比在父母在场的会谈中说得多。然而，她显然是矛盾的。她形容妈妈"不太关心她"，并说她会向爸爸寻求帮助，解决她在学业和与朋友之间的所有问题。她不确定她的强迫症是不是问题。她认为妈妈并没有真正"明白"她是怎么回事，但她厌恶爸爸的干涉。她真的不确定她是否需要治疗，或者她只是想让爸爸不要再揪着她不放。

了解这个故事的各方态度对于个案概念化和治疗计划至关重要。治疗师确定克丽茜符合严重强迫症的诊断标准。她每天的仪式行为要占用好几小时，妨碍了她做家庭作业，耽误了她和朋友在一起的时间。在评估过程中，克丽茜承认自己错过了去朋友家的时间，而且在学校经常感到不舒服，因为她不能使用那里的卫生间。治疗师抓住这些话作为让克丽茜接受治疗的"钩子"。当治疗师以这种方式呈现她的看法时，克丽茜同意尝试治疗。

克丽茜"上船"后，她母亲也同意了，但仍坚持认为女儿并不真的需要治疗，并表示她自己可能"不太擅长"在家里指导女儿完成认知行为疗法的家庭作业。治疗开始时，治疗师认为，在母亲家里坚持预防仪式的行为可能比在父亲家里困难。这位治疗师也知道，父亲那里可能会更有压力，因为他要指导克丽茜应对困难的暴露。这些都是在开始治疗前需要了解的重要信息。

"当父母在他们的孩子面前说不恰当的话时，我不知道该怎么办。" 在评估过程中，与家长进行一次单独会面以获得背景信息通常是一个好主意。这让父母可以自由地谈论孩子面对的挑战和他们的养育方式，而不用担心孩子的感受。在评估过程中（和治疗期间），父母和孩子一起坐在治疗室里是很好的。这些联席会谈非常有帮助。它们向治疗师呈现了孩子和父母之间的互动方式，并允许治疗师与家人分享信息，以便所有成员通过相同的方式了解目前问题的维持原因和治疗方法。

但是，联席会谈的缺点是，在孩子面前，父母有时会说些非常不恰当的话。父母可能会贬低对方，讨论他们的婚姻问题，或者对孩子过于苛责。不过这些时刻为治疗师了解来访者的家庭生活提供了一扇窗。它们向治疗师展示了家庭成员在治疗之外是如何相互影响的，并提供了对可能导致来访者当前问题的议题的一些理解。

在上面提到的克丽茜的案例中，当克丽茜在治疗室的时候，父亲公开表达了他对前妻的看法。他形容她不可靠，"轻浮"和"古怪"。他解释说，他处理了家庭中关于克丽茜的教育以及和她未来有关的一切事务。他认为，"如果没有和她（前妻）在一起，克丽茜会更好"。当他发表这些观点时，克丽茜抱着双臂，转身离开了坐在沙发上的父亲，泪水涌出她的眼眶。

重要的是要记住，治疗师负责治疗会谈的基调。他应该为行为的适当性设定界限，并且始终关注谁是来访者（孩子）以及该来访者的目标是什么。治疗师完全可以对克丽茜的父亲说："我不知道我们该不该在克丽茜面前讨论这个话题。让我们留一些时间在最后讨论这个话题，只有你和我。"随着时间的推移，这向家长们灌输了应该有一个界限的思想，即什么是适合与孩子讨论的，什么是应该保留在大人之间的。

对认知行为治疗过程的担忧

"父母想要治疗，但孩子不想。" 本章前面已经提到了对治疗需求的分歧。然而，由于家长带孩子去接受治疗并支付费用，我们经常看到家长非常热衷于治疗，而孩子对此非常反感。与成人一样，孩子愿意参加认知行为治疗至关重要。为了减轻症状和改善功能，他们需要对以不同的方式进行思考和行动保持开放。

孩子们常常因为过去的消极经历而反对治疗。它可能发生在其他治疗环境，甚至在他们自己的家里。父母可能会对孩子难以控制的症状采取惩罚性和批判性态度，或者父母可能会在心疼孩子和自己的挫折感爆发之间摇摆不定。父母给孩子的建议也可能根本不起作用，导致孩子对父母提出的任何建议都失去了信心。

治疗师的工作就是重新设定角色。与其让父母和孩子为眼前的问题而争吵，不如让父母、孩子和治疗师组成一个联盟，共同努力解决眼前的问题。我们要避免指责，因为没有孩子会期待自己有心理问题。父母可能会对孩子出现的问题抓狂（"天哪，抑郁，太糟糕了！"），但是互相生气对解决问题根本没有帮助。家庭系统中的这些调整可以帮助孩子更开放地接受治疗。

采取经验主义立场也非常有帮助。治疗师不应该成为孩子生活中另一个告诉他们该做什么的人。相反，治疗师可以对孩子的疑虑表示赞同。我们可以说："我知道你很怀疑。我们分四次讨论怎么样？我们先这样开始，四次会谈之后，我们可以花点时间谈谈进展如何。"虽然我们不想花时间说服来访者相信治疗是有效的，但我们肯定可以给他们树立信心。例如，我们可以说："我见过很多像你这样的孩子。这种治疗对他们非常有效。我认为我们也可以一起来取得一些很好的进展。"

正如前面提到的克丽茜的情况，治疗师必须总是试图找到"钩子"。什么是孩子真正想做却因为目前的困难而不能做的？如果他们变好了，生活会是怎样的呢？我们可以对他们说："我知道你不喜欢治疗，但是想象一下，当你不那么担心自己的表现时，打球会是什么样子的？"或者"我知道你不想待在这里，但如果你的父母对你的洗漱和检查没有任何要求，那不是很好吗？"当试图找到那个"钩子"时，请记住，孩子就是孩子！许多孩子希望解决自己的问题（包括通过治疗来解决问题），这样他们就不必错过课外运动或与朋友闲逛的机会了。治疗师可以用迎合他们愿望的方式对他们说："我明白了！让我们开始工作吧，这样你就可以继续做你喜欢的事情了！"

有时，尽管我们尽了最大的努力，孩子仍然非常抗拒接受治疗。会谈时，治疗师需要尝试说服孩子做他需要做的工作，有时甚至会哄骗孩子称这只是普通的聊天。在这种情况下，我们有成人来访者所没有的选择。我们可以直接与父母合作，而无须带孩子来会谈（当然，要提前对孩子进行全面评估）。让父母明白是什么导致了孩子有问题的行为，以及如何改变这些行为。传授他们可以在家里尝试的技巧，可以起到显著的作用。而且这些技巧可能会改变父母自己的想法和行为。例如，父母可以被教导停止为焦虑的孩子提供确认。同样，当他们的孩子发脾气时，可以教他们做出不同的反应。也可以传授他们一些技术，他们回家后可以把这些技术教给孩子。正如我们的目标是教导来访者成为自己的治疗师一样，我们也可以教导父母成为孩子的认知行为教练。

"父母太溺爱他们的孩子了，很难做出任何改变。" 在第一次会谈期间，一家人坐在你的办公室里的方式往往能说明很多问题（有关观察家庭的重要技巧，参见 Manassis，2014，表 2.1）。孩子是否坐得离父母一方或双方都非常近？孩子是否会牵着父母的手，或者寻求其他的身体接触？而在他这个年龄，这样的接触对其发展是否已经不合适了？陷入困境的家庭的另一个线索是他们使用的代词。与用第三人称单数（他或她）来描述孩子的症状和经历不同，那些陷入困境的家庭倾向于用复数（我们）来描述。例如，一位母亲可能会说："当数学课变得非常困难时，我们很难坚持下去。"或者"当朋友们不把我们包括在内时，我们会很伤心。"

由于许多原因，对这些家庭的治疗可能很困难。通常，很难从来自陷入困境的家庭的孩子那里了解他们的想法和感受，这使得认知工作非常具有挑战性。当治疗涉及行为练习时，父母通常很难辅导孩子。一旦他们的孩子产生任何负面情绪，这些父母往往会过分认同，并希望消除这种情绪。因此，儿童无法发展这样的信念：他们可以应付困难的情绪和事件，尤其是在没有父母帮助的情况下。

注意肢体语言和沟通方式的微妙之处，将大大有助于形成个案概念化和治疗计划。对于这些家庭来说，与父母单独进行一些会谈，讨论教育孩子学会管理人类都有的情绪和进行"正常"童年活动的重要性，是非常必要的，但有时，这些对他们来说可能并不容易或让他们感到不舒服。父母可能需要审视自己关于抚养孩子的信念，并回顾自己是如何被抚养长大的。如果父母基于他们所受的教育对如何培养孩子抱有非常强烈的信念，那么让孩子自己参与治疗可能会有所帮助。毕竟，最终要让孩子认识到，他们可以独立地面对生活中的挑战，这是他们发展进程中的一个重要部分（Ginsburg & Jablow，2014；Lythcott-Hai，2015）。

"来访者的父母全面退出了。" 另一个极端则是父母似乎"退出"了孩子的生活。这些家长可能会把孩子单独送去接受治疗；或者由儿童看护人员陪同；或者他们来参加治疗，但没有什么贡献。这可能令人困惑，尤其是当孩子正遭受非常严重的心理健康问题困扰时。治疗师应该花点时间弄清楚为什么父母会这样。

一些父母经历了孩子多年的心理健康问题的困扰。他们看到以前的帮助都失败了，他们可能已经筋疲力尽，失去了希望。主动退出比尝试然后失败更省事。与父母单独谈谈之前为治疗付出的努力和父母对认知行为疗法的看法是有必要的。对于这样的父母来说，不要重蹈覆辙非常重要。如果孩子已经接受了胜任的治疗师的认知行为治疗，再做同样的事情会让父母更加相信治疗师对孩子的帮助不起作用。相反，转介到一个更密集的治疗项目，采用另一种类型的治疗，或者去精神科医生那里进行药物咨询，可能会给父母带来希望，并让他们重新参与进来。

还有一些父母根本没有意识到孩子处境的严重性。我们之前提到的克丽茜的母亲就符合这种描述。她十几岁的女儿每天都要在浴室里待上几小时，她却并没有觉得这很不寻常。她需要了解这种行为是不正常的，并且正在妨碍克丽茜的学业，占用她与朋友在一起的时间以及其他休闲时间。这位妈妈还需要知道，不做治疗的话，强迫症会逐渐发展成慢性病（Mataix-Cols et al.，2002）。分享此信息的目的是让克丽茜的妈妈更多地参与到治疗中。

有些父母更普遍地不作为。对于这些父母来说，询问他们自身的成长经历是有帮助的。他们是由非常严厉、控制欲很强的父母抚养大的吗？或者他们也在类似的环境中长大，并且把在成长过程中犯的错误看作有价值的吗？和孩子们谈谈他们与父母在一起的感受也是很有意义的。孩子往往对父母非常保护，尤其是在初次见面时，因此在进行这些询问之前，与他们建立融洽的关系非常重要。

以格雷格为例，他是一个患有严重抑郁和社交焦虑的高中学生。格雷格的父母经常在把他送来会谈后去办其他的事情，然后在停车场接他。当格雷格经历抑郁发作时，他会停止做功课。直到收到成绩单，他的父母才知道他没有学习，他们对他成绩不及格非常生气。到了申请大学的时候，格雷格的父母并没有带他去看学校或帮助他完成申请。他们认为格雷格会自己"弄清楚"。格雷格在家里有很多事要做，包括放学后照顾他的弟弟。在治疗期间，格雷格遭遇了一场严重的车祸，精神受到了创伤。第二天，他的父母买了一辆新车，并坚持让他继续承担开车送弟弟去参加课外活动的责任。面对格雷格的抑郁和焦虑，甚至是车祸造成的严重创伤，父母都没有对自己的预期做出任何调整。

起初，格雷格保护他的父母，以积极的方式回答有关他们的任何问题。然而，随着时间的推移，他承认在人生面临挑战的时期，他感到孤独和没有方向。在他的允许下，治疗师与他的父母进行了会谈。他们认为格雷格懒惰且没有动力。尽管他们把格雷格带到认知行为治疗会谈中和药物治疗预约中，他们都没有把他明显的"懒惰"行为和他的抑郁联系起来。治疗师向他的父母解释说，当格雷格躲在房间里看视频的时候，他并不是在偷懒。相反，他感到太悲伤了，以致无法与家人互动。他们不明白，当格雷格情绪低落时，完成大学申请这样的事情是一个很大的负担。他们也没有意识到格雷格在车祸中受到了创伤。

有趣的是，在格雷格父亲很小的时候，他的母亲就去世了，他是由疏远他的父亲抚养长大的。格雷格的母亲解释说，她的父母是来自另一个国家的移民，他们养育孩子的方式和美国父母非常不同。孩子们有责任照顾弟弟妹妹，在很小的时候就要工作，用她的话说，就是"不被溺爱"。父母在自己的童年时期都没有经历过太多的关爱和温暖，而且他们很少意识到有心理健康问题的孩子可能需要与其他孩子不同程度的照顾。

在这次有收获的会谈后，治疗师向他们推荐了家庭治疗。但是，这家人拒绝了。格雷格在家里几乎没有改变。治疗师承担了一些本该由他父母担任的角色。治疗师会定期检查格雷格在做家庭作业方面的表现，特别是在他沮丧的时候。他们详细讨论了大学和职业选择。他们还致力于加强格雷格在家以外的社会关系。尽管这些主题不是治疗抑郁症的正式方案的一部分，但对于这个年轻人而言，它们是最有意义和最有用的。

"对我和他的父母来说，这是一个很难去爱的孩子。" 和成年来访者一样，也有一些我们害怕见到的年轻来访者。有些来访者很难建立联结，因为他们在心理上是封闭的（例如，孩子对每个问题都说"我不知道"）。有些孩子的行为很消极，在我们的办公室里捣乱。和这些孩子一起工作很累，因为他们会挑战我们说的每一句话。

面对这些来访者时，我们必须记住，治疗是一扇通向治疗室以外的世界的窗户。十有八九，这些孩子会向他们的同龄人、老师甚至是父母进行自我封闭。有了这些认知，我们唯一可以做的就是共情。与其害怕会谈，不如改变我们的想法，把注意力集中在我们能做些什么来帮助这些孩子在这个世界上更有效地发挥功能上。

治疗可以作为社交技能实验室，在这里，我们可以实时地向孩子反馈他们的言语和行为所产生的影响。然后我们可以帮助他们学习新的生存方式。

洛拉是一名前来接受焦虑症治疗的中学女生。在评估阶段，她对所有问题的回答都是"我不知道"。她母亲经常转向她，用责备的口气问："你不知道吗？""真的吗，洛拉？"在整个评估过程中，妈妈和洛拉有过几次激烈的冲突，包括咒骂、拳打脚踢、威胁要惩罚等。评估总算完成了，但是洛拉显然在家里和学校都有很多困难。在家里，她和妈妈经常吵架（包括打架），结果妈妈没收了她的手机。然后洛拉会找到她的手机，把它偷偷带回房间给她的朋友发短信。有趣的是，在这种情况下，她通常处在情绪激昂的状态，因此给朋友的短信常常是冲动和带有攻击性的，导致第二天上学时出现了社交困难。她发现自己没有地方坐着吃午饭，朋友们把她排除在周末计划和聚会之外。洛拉同意她需要一些帮助来改善她和妈妈的关系，并处理中学时代复杂的社交问题。

在最初的两次治疗中，洛拉抱着双臂坐在那里，拒绝说话。她也会玩游戏或发短信。当治疗师让她把手机收起来时，她怒气冲冲地跺着脚走出了房间。这是一个很难让人爱的孩子！治疗师如何与这样一个表现出愤怒和消极情绪的孩子相处呢？在洛拉的下一次治疗中，她的治疗师制订了一些基本规则。首先，她必须把手机留在候诊室。其次，她回答问题时不能只是耸耸肩或说"我不知道"。这些规则是她需要严格执行的。她和治疗师进行了眼神交流，然后走到候诊室，放下手机，回到了治疗室。

当她回来时，治疗师指出了她所处的困境。她在学校和家里都很挣扎，但她拒绝接受可以帮助她的治疗。站在青少年的立场上，她的治疗师表示："我不明白这是为什么。"洛拉回答说："只要我努力抗争，我总是能如愿以偿。"洛拉在家里肯定是如愿以偿了——她经常从妈妈那里"偷"回她的手机，而没有任何进一步的后果。不过，在接下来的时间里，她们讨论并发现这种方式对朋友和妈妈都不太管用，因为她们唯一的互动就是吵架。

当父母面对像洛拉这样性情乖戾的孩子时，很容易忘记如何去爱他们。

通过定期的低冲突、低情感的任务（修剪指甲、看电影、一起遛狗），洛拉和妈妈努力恢复感情。她们也都致力于学习情绪调节技能，这样当冲突发生时，她们可以更有效地管理情绪。

洛拉的治疗师利用治疗过程来帮助她了解如何改变她的互动方式，以改善她与学校朋友的关系。通过不断的反馈、指导和新技能的角色扮演，洛拉逐渐能够重建一些友谊。治疗师一开始对她们的治疗非常畏惧，但她能够把这些消极的感觉转变成一种巨大的愿望，即一定要帮助这个孩子更有效地驾驭她所处的世界。

"来访者的父母正在办理离婚。我感到左右为难。" 看着一个家庭破裂是令人伤心的。在这样的困难时期，一个拥有强大技能的治疗师对儿童和青少年来说是一个真正的福音。然而，在离婚过程中，治疗师可能会对父母双方复杂的感情感到困惑。在这种情况下，必须记住孩子是来访者。我们不应该同时充当父母一方或双方的治疗师——我们的目标是帮助父母有效地引导孩子度过这段困难时期。要记住的一个提示是，孩子们在父母离婚问题上的反应有很大的不同。对于许多孩子来说，最大的担忧是他们在父母双方的家里是否都有"东西"（教科书、喜欢的毛绒动物玩具）。还有孩子想知道，一旦他们的家庭分裂了，假期安排是否还能如期进行。有些孩子——但肯定不是所有的孩子——确实想了解导致父母离婚的原因，或者讨论一些非常令人不快的事情，比如婚外情。让孩子们先表达，问问他们的担忧是什么，然后从那里出发。

与正在办理离婚或已经离婚的家庭工作时，必须遵循专业许可委员会制订的法律和伦理准则。如果父母双方都有孩子的监护权，则双方都必须同意接受治疗。当一位家长比另一位家长更赞成治疗时，情况可能会变得复杂。在父母双方均提供书面同意之前，我们不得进行治疗。假设一位父母要带孩子治疗（即使在完整家庭中也是如此），则应考虑如何使另一位父母了解会谈的情况。另一位家长愿意每周和治疗师通一次电话吗？愿意发送会谈摘要的电子邮件吗？或者，在青少年的个案中，青少年来访者会让家长参与吗？

我们还必须知道自己在这些情况下的作用。以一个患有自闭症谱系障碍和焦虑症的孩子为例，当她的父母决定离婚时，她已经和治疗师一起工作了好几年。适应这种分离无疑成了治疗过程中的一个话题。治疗师如果和孩子大谈特谈如何适应住在两个家里，对于患有自闭症谱系障碍的孩子来说非常困难。在治疗环节中讨论这一点当然是适当的。然而，该父母的一名律师随后要求治疗师准备一份关于儿童监护权的声明。美国心理学协会（APA，2010b）指出，"心理学家与他们当前或之前的心理治疗来访者进行儿童监护权评估，或心理学家与他们当前或之前进行过儿童监护权评估的对象进行心理治疗，都是多重关系的例子。"因此，这是被严令禁止的。明确角色（治疗师或儿童监护权评估者）很重要，不要发表（即使是"私下"）关于监护权或父母双方养育能力的意见。

"来访者和她的父母有相同的问题。" 考虑到遗传因素和环境因素在心理障碍的传递中所起的作用，我们经常看到父母与子女有同样的问题就不足为奇了。当父母没有解决自己的问题，却在为孩子同样的问题寻求治疗时，是很有挑战性的。

有时，当孩子接受治疗时，父母决定是时候解决他们自己的困难了。有时，父母只是通过听孩子的治疗过程或阅读治疗师推荐的自助书籍来做到这一点的。有时，父母在孩子接受治疗的同时寻求自己的治疗。当然，这对父母和孩子来说都是一个理想的情况！

当父母期望孩子"变得更好"，却不肯解决自己同样的问题时，情况就变得棘手了。孩子们很有洞察力，经常会指出这种伪善。例如，当与一个完美主义者的孩子一起工作时，孩子可能会说："你可能希望我在1小时内完成作业，但我知道妈妈每天要工作到凌晨1点。"这值得与父母单独会谈。可以问父母，治疗中要求孩子改变的，他们是否愿意做出一致的改变。如果父母发现很难独自进行这些改变，可以将其转介给其他治疗师。

当父母由于自己的问题而不允许孩子做重要的治疗时，这也是一个挑战。例如，完美主义者的父母通常不喜欢他们的孩子在功课上走捷径，或者在交作业时故意犯错。需要教育父母有关治疗的基本要素，如果没有这些要素（例如，将完美主义暴露在错误中），治疗将不会有效。如果治疗进展稍慢，一些家长会更愿意接受治疗。当他们看到每一次暴露都不会导致毁灭，他们就会愿意尝试更高等级的暴露。还有一些家长会继续坚决拒绝，在这种情况下，认知行为疗法可能不适合他们。这时，应转介他们去进行其他形式的治疗。

"我担心和我一起工作的孩子的安全。"　尽管治疗师可能不同意来访者受到的某些养育方式，但大多数做法并不危险（例如，不和家人一起吃饭，让孩子在看电视的时候睡着，或者看电视的时间太多）。然而，我们偶尔会遇到一些问题，让我们对年轻来访者的安全和健康感到担忧。这无疑是与青少年一起工作时最棘手的部分。

在讨论具体的临床例子之前，至关重要的是回到我们与青少年和他们家庭的第一次会面。如果知情同意和青少年同意的过程得到正确执行，许多潜在的问题是可以避免的。正如纳普、戈特利布和汉德尔斯曼（Knapp，Gottlieb，& Handelsman，2015）所解释的，对青少年的治疗涉及"尊重接受治疗的儿童或青少年的自主权，这是对其自主权的善行（儿童和青少年的福祉）和尊重授权治疗的父母的自主权"之间的平衡。特别是当与青少年一起工作时，可以事先要求青少年同意治疗师将"为父母提供有关……治疗的准确但不完整的信息"。青少年在开始治疗时必须了解保密是有限度的。如果他们有伤害自己或他人的风险，或者有遭受虐待的可能，治疗师必须告知他们的父母或监护人。治疗师还应该解释他们会如何让父母参与到治疗循环中。

例如，治疗师可以向来访者家属解释："每次治疗结束时，我都会把来访者的父母带过来，听取我们的工作进展。我喜欢听来访者告诉父母他们学到了什么，这周的作业是什么。我会穿插着回答一些问题。虽然我不会分享我们在会谈中讨论的所有内容，但我一定会让您了解孩子的总体情况，并会坦率地说出我的任何担忧。"

年幼的孩子通常很少关心保密问题，但青少年往往对我们要告诉他们父母的信息有很多疑问。与青少年讨论这些问题并与他们的父母分享同样的信息是很重要的。来访者应该知道，治疗室是一个安全的地方，可以谈论他们生活中所发生的事情。治疗师不应该向父母汇报每一次谈话。相反，治疗师的工作是帮助来访者与父母建立和加强关系。纳普等人（Knapp et al.，2015）讨论了一个案例，一个十几岁的男孩与他的治疗师分享了他与性相关的挣扎。把这个男孩是同性恋的事情"告诉"他的父母，并不是治疗师的工作。相反，治疗应该包括帮助这个男孩在他准备好了的时候与父母分享这些信息，并且没有不舒服的感觉。

注意，在与青少年一起工作时，有许多关于打破保密协议的灰色地带。安全问题就是一个很好的例子。如果一个来访者说他晚上回家要过量服药，我们显然必须通知他的父母。那么对于青少年的典型冒险行为又该如何处理呢？如果他们在未成年时发生无保护措施的性行为或饮酒，我们应该通知他们的父母吗？正如纳普等人（Knapp et al.，2015）所指出的："有关青少年危险的决定通常特别棘手，因为它们需要评估危险行为的梯度"。

举个例子，一位来访者告诉她的治疗师，她和朋友们一起喝酒，并且刚拿到驾照就在高速公路上以每小时 160 千米的速度开车。该来访者与朋友喝酒已有数月之久，治疗涉及讨论她的社交焦虑如何导致这种行为。这些讨论尚未与她的父母分享。然而，当她成为一名新司机并承认自己的这种非法的极端行为时，治疗师感到有必要打破保密协议。来访者很生气，因为她的父母禁止她晚上开车。这个女孩拒绝再次治疗。尽管融洽的治疗关系遭到破坏，但考虑到这种行为会给这个女孩和其他人带来的风险，我们必须违反保密条款。

除了在获得来访者的同意和许可时要明确外，治疗师在面对这些困难的决定时还应始终与同事协商。州许可委员会有法律顾问，我们也可以与其联系来寻求帮助。所有这些讨论都应记录在个案文件中。在所有司法管辖区，如果怀疑有虐待的情况，也可以拨打匿名电话。同样，这些电话应记录在案。

最后一个建议是尽可能与团队合作。在复杂的病例中，最理想的做法是与孩子生活中涉及的其他专业人员合作，从教师和学校辅导员到精神病学家和儿科医生。与团队分享你的关切（当然要获得知情同意），并记录这些对话。如果团队在各方都同意其必要性的情况下共同做出了这样的选择，那么打破保密协议或让儿童保护服务机构参与到个案中就是一个更容易的选择。

与儿童和家庭一起工作时的其他常见问题

"我没有孩子。和我一起工作的父母会认真对待我吗？" 与孩子一起工作时，在通常情况下，父母会问治疗师（尤其是年轻的治疗师）："你有孩子吗？"一些父母出于好奇而问，但是大多数父母是因为他们想清楚治疗师是否清楚与孩子日复一日地生活在一起的感觉。我们都知道一句古老的谚语："我是一个伟大的父母，直到我有了孩子！"当治疗师自己也有为人父母的经历时，他们可能会对父母产生更多的同理心。

迄今为止，尚未进行研究以检验身为父母的治疗师是否比没有孩子的治疗师能提供更好的治疗。但是，经过足够的培训和督导，即使在自己没有孩子的情况下，治疗师也很可能熟练地与青少年及其父母一起工作。当被问到这个问题时，治疗师最好能诚实地回答，然后将讨论重点放在与有心理障碍的青少年一起工作的经验上，例如，"我已经与焦虑症孩子一起工作了 10 年。"

"我不知道如何回答'为人父母'的问题。" 在与家庭一起工作时，即使治疗针对一个非常具体的问题，父母也经常会就各种育儿问题征询治疗师的"建议"："在吉米这个年龄，你会带他去万圣节鬼屋吗？""我应该让帕特里夏买手机吗？""我不确定克莉丝蒂娜是否应该参加这个聚会。"

听到这些问题时，治疗师应回归个案概念化工作。这个问题是否与当前的问题和治疗的重点有关？如果有关，就应该在会谈中留出时间来讨论它。以一个 11 岁的孩子为例，他的父母带他去接受睡眠障碍的治疗。这个男孩经常在夜里被吓醒后到他父母的房间里，而且只能睡在他们的床上。由于他恐惧的严重性和治疗的不连贯，治疗师花了好几个月才终于让他做到，如果被吓醒了，可以自己回去睡觉。在他成功入睡的初期，他妈妈问治疗师，是否可以带他去一个以吓人而闻名的万圣节鬼屋。治疗师和妈妈讨论了这个问题，并共同做出了否定的决定。因为他甚至还没有连续两周独自睡觉，也没有完成他暴露等级中更可怕的项目。就治疗过程而言，这个男孩似乎还没有做好这个准备。一年后，这个男孩还在其他问题上与同一名治疗师一起工作，但是他的睡眠已经非常稳定。妈妈再次询问能否去万圣节鬼屋。这次他似乎准备好了。在过去的一年中，他经历了许多可怕的事情，尽管惊醒了，他也能够让自己重新独自入睡。他花了一些时间讨论鬼屋，并把它描绘成另一个焦虑挑战，就像他过去应对过的很多挑战一样。为此专门安排会谈的目的是使来访者在惊醒后不会感到诧异（因为这往往是他的大脑和身体的工作方式），而且他有办法让自己在不打扰父母的情况下重新入睡。

其他育儿问题不一定适合特定来访者的个案概念化和治疗计划。在这种情况下，你可以说："这是爸爸妈妈的决定，不是治疗师的决定。"虽然花一些时间讨论这些日常的养育问题是可以的，但重要的是不要让它们偏离治疗的重点。此外，在这些讨论中，我们应当通过问一些问题来帮助父母自己做出决定，而不是以一种权威的方式替其做出决定。

"我不同意来访者被养育的方式。" 当我们和家庭一起工作时，我们会了解到他们在睡觉、吃饭、管教等方面的方式。特别是当治疗师本身是父母时，他们可能会不同意来访者的父母养育孩子的方式。这里的关键技巧是"把你的眼睛盯在奖品上（重视你真正的目标）"。换句话说，你与这家人要做什么？所以应回到你的个案概念化和治疗计划上，并考虑你对特定育儿问题的不同意见是否与它们相关。如果是无关紧要的，就忽略吧。如果是相关的，应该将其引入个案概念化的框架内，例如，"我们知道，如果孩子得到更多的睡眠，他会更好地控制焦虑。安德鲁晚上睡不好是因为他睡在你的床上。他提到，你们在一起睡觉的时候，每当爸爸打呼噜和妈妈早晨 5:30 起床锻炼的时候，他都会醒来。我想知道是否要先暂停对他的学校焦虑的讨论？集中精力让安德鲁睡在他自己的房间里，这样他就能睡得更久、更踏实。"

"我可以在治疗室里制订规则或管教孩子吗？" 与青少年一起工作时，我们会在治疗室看到孩子们的各种行为。他们把脚踩在墙上，用靠垫擦鼻子，或者随地吐痰。偶尔，孩子们会擅自拿取治疗师的私人物品，或者阅读他们桌子上的文件。孩子们可能会和父母顶嘴，或者对他们进行身体攻击。孩子们会发脾气。有时，他们会跺着脚走出办公室，甚至试图逃跑。当父母在场时，观察孩子们的这些行为就更有趣了。父母是否会为规范行为制订规则和标准？如果是这样，他们是否有效地做到了这一点，还是会败给孩子？正如我们在这本书中多次提到的，观察这些互动为了解一个家庭在治疗之外的生活打开了一扇窗。

就像和成年来访者一起工作一样，治疗师应该为他们在治疗室的行为设定基调和标准。如果家长不在场，治疗师应该礼貌地告诉孩子们，请不要把脚踩在墙上，或者请拿一张纸巾擦鼻子。孩子们的反应方式将有助于形成个案概念化。通常，有心理健康问题的孩子的父母不敢使用纪律。他们认为自己的孩子很脆弱，所以不敢强加规则。然而，孩子们可以在规则和常规方面表现得很好。有趣的是，当父母说孩子不可能被管教时，孩子却很容易遵从治疗师的要求（如本章前面所述的洛拉的案例）。无论出现什么问题，将常规的行为和标准带回家庭通常都是治疗的重要组成部分。当儿童确实难以管教时，即使是治疗师也会束手无策，这也可能成为治疗的重点。行为策略可以用于增加适当的行为，无论是在会谈中还是在"现实生活"中。

当父母在场且不管教孩子时，治疗师这样做是可以的。然后，治疗师可以转向孩子的父母，暗示他下次这样做——例如，"我想知道下次来会谈时，你能否提醒比利在会谈期间骂人是不合适的"。如果父母在管教孩子方面真的很困难，治疗师可以单独与父母见面，更广泛地讨论这个问题，并传授改善家庭功能的策略（参见 Friedberg & McClure，2015）。

回到玛雅的案例

玛雅和她的家人在四个月的时间里参加了 11 次认知行为治疗会谈。在前两次会谈中，一家人了解了维持她对呕吐恐惧的各种因素，并学到一些打破焦虑循环的关键策略。具体来说，玛雅学会了如何回击忧虑。她和治疗师创建了一张提示卡，她可以随身携带它，上面有一些有用的"回击"攻略，比如，"觉得要呕吐不等于会呕吐""即使我感觉想吐，我仍然可以做有趣的事情""不会有什么坏事发生""经历过了，就知道了"。最后一条"回击"攻略还提醒玛雅，她多年来一直在同一所学校做同样的事情，从来没有生过病。

两个关键的行为干预措施被立即实施了。首先，治疗师指导玛雅的父母不要再给她安慰。当他们让她放心时，反而加剧了她的焦虑。举个例子，玛雅的妈妈会在每天早上上学前给她量体温，以保证她没有生病。治疗师告诉他们要停止这种行为，提醒玛雅要自主回击她的焦虑，而不是依靠父母。

治疗师帮助这个家庭改变了早晨的日常行为。以前，玛雅一醒来就感受到了焦虑，她躺在床上担心，而不是起床穿衣服。父母走进她的房间，哄她起来，安慰她说她不会生病。当她要迟到的时候，他们甚至帮她穿衣服，把早餐带到车里。玛雅与治疗师合作，"重新训练她的大脑"，使其在早晨的反应有所不同。具体来说，她们达成一致，只需父母叫醒她，播放一些欢快的音乐，她自己起床穿好衣服，下楼去。父母同意在她下楼准备去上学之前不跟她交谈。之后他们可以谈论任何事情，除了焦虑！玛雅准备了一些上色用品，以便在上学前当焦虑感袭来时让自己忙起来。

到最后三次会谈时，玛雅的早晨都比较平静，能准时上学，并且减少了对父母的依赖。然后，玛雅和治疗师开始对其回避的情况进行暴露。由于玛雅在接受治疗前回避的时间很短，因此她很快重返了以前的活动。她独自回到汽车后排座，在不熟悉的地方吃饭，参加她最喜欢的课后活动。当她看到自己在所有这些不同的情况下都没有生病时，她对呕吐的恐惧就消退了。她和治疗师还花了一些时间讨论如果父母不在（例如，在学校、在朋友家中），玛雅呕吐了会怎么样。这些讨论的关键是帮助玛雅认识到，尽管这样的情况不太可能发生，但假如发生了，她也是可以应付的。

对于玛雅和她的家人来说，最具挑战性的问题是睡眠。在这些会谈中，治疗师一直在关注家庭因素，这对个案很重要。玛雅的父母对她独立睡觉仍犹豫不决。虽然他们错过了自己的私人时间，但晚上把她一个人留在家里会让他们觉得很难过，尤其是当她有哪怕一点点的焦虑时。为了给玛雅的父母提供讨论这些问题的机会，他们进行了一些家长会谈。最终，玛雅开始睡在自己的房间里，甚至可以在朋友家里过夜——这是她以前从未做过的事情。

第十章

督导过程：目标和挑战

在这本书中，我们看到了使用认知行为疗法从最初与来访者接触，到开展评估与治疗，再到结束的整个过程；我们也讨论了如何应对这个过程中出现的挑战。我们的目的是帮助并引导新手治疗师历经这一过程而无须太过焦虑。除了获取理论知识和增加临床经验外，新手治疗师还有另一个可以帮助他们的工具——督导师。

在这一章中，我们会用类似于前面阐述治疗过程的方式来描述督导的过程。督导需要督导师和受督治疗师双方的合作。为达成合作，需确定共同的目标和实现这些目标的方式方法。督导对于掌握关于个案概念化、鉴别诊断、治疗计划和实施干预等技能至关重要。不过，督导过程也面临一系列挑战。有时，这些问题与其所在的培训项目相关。此外，在督导关系中也可能出现更具人际互动性质的困难。在这一章中，我们将就如何最好地解决这些问题提出建议，从而实现督导的目标。

督导的目标

心理健康专业领域研究生教育的一个终极目的是使学生具备基本的胜任力，能为那些遭受心理困扰的人提供治疗服务。这个过程的第一步是通过课程的方式进行培训。但是，任何课堂教学都无法帮助一名学生完全准备好开始与来访者工作。因此，在课堂教学之外，学生通常还需要接受实操训练来发展他们的临床技能。由于受训中的学生不够成熟，缺乏独立诊疗的胜任力，他们在训练过程中需要在临床督导师的指导下工作，督导师能为他们提供支持和反馈。

　　从教学的角度看，督导的目标是教会学生未来提供心理服务所需的技能。从更实际的角度来看，督导下的训练对学生来说也是不可或缺的，他们需要以此完成培训项目并获得执照。为能取得从业执照，学生需确保他们有足够的受训时长（如直接参与临床工作小时数、受督导小时数等），并参加过所要求的相关培训，督导师的资质也在考虑范围内。在北美大多数辖区，只有在有执照的心理学家的督导下，诊疗时间才能"计入"申请执照所需时数。其他领域（例如，精神病学、社会工作和精神科护理）的受训者应了解他们各自所在地区的从业资格指南。

督导师的角色

　　自本书第一版于 2005 年出版以来，督导（特别是督导胜任力）的重要性受到了越来越多的关注（例如，Corrie & Lane，2015；Milne & Reiser，2017；Newman & Kaplan，2016；Sudak et al.，2015）。美国心理学协会已经制定了《医疗服务心理学临床督导指南》（*Guidelines for Clinical Supervision in Health Service Psychology*，2015），并出版了"临床督导精要系列（Clinical Supervision Essential Series）"丛书，包含了描述多种心理流派督导过程的书籍（Newman & Kaplan，2016；涵盖认知行为疗法）。对于督导师和受训者来说，这些都是极好的资源。

　　在讨论督导如何开展之前，有必要先考虑一下督导关系中督导师和受训者的角色。临床督导师主要履行三个职能：培训新手治疗师；确保来访者获得专业的干预；在许多情况下，他们还充当了导师的角色。

培训新手治疗师

督导师的最终目标是帮助受训者成长为一名能独立工作且具备足够胜任力的认知行为治疗师。为了实现这一目标，督导师要帮助受训者提升评估诊断、个案概念化、制订计划和实施干预等技能。通常情况下，督导师会依据自身的流派取向来教授这些技能——受训者将学习如何去理解各种心理问题，以及如何在特定工作框架（如认知行为框架）下实施干预。

除了教授受训者如何与来访者进行标准的评估和治疗会谈外，督导师还向受训者传授怎样从事治疗师这份职业的经验。他们指导受训者学会处理那些在与来访者工作的过程中可能出现却未预料到的困难。督导师也教导新手治疗师学习符合伦理且负责任地工作，为此，他们会向其介绍用于规范职业行为的伦理守则，并在其遇到伦理困境时提供帮助。

基于培训项目的要求，督导师还要循例对受训者的表现进行评估。当看到"评估"这个词时，受训者可能会以为，只有在督导训练即将结束时，他们才会收到督导师对于自己的评估结果。虽然确实可能会有一份最终的评估结果，但受训者应了解，督导师会在督导关系维系期间持续评估他们的表现，并及时给予反馈。换句话说，评估是一个反复的过程，每次督导会谈后，受训者应将通过评估获得的反馈应用于他们随后的工作。

确保专业的干预

督导师最重要的一个角色功能也许就是确保来访者的健康及接受专业的干预。事实上，对于督导下的治疗师给来访者造成的任何伤害，督导师均负有法律和伦理上的责任。因此，督导师必须始终了解其所督导的个案中每个来访者的状态、治疗进度和当前的功能水平。当然，分享这些信息是受训者的责任，但督导师也有责任营造值得信任的督导关系，使受训者能够感觉安全地分享所有关于来访者的可用信息，以及自己在治疗中的表现。在这样的背景下，督导师要充分听取受训者提供的信息，并给予反馈和指导。

充当导师

除了教受训者如何做治疗，许多临床督导师同时也充当了导师角色。导师的角色意味着他们还需要帮助受训者决定，在当前督导关系结束后，接下来希望获得什么样的督导经历。导师也意味着他们可能要帮助受训者规划他们的职业生涯道路。这其中最常被忽视的方面或许是帮助受训者发展自身的督导技能，从而在将来也能成为督导师。督导师可以与受训者讨论自己的督导风格，以及这种风格是如何在他们的职业生涯中发展起来的。此外，一些督导师允许比较资深的受训者去督导那些刚加入的受训者，然后再对他们的督导提供反馈。若能如此，对受训者来说，这样的经验是非常宝贵且应充分把握的。

受训者的角色

受训者的主要职责是为有心理困难的求助者提供临床服务。当然，我们的期望是受训者将尽可能地提供最好的心理服务。正如我们在本书前面所讨论的，要做到这一点，新手治疗师必须尽其所能地为他们与来访者将进行的工作做好准备。新手治疗师必须了解从业相关的伦理守则和法律要求，并在与来访者的所有互动中遵守这些标准。此外，他们需对个人议题及其可能会对自身工作产生的不利影响保持觉察。最后，也是与本章最相关的一点，受训者要充分地利用督导资源。正如我们在本章后面会详细讨论的，这意味着受训者要按计划定期接受督导并事先做好充分准备，对督导师的反馈保持开放并积极回应，并且在常规督导会谈之外，在必要时及时咨询督导师。

建立督导关系

选择督导师

在你的受训过程中，关于谁将成为自己的督导师，你会有不同程度的选择权。在一些情况下，你可能会被指派给一名督导师，而在另一些情况下，你也许能自己选择督导师。如果可以自行选择，你该如何确定哪位督导师能为你提供最佳的督导呢？这里有许多重要因素需要考虑。首先，你想积累哪方面的受督经验？未来的你希望自己主要的工作对象是儿童、青少年、成人还是老年人？你是否想在某一类障碍或问题上获得经验，比如进食障碍或婚姻问题？你愿意选择的工作场所是医院、社区心理健康诊所、大学咨询中心、私人诊所还是监狱？当有机会选择进入一段新的临床受训经历时，先考虑一下你想获得哪方面的经验，然后找一位能在这些方面帮助你的督导师。

另一个需要考虑的重要因素自然是督导师的流派取向。虽然本书聚焦于认知行为疗法，但大多数人都希望（也应该）通过培训接触更多的流派。也许你还想接受心理动力学疗法、人际关系疗法或情绪聚焦疗法等流派取向的培训。那么，你可以找一位擅长你想了解的流派取向的督导师。

还有一个需要考虑的因素是督导师做督导的能力水平。定义一名"好的督导师"的标准并非易事。但总体来说，重要的是要找到这样一个人：一位好老师，有宽裕的时间提供给受训者，且尊重彼此的界限。此外，如果督导师能掌握如何在提供充分指导和给受训者发挥主动性的机会以推动治疗进展之间取得平衡，这样的督导便是最好的。好的督导师知道如何随着受训者评估和干预技能的发展而调整这种平衡。

要了解一位督导师是否具备这些特质，最好的办法就是问一问其周围的人。如果你认识以前和其工作过的受训者，可以询问他们的经历。若不认识，可以向督导师了解一下他的受训者的名字，便于你进行联系和问询。大多数督导师都会接受这一请求——对于那些不愿意的人，你或许可以考虑一下其不情愿背后的原因。

当然，和有意向的督导师直接会面是了解他们的另一种极佳方式。问一问他的工作情况（如流派取向、来访者类型等），以及你能有哪些机会与其共事。询问你将可以得到多少小时数的督导，以及督导会以何种形式进行（例如，个体督导、团体督导或两者组合）。在沟通这些信息的过程中，你也能直观地感受到这位督导师对待受训者的方式。再次说明，真的很难明确指出你应该寻找什么样的督导师；但在通常情况下，如果能找到一位对自身工作充满热情且热心于传道授业，同时也乐于向受训者学习的督导师，那会是很理想的状况。一个有力的督导工作联盟会成为实现各种督导目标的宝贵工具，包括提高受训者的临床技能。

明确督导协定

一旦你和一位督导师明确了督导关系，就有必要协商清楚之后的相关事项。首先要决定的是督导的频率以及每次督导的结构。你们还需要讨论接下来会在哪方面先着重训练（例如，专注于特定的评估技能或某种治疗技术），并就你后面的工作量进行商讨。你会有其他应尽的职责，因此，重要的是确保你不被过多的个案量淹没，从而影响你人生中其他该做的事。同样重要的是，你需要和督导师讨论如何对你的工作进行评估，包括在督导过程中和结束时。

督导方式

不同的设置和不同的督导师会有非常不同的督导方式。接下来的部分将讨论这些不同的督导方式，并就受训者如何最大化地从督导中受益给出建议。

个体督导与团体督导

一些督导师单独会见受训者，另一些督导师则以小组的形式和所有受训者见面。在通常情况下，个体督导每周一次，每次至少 1 小时。团体督导一次则至少 2 小时，往往还会延时，这取决于受督的人数和每个人的案例量。做团体督导的督导师一般会对组内的受训者保持开放，有需要时也能安排一对一的督导会谈。

个体督导和团体督导各有利弊。个体督导中的受训者能受到比在团体督导中更多的关注。个体督导也使受训者有更多机会受益于督导师的导师角色，得到其对自己在职业选择、之后的临床实践和督导师选择等方面的指导。在个体督导中，因为无须与他人分享时间，所以每个案例都有更长时间的督导，且受训者有机会呈报更多数量的个案。

在团体督导中，往往要求受训者选择困难的案例进行汇报，而通常能够分配给每个案例的讨论时间也较少。尽管有此限制，但团体督导能使你获悉比你在临床上所遇到的更多类型的案例。这意味着你将更广泛地接触不同个案的临床表现、一些复杂的诊断问题和个案概念化，以及与治疗计划和治疗进程相关的各种问题。

但在团体督导的背景下，一些受训者可能并不那么乐意收到督导师的（负性）反馈。有多种方法来处理这种不适。首先，受训者可以重构他们的认知。团体督导的一个美妙之处在于，受训者不仅能从督导师那里获得反馈，还有机会从不同受训水平的同辈受训者那里收到反馈。有时，接受督导可能会产生像要被行刑的感觉，但如果能把被评价的焦虑放在一边，对治疗师而言，从多人那里获得反馈是非常有益的。

当然，或许和督导师沟通一下关于提供反馈的方式也是可以的，特别是当发现其提供反馈的方式冷漠、无益或不合时宜的时候。为了使这样的讨论有效果，最好能把问题具体化（比如，可以这样说："当播放我的会谈视频时，你只看了一小部分片段就开始批评我的表现，还没看到后面的干预是如何展开的呢"）；也可以描述具体什么样的行为改变将使督导更有帮助（比如，"我们在讨论案例之前，若能观看再长一点的录像片段，也许会更有帮助。这样的话，你的反馈对我会更有用"）。

综上所述，个体督导和团体督导各有利弊。受训者可以自行决定是否要进行其他的督导尝试，以补充他们认为现有督导安排中自己缺少的体验。举例来说，如果你有一个特别困难的案例，而团体督导能提供的帮助有限，你就应该试着做每周一次的个体督导，直到感觉个案工作步入正轨。类似地，如果你正在接受个体督导，同时认为你能从听取更多个案情况中受益，那么可以与其他受训者组织一次非正式的朋辈团体督导。

与督导师分享你的工作

督导的作用取决于受训者的投入。受训者有责任在参加督导前做好与督导师分享自己的工作的准备，这样才能获得他们需要的反馈和建议。在下一部分，我们将讨论分享你的工作的多种方法，概述每种方法的优缺点，并阐述如何最好地为督导会谈做准备，以便从督导中获得最大收益。

自我报告法

自我报告法是最常用的督导方式。这种方法通常需要受训者以报告的方式描述与新来访者做的评估或持续进行的个案在新近治疗期间的进展。这种自我报告法听起来无须受训者做什么准备，但实际上并非如此。

在每次督导前，列出一份所有来访者的清单，标注出自上次督导以来的全部个案会谈，并简要记录一下会谈内容。考虑一下你的个案概念化是如何在一次又一次的会谈中发展和变化的，以及对这种"更新"的理解又是如何影响你的干预计划的。在某些情况下，可能有必要事先准备好对来访者做的量化评估结果——例如，对于一位抑郁症患者的治疗，你可能会被要求报告来访者该周的贝克抑郁量表得分。而最重要的或许是，你要带上你想问督导师的问题或你心里的种种顾虑。除了这份汇总清单，你还应带着全部会谈记录表，它有两个用途：首先，你的督导师也许会询问一些你无法立刻想起来的个案的额外信息，但它们可能很容易就在会谈记录表中找到；其次，在督导会谈结束时，督导师必须签署受训者的进度记录，而确保做到这一点的最好方法是随身携带会谈记录表。

录音录像法

许多督导师在他们的督导实践中使用录音录像材料。听取录音或观看录像能够更真实地了解治疗过程，同时能避免自我报告法中受训者内在偏见的影响。尽管有明显的长处，但很多受训者并不喜欢这种方法。他们可能会因在录制而提高会谈期间的自我关注度，这使得注意力更难集中在来访者身上。此外，在他人面前观看或收听自己的治疗过程很能引发焦虑。但好在一旦你习惯了录音／录像，习惯了回听／回放，这种不适感通常很快就会消失。

为了使这种方法发挥最大效益，受训者应在督导前先自己听或看一遍录音或录像。若能写下你对于会谈的具体问题和关注点，并标注影音材料中与此相关的时间点，那么接下来的督导将是最高效的。这部分"提示性"内容可以在督导前提交给督导师，也可以在督导会谈中呈现。一般来说，督导师没有时间每周都听完所有受训者的录音，所以受训的治疗师有责任给督导师指出自己在会谈里需要帮助的地方。时不时地，受训者会经历比较困难的个案会谈，然后发现几乎找不到特定部分来向督导师展示。在这样一些情况下，督导师也许愿意观看整个会谈，之后再与受训者讨论。在其他的时候，督导师可能会随机选择某个会谈片段进行回放。

关于督导的一个常见问题是，是否应该只选择会谈的"困难"部分用于接受督导，还是也应该在督导中讨论"好的"地方。我们自然是不愿只关注负面，但因督导时间有限，通常要对困难的个案多做指导。然而，在团体督导中，间或呈现一些会谈中"好的"部分对受训者也是有帮助的。也许你很好地解释了一个概念，或者非常有效地处理了一个棘手的临床问题，又或者和来访者做了一个为其带来十分积极变化的行为实验。向团体展现这些片段对其他受训者很具教育意义。

现场观察法

督导也可以通过现场观察来进行。有的督导师甚至与受训治疗师"共同接待"来访者。这使得督导师可以观察受训者的"实战表现"，并有机会在会谈进行过程中提供持续的指导。督导师也可以从单向镜后面观看治疗过程，然后实时提供反馈（通过耳麦），或者在会谈结束后立即做反馈。与协同治疗一样，这种方法的一个明显优势是督导师可以实时看到治疗过程中发生的事。只是类似于录音录像法，现场观察可能引发新手治疗师的焦虑感。但正如前面说过的，这种焦虑感往往会随着时间的推移而消散。一旦如此，现场观察则能成为一种非常具动态性的、有用的督导方法。

综合使用法

虽然这里在讨论不同的督导方法，但大多数督导师在督导时都会采用多种方法。督导师往往很愿意听取有关督导过程的建议。比如，若当前与你一起工作的督导师通常不要求受训者录下他们的会谈过程，但你觉得这种方法（录音录像法）会有所助益，那么可向你的督导师提议使用。重要的是，受训者应尽可能地让自己从督导中有更多的收获，而在督导关系中坚定立场会有非常积极的效果。

督导关系面临的挑战

在督导过程中，督导师和受训者可能会对个案概念化或是否对某一特定来访者使用某个技术存在分歧。人际互动或伦理冲突也可能导致督导关系的紧张。重要的是，许多督导师能预期到与受训者发生冲突是自然而然的，它常常被视作有用的，甚至可能是实现督导和培训既定目标所必需的（Nelson，Barnes，Evans，& Triggiano，2008）。虽然可以对时有发生的冲突和分歧有所准备，但督导关系中的矛盾张力可能很难解决。

在下一部分，我们将讨论督导关系中可能出现的潜在困难情况，并就如何解决这些问题提出建议。尽管每种情况都可能有多种略不相同的应对方式，但研究表明，解决与督导师之间的冲突通常依赖于强大的工作同盟，以及就督导关系中的期待和角色及早进行明确的沟通（Nelson et al.，2008）。

个案理解及干预方式中的难题

"我的督导师认为他才是治疗师。"

最好的督导技能是可以保持这样一个平衡：既对受训者予以指导，又放手让他们自己"飞"——这意味着他们可以做到自己对来访者负责。一些督导师难以找到这种平衡，即便受训者已比较成熟，也还是指导性太强，没能赋予其足够的自主性。对于新手治疗师来说，这是一个麻烦的状况，督导师的持续高控制会让他们觉得自己缺乏技能。更有甚者，若不听从督导师的建议而按照自己的想法去推进会谈，受训者还可能遭到谴责。

解决问题　这个问题的解决方式需要根据你所接受的培训时长来决定。如果你刚开始从事治疗工作（或者刚要实践一种新的干预方法），往往最好听从督导师所提供的建议；但在培训的后期，应该向督导师提出这个问题，特别是当你因未遵循其指导而受到斥责时。不要去指责督导师的行为，而是让其明白这样做对你有什么影响。告诉督导师，他的做法会让你觉得在治疗被把控的过程中，自己对来访者进行干预和做临床决策的能力都没有得到发展。坦然面对批评——可以问问督导师，是否因你做了什么或没有做什么，而使其认为你尚未准备好或还不足够胜任在只有少量指导意见的情况下与来访者工作。如果没有特别的顾虑，让督导师了解你希望在继续接受其指导下，有机会逐渐独立地进行工作。

虽然与督导师讨论这类冲突向来是一个好做法，但以督导师的视角看待督导的有关事宜也可能对你有帮助。在督导受训中，督导师对其督导下的来访者的健康和福祉负有最终责任。这意味着督导师要对来访者承受的任何伤害负起责任。因此，督导师可能会在与来访者干预相关的事项上略感焦虑。这种焦虑可能会转化为他们对受训者进行细致入微的指导，特别是当受训者还处于新手治疗师阶段时。因此，你不宜过快地将督导师的行为认定为针对你个人的，因为他很可能对任何新手治疗师都有这样的感觉和做法。虽然你的督导师也许不会向你承认他有这样的焦虑体验，但这是一个需考虑的可能性。

"督导师和我的流派取向有冲突。"

在受训过程中，有时不得不跟流派取向不同的督导师一起工作，他们理解和治疗心理问题依据的是与我们不同的理论基础。当受训者被指配给一个督导师，而非基于自身兴趣去选择督导师时，可能会遇到这样的情况。受训者可能会对是否应该接受督导师的理论取向感到困惑。如果接受，他们显然要在内心对抗自己原有的关于如何最好地理解和治疗心理问题的信念；如果不接受，他们可能会受到督导师的谴责。此外，如果受训者在接受其他流派的督导时坚持自己的取向，他们还要承担低效率督导的风险。

解决问题 处理这种纠结的最好办法是和督导师讨论。也许大多数人都希望受训者能用与其督导师一致的理论取向来对来访者进行干预。然而不一致并非一定不好。事实上，掌握不同的治疗方法最终会让你成为一名更好的治疗师。无论你最终选择哪个取向，从不同的督导经验中学到的技能肯定会对你的工作有用。而且获得多样化的督导经验还可能以建设性的方式改变你的职业道路。举个例子，我们有一位同事，在受训期间学习的几乎全是认知行为疗法，直到研究生最后一年的一次实习才比较多地接触到心理动力学取向的内容。她觉得做动力学治疗的体验非常愉快，也更加符合她对心理问题的理解。她后来选择进一步学习心理动力学疗法，并以此为方向发展自己的职业生涯道路。

有时，受训者会因为某位督导师的流派取向而寻求其督导，但之后才发现这位督导师并没有如自己预期的那般专攻该取向。比如，受训者可能想要一位认知行为流派的督导师，却发现他时常得到的反馈和建议更具心理动力学性质。在这种情形下，受训者会觉得没有得到自己想要的那种训练。有的督导师对这种反馈非常接纳，虽然他们的临床风格也许偏整合，但自始至终十分注重督导关系（也就是说，在之后督导时，他们可能会按照认知行为的框架来理解和干预来访者的问题）。另一些督导师不那么能接纳，他们希望受训者遵从他们的建议，即使这些建议与受训者所理解的认知行为治疗师应有的做法有出入。这是一个困难的处境，因为在很多时候，受训者无法在中途结束督导关系，转而寻找其他能满足其需求的督导师。在大多数情况下，最好还是在约定的时间里坚持下去，看看能从中学到什么。就算是一次不太愉快的经历也能有积极的一面，你可以据此了解到，怎样的治疗方式是你不想用的，或者学习到下次应怎么更好地选择督导师。

督导关系中的难题

"我害怕督导师的负面评价。"

也许在督导关系中，受训者最关心的是督导师给出的评价。这种担忧并非毫无依据，因为督导通常意味着要接受"建设性的批评"。经常，督导师们因太专注于提出批评意见，以致忘记了给予受训者哪怕一丁点儿表扬。而且在督导过程中，我们倾向于带去治疗过程中有问题的部分，这一情况加剧了督导中积极因素的缺乏。因此，受训者在结束督导会谈后常感觉自己的工作完成得非常糟糕，甚至永无希望成为一名好的治疗师。此外，一次特别难堪的督导会谈可能会让受训者对下一次会面感到非常焦虑。这将对接下来的干预产生负面影响。由于担心在督导中受斥责，受训者会过度专注于做"正确的事情"，乃至无法很好地照顾来访者。

解决问题　无论是来自督导师还是朋辈的督导，都极具学习意义，即便它们有时难以接受。新手治疗师要学会脸皮厚些，提醒自己反馈不是人身攻击，而是帮助自己成长的一种途径。当新手治疗师学会更专注于督导会谈的过程且不把反馈个人化时，会从中收获更多。

根据我们的经验，新手治疗师担心被督导师评价的另一个原因可能是评估的具体细则是不可知和不清晰的。当你错误地解释一个概念时会发生什么？干预的一个来访者始终没有好转会怎么样？如果有的来访者脱落了又会怎么样？这些是否会导致评分不佳或其他负性结果？应对这些担忧的最好方法是在一开始就与督导师商定好你将会如何被评估。评估治疗技能并非易事。最好别为一次糟糕的解释、偶尔一个干预效果不明显的来访者或者几名过早脱落的来访者而过于苦恼。督导师往往着眼于"更大的图景"——在培训过程中，受训者是否为之付出了努力，行事是否符合伦理且怀有同理心，以及是否展现了干预技能的进步。

"督导师没有给我留时间。"

与过度介入的督导师相比，一些督导师根本没有给他们的受训者留时间。他们可能会错过督导会谈，或者干脆拒绝安排会面。在规定的督导时间之外，即使遇到非常棘手的临床问题，受训者也无法得到他们的帮助。这样的督导师与其受训者的面谈也总是非常仓促，并且常被电话或其他顺道拜访的人打断。无论实际情况如何，受训者确实没有得到充分的督导。

从多方面来看，这种状况都是有问题的。首要的是，它导致来访者无法得到妥善的关照。正如我们提到过的，没有督导师会指望受训者在刚开始培训时，就已经掌握做好临床工作所需的所有技能了。很难想象受训者完全不能从一次培训（即使是体验不佳的培训）中学到一些使来访者受益的东西。然而，若无与督导师的会面，这些收获将难以落到实处。除了对来访者的关照欠妥外，督导不力也会导致受训者的学习体验不佳。在经历了这样的体验后，受训者会觉得自己没有学到新的技能或知识，他们也将错失获得"导师"指导的机会。此外，他们还将没有机会学习到督导的技巧，而最好的学习恰是来源于其自身的受督经验。

解决问题　要解决督导师缺位的问题，最困难的事情之一就是约他见面来谈这个问题。这是锻炼你果决性的好时机：坚持你们必须会面，而且要尽快。开诚布公地表达你的担忧——让督导师了解你感到自己在"孤军奋战"，你觉得更频繁且保质保量的督导是必要的。虽然如何为受训者腾出时间的责任肯定落在督导师身上，但你也可以提出一些建议。比如，为了让督导更好地进行，是否需要换个见面时间；是否能偶尔通过电话来讨论个案；或者确定一个副督导师，当你的主督导师太忙时，副督导师就可以接手。当意识到自己的行为对来访者和你造成的影响时，一些督导师会对你寻求更好督导的要求做出回应，且更加用心。

但是，若这样的表达并没使其行为有所改变，受训者可以提醒督导师，他们的疏忽可能造成的后果。归根结底，督导师要在伦理和法律上对你所有来访者的健康负责。如果他们不参与来访者的干预过程，一旦来访者出现问题，他们的执照和职业生涯都可能面临危险。如果这些都不能有效地改变他们的行为，那么出于你和来访者的最佳权益的考量，你应该终止这段督导关系并做出新的安排。

"督导师和我在道德／伦理议题上意见不一。"

来访者常会在治疗过程中报告某些可能要引起治疗师警觉的内容。比如，来访者有时会报告有自杀意念，表达对治疗师有性方面的想法，给治疗师带来昂贵的礼物，报告参与了非法活动，或者知道有儿童受到虐待。显然，上述每种情况都有必要咨询一下督导师。而对于如何解决这些问题，受训者和督导师可能会有不同的意见。例如，受训者可能认为来访者的自杀意念不是真的，而督导师却可能相信其真实性。

解决问题　在这种情况下，受训者和督导师讨论他们之间的分歧显然非常重要。而且受训者需记住，对来访者承担伦理、法律和专业上最终责任的仍然是督导师。因此，在几乎所有情况下，督导师的决定都应该得到尊重和遵守。如果临床判断的分歧无法解决，受训者应询问督导师是否可以咨询其他人，最常见的是机构主管或培训项目的负责人。有经验的治疗师常通过咨询同事来解决伦理或道德困境，大多数督导师会乐于接受这种安排。而若你的督导师不愿意接受，或许仍值得和机构主管或培训项目负责人谈一谈——并非关于个案本身，而是关于督导师不愿就困难的临床问题咨询同事的事宜。

"督导师想做我的治疗师。"

受训者不应把督导作为自己寻求治疗的途径。同样地，督导师也不适合担任受训者的治疗师。这是一条有时很难划清的界线，因为对于新手治疗师兼受训者的身份，督导师对其行为发表意见或进行质询都是合理的。然而，这就建立了一种双重关系，即督导师同时是治疗师。对受训者的个人生活了解过多可能会使督导师对其工作的评价产生偏差，因此双方关系必须遵守一些限制（参见美国心理学协会的伦理准则 7.05b）。

解决问题　通常来说，受训者有责任不把个人议题带入督导关系。然而，有时是督导师主动站到了做治疗的位置上。虽然在督导会谈中，受训者可以设法将注意力从其个人议题上转移，但这类困难一般最好直接与督导师讨论来解决。如果仍得不到解决，受训者或许可以请求一次专门的会谈，邀请督导师及督导师的督导或者另一位同事共同会面来解决这个问题。只有在实在找不到合理的解决方案时，方可考虑像终止实习这样的选择。

"督导师对我有不当的行为。"

对于新手治疗师来说，最难应对的状况之一就是督导师的不当行为。一些研究人员报告了督导师性骚扰的高发生率（Fitzgerald et al.，1988）。督导师可能会对受训者的外貌或穿衣风格赞不绝口，还可能会问一些私人问题（比如受训者的感情状况或与情感相关的问题），甚至有可能公然做出一些不适当的举动，比如性骚扰。所有这些行为都会让受训者感到极为不适，并对如何最好地应对这类处境无所适从。

导致这一状况很难处理的原因有很多。首先也是最重要的，督导关系中存在权力差异。督导师给受训者评分，签署其申请职业执照中必要的文件，还可能成为其未来深造和从业的推荐人。因此，新手治疗师会担心，若不顺从督导师，自己之前的努力都将化为泡影。

许多面临困境的新手治疗师也迷茫于该向谁求助。在很多临床诊所和学校院系中，行政人员与教职工之间看起来相处融洽，受训者或许很难知晓有谁愿伸出援手。受训者的另一个顾虑是其举报能否得到认真对待。一个主要问题是，受训者通常没有"证据"证明不当行为确实发生过，所以他们担心所举报的不当行为不被人采信。

解决问题　鉴于这些顾虑，做出如何应对这种状况的决定往往非常困难。在本书中，对于处理治疗关系和督导关系中的棘手状况，我们建议的最佳方式都是直言相告：告诉相关当事人你有什么问题，对你而言，它的困难之处在哪里，以及怎样才能最好地解决问题。但很难断定这是否是处理督导师不当行为的有效方式。尽管受训者希望这种不当行为能停止，但他们也不想冒风险让自身处境变得更加糟糕。

在某些情况下，受训者也许会感觉到督导师是能坦诚接受反馈的，那就值得一说，告诉督导师，自己希望其如何做出改变。然而许多时候情况并非如此，那就有必要将问题提交给上一级，如机构主管、培训项目的负责人或科室主任。受训者还必须考虑在何时处理该问题，是在培训中、培训结束时，还是完全不提。

我们鼓励受训者勇于应对督导师行为不当的情况。因为这位督导师很可能在过去就曾对其他受训者有过这样的举动，并且以后还会继续。这个说法隐含了一些要点。首先，当你对不当行为进行举报时，你的报告或许并非相关机构或人士收到的第一份。事实上，你的报告可能会佐证其他人的报告，并使针对不良督导师的指证更加明确。其次，你的报告将能保护未来受训者免于陷入类似的处境。

那么，接下来要做的决定是立即采取行动，还是等到培训结束的那一刻。许多时候，选择后者也许是最好的决定。如果督导师的不当言行非常微妙（例如，评论你的外表，询问你私人问题），最好暂且先不处理。而另一些时候，立即采取行动是更佳的选择。最明显的时候是当你被告知你的评估内容取决于是否顺从督导师的要求时。如果督导师说若不和他上床，他会让你不及格，还会给你写糟糕的推荐信，你就必须立即有所行动了。同样，如果你无论如何都觉得没有安全感，或者担心在督导会谈中的不适会影响自己干预来访者的能力，也最好马上采取措施。

在这种情况下，所要遵循的一条普遍经验法则是将发生的所有事都记录在案。虽然在督导会谈中私自录音有违伦理，但在每次结束后以书面形式记录会谈过程并留存将会非常有用。当你之后去投诉时，这些记录就能派上用场。特别是如果你等到培训结束后才去举报，有些人（尤其是被指控的督导师）可能会质疑你投诉内容的准确性。如果事件在发生的当下即被记录在案，你的理由将更加充分。

关注积极面

和本书的其他章节一样，这一章也聚焦于治疗师会面对的挑战。这种聚焦的副产品也许是形成了一种消极的基调。不过请记住，大多数督导经验都是积极向上的。我们中的许多人都曾受惠于某一位特别的督导师，他不仅教导我们如何成为一名治疗师，也充当我们在职业生涯开始之时的导师。当督导关系接近尾声时，大多数督导师都会评估他们的受训者。让受训者评价他们的督导师（在某些设置里是硬性要求）也将很有益。大多数督导师都乐于接纳一些建设性的批评意见。当然，所有督导师都喜欢听到他们是如何帮助了受训者的，以及受训者从中学习到了什么。

保持执业后的个案研讨

作为专业人士中新取得执照的一员，意识到我们的工作将不再有督导师关照，也许会令人望而却步。但是，有很多方法可以让我们在执业后相互进行个案研讨。在（社区）联合医疗团体或诊所 / 医院环境中工作的个体，通常可参加定期的个案研讨（有时还会结合督导会谈）。而且在这些地方，很容易就能来到办公区域，询问同事有关困难个案的问题。而私人执业者，特别是个体执业的人，要寻求固定的个案研讨就比较困难了。

一些治疗师会在有需要时寻求个案研讨。当遇到有挑战性的诊断难题、治疗陷入僵局或面临伦理或法律问题时，治疗师可向另一名治疗师寻求帮助。当治疗师对所接诊的来访者的心理障碍毫无干预经验时，或者正开始学习一种新的治疗方法时，治疗师也需要获得其他治疗师的建议。在这种情况下，治疗师可能会找到社区里另一名相识的治疗师，或者联系所在领域的专家，看看是否能通过电话、电子邮件或视频会谈的方式来获得指导。基于将来可能的互帮互惠，许多治疗师不会对一次性的简要问题收费；但对于较长时间的讨论或维持稳定的求助关系（例如，需对某个个案的全程进展进行研讨），则应事先商定好费用。当治疗师就法律或伦理问题（像决定是否将危机个案送往医院）咨询同事时，所有的讨论都必须清楚地以文件形式保存在来访者的临床记录中。

另一些治疗师会与固定的群体保持持续的研讨关系。对于独立执业的治疗师来说，与社区中志同道合的其他治疗师每月进行一次个案研讨是很棒的事。这种方式不仅减少了个体治疗师私人执业的孤立感，还有其他许多好处，包括在外出度假时帮忙照应，值得信赖的转介资源，以及信息共享（例如，将要举办的继续教育项目和专业会议；有趣的书籍或文章等）。对于在农村等偏远地区工作的治疗师，可以与其他人以类似设置结成研讨小组，并通过视频或电话会议进行会谈。

就算是非常有经验的治疗师，我们的学习也永无止境。我们不断地从每一位来访者身上学习，并在此基础上与其他治疗师保持固定的研讨。我们所从事的工作既容易令人情感耗竭，又需要强大的脑力付出——有同道之人的帮助，无疑会让我们做得更好。

第十一章

回顾共同面临的挑战

在本书的开头，我们介绍了认知行为新手治疗师所面临的"共同挑战"。在最后一章中，我们将就这些共同挑战进行若干总结性思考。

1. **感觉自己不胜任**。我们希望通过本书传递一些慰藉：每位治疗师都会时不时地感到自己不够胜任！即使是最有经验的治疗师也会经历这样的时刻，他们觉得治疗会谈没有达到应有的效果，或者感到自己被某一个案压得喘不过气。

   我们该如何管理这些情绪呢？首先，要留心你的关注点。如果在治疗会谈的过程中，你把注意力放在自身及自己的表现上，你在运用临床技能时就会有偏差。在这些时候，专注于来访者反而变得更加重要。在每次会谈结束之后，应留出时间来认真考虑个案概念化和下一次会谈的治疗计划。对于受训中的治疗师来说，其中一些工作将在督导下进行。

   胜任力不足的感觉也可能是我们需要接受督导或进行案例研讨的信号。虽然承认需要帮助可能会让人焦虑，但这是我们的工作中必不可少的一部分。在受训期间，督导师能帮助我们澄清所感知到的不胜任是真实情况抑或只是自我感觉而已。如果确实是技能不足，督导师会建议我们如何发展这些技能。若我们因觉得缺乏技能而在会谈中有所分心，督导师可以指导我们如何增进技能。

　　最后，我们还可以充分利用自己的不胜任感，将其作为我们接受继续教育的动力。比如，你是否突然发现和以前相比，在来访的孩子中多了很多完美主义者？那就买一些关于这个主题的书，和在这个领域工作的同行做些探讨，以及在之后的全国性会议上参加一些相关的继续教育课程。记住，你遇到越多有特定问题的来访者，你处理这类问题的技能就越强。不要回避新的挑战——拥抱它们并从中学习。

2. **被认为不能与来访者产生共鸣。**当来访者来接受治疗时，他们希望被理解。因为在治疗室之外，他们常无法感受到被理解。可能他们觉得羞耻，不敢把他们的挣扎告诉朋友和家人——或许他们分享了相关信息，却因敞开心扉表达了自己的担忧而被否定。这些经历会使来访者向他们的治疗师提出私人问题。当父母带孩子来接受治疗时，他们会问治疗师是否有孩子；患有进食障碍的来访者可能会问治疗师是否曾被进食障碍困扰。这些问题的实质关乎被理解，因此我们可以如实回答——如果是不适宜直接告之答案的问题，我们可用自己治疗类似情况的来访者时的工作经验加以回应。

　　有时，我们会发现确实难以与来访者产生共鸣。可能是由于他们来自不同的族群或文化背景，或者有着与我们完全不同的生活经历。那么，我们的工作就是倾听和学习，向来访者提问完全没问题——比如，"那是什么样的？"或者"你能再多说一点关于这方面的事吗？"正如我们在第九章中所描述的，通过阅读、参加继续教育项目、与特定领域的专业人士（如宗教领袖、常年与同性恋青年工作的治疗师等）会谈，甚至是观看纪录片，都能很好地拓宽一个人的知识面和视野。请记住，每接待一位在某些方面与我们熟悉的类型有所不同的来访者，我们都是在增长自身的经验和专业技能。

3. **弄清楚如何整合来访者报告的所有信息。**个案概念化是所有治疗师对他们接待的每位来访者都必须使用的一个基本工具。个案概念化的有些工作会在我们新见一位来访者时在治疗室里进行，而另一些则要在其他个人时间（以及督导／案例研讨中）完成。在一天中留出空当儿，坐下来好好地思考一下，你所收集的众多信息可以被怎样整合在一起，从而了解来访者是如何成为今天这个样子的。记住，个案概念化从来不是一成不变的。随着我们与来访者的继续合作和更多地了解他们，我们对他们的困扰及这些困扰何以维持的认识将会不断加深。这一项永远处于"进行时"的理解工作将持续为治疗计划提供信息。

4. **在操作手册化的评估和干预方案时，表现得僵化和不灵活。**成语"熟能生巧"非常适合用在这里。随着对评估手册和治疗方案越来越熟悉，我们在用它们进行对话时就不会那么生硬了。我们也能更灵活地在评估会谈提纲的不同部分间跳转，或者能更得心应手地解释治疗手册中有难度的概念名词。请给自己一定的时间来培养这样的能力。另有一部分学习来源于和来访者的真实互动，但务必要自己下点苦功夫：认真钻研你所使用的诊断标准、评估工具和治疗方案；与同学进行角色扮演；观看或收听专家的录像或录音；与更有经验的受训者或督导师座谈交流。当你和来访者坐在治疗室里时，切记要注意你的关注点。正如上面提到的，如果你把注意力集中在担心别人对你的印象上，你的临床技能的运用就会有所偏差。相反，你需要尽可能多地关注来访者的一言一行，并从中获取信息，来进行后续的言语交流和做出回应。

5. **感觉被来访者错综复杂的生活所淹没。**与生活极其复杂的来访者一起工作会令人心烦意乱。在这种情况下，认清我们的角色是非常重要的。作为认知行为治疗师，我们的工作是通过教授来访者认知和行为的技巧以减轻其痛苦。在治疗开始时，我们与来访者一起讨论、制订目标，但解决来访者的所有生活问题将超出大多数认知行为治疗的范围。作为认知行为治疗师，我们无法为来访者提供住房、找到工作，也无法替他们还清债务。我们能做的是列出具体的目标，然后帮助来访者实现它们（例如，减少物质滥用，因为它对来访者的所有问题都会产生影响），以及促进与其他专业人员（如社工、职业顾问等）的合作，因为他们能为来访者提供进一步的帮助。令人遗憾的是，许多这样的来访者在结束治疗后仍然过着极其复杂的生活，但这并不一定意味着我们的工作是失败的。我们应该关注的问题是，我们是否成功地实现了最初设定的目标，因为随着时间的推移，实现这些目标可能会给来访者带来整体的改善。

6. **管理对治疗结果不切实际的期望。** 当要开始一段治疗进程时，基于来访者疾病或问题的性质及其现实生活来制订切实可行的治疗目标是至关重要的。这样做有助于我们管理不切实际的期望，即希望每个来访者在疗程结束时都能被治愈！在现实中，到治疗结束时，不少来访者虽然有了长足进步，但还是未能完全熟练地掌握在治疗中所学的技能。这并不意味着治疗失败。事实上，这表明我们已经教会了来访者做他们自己的治疗师，并能独立地继续做下去。更何况，许多来访者将来还会回到治疗中。在很多情况下，几次巩固性会谈就能使他们重回生活的正轨。再说一次，这并不意味着治疗失败了。相反，我们要告诉来访者，出现问题是正常的，不需要恐慌，当有需要时来求助完全没问题。

7. **与难以治疗的来访者合作。** 当来访者抗拒治疗时，或者有其他因素阻碍了他们改善的进程时，治疗师往往会责怪自己。在这本书中，我们鼓励治疗师后退一步，带着好奇心来看待这些治疗的障碍。与其同来访者一起陷入更努力改变的拉锯战中，不如待之以同理心，尽力了解他们难以改变的原因，并根据自己所了解的情况试着推动他们前进。

我们还谈到，有时，最好的选择是考虑如何让来访者离开。与其耗费会谈时间为无法进行的工作奋战到底，不如和来访者一同停在当下。也许，现在不是为来访者进行认知行为治疗的合适时机。比起花上几个月的时间苦苦挣扎却收效甚微，不如告诉来访者，治疗的大门一直为他们敞开，可随时回来，这样会使来访者有更好的治疗体验。

8. **管理我们在与来访者互动时可能产生的情绪。**在整本书里，我们常常提到，来访者在治疗中的表现是我们了解他们在治疗之外的生活的一扇窗户。同时，既然我们和其他人一样都是普通人，我们对来访者的情绪反应本身就能提供可参考的信息，或许我们的感受也正是来访者"真实"生活中别人对他们的感受。但务必不要被治疗室中的情绪所裹挟，当来访者诉说一些悲伤的事情时，我们不应跟着一起哭泣；当来访者大喊大叫时，我们不能吼回去。相反，我们可以用自己所感受到的来促进来访者改变。当来访者诉说悲伤的事时，我们真诚地共情，让他们觉得自己是被理解的；当来访者朝我们吼叫时，我们可以在会谈中即时指导他们如何进行更有效的沟通，如何能不通过愤怒和攻击的手段来达到自身诉求。记住——治疗不是针对我们的！治疗是服务于来访者的。充分利用你的情绪感受去帮助他们。

9. **把工作情绪留在工作中。**虽然前文提到要利用自身感受，但带着情绪工作一整天可能会很累人。治疗师应注意自我关照，同时注意避免让自己一天积累的情绪压力影响我们的所爱之人。持续的督导和案例研讨能帮助我们好好消化在治疗室里产生的情绪。同样重要的是，要去思考如何在工作和家庭的间隙找到自己最佳的舒缓之道。下班后步行回家是一种很好的放松方式，也可以在开车回家的路上听些令人放松的音乐或有趣的播客。另一种有益的方式是在下班前记下工作中的烦忧，并将它们留在桌上一直到第二天早上。

10. **与可能伤害自己或他人的来访者一起工作。**当来访者有伤害自己或他人的可能时，接受相应的督导和 / 或案例研讨是必不可少的。与团队合作也会减轻需要独立做出重要决策的压力。始终谨记，要仔细地书面记录你与来访者间的所有互动，以及你就此向他人咨询的全部交流。

尽管可能会很难，但带着同理心会见有自杀倾向的来访者是很重要的。一个人到了想要伤害自己的地步，意味着其正处于巨大的痛苦之中。与其把精力耗在对来访者会自杀的担忧上，更有效的做法是去关注他们所感受到的强烈痛苦，以及我们能如何帮助他们渡过难关。不幸的是，即便是最好的治疗师也不可能阻止来访者的每一次自杀行为。更准确地说，我们的角色是"为有自杀倾向的来访者提供尽可能好的临床关照"（Jobes，2016，p. 49）。

11. **知道如何应对新技术**。在应对新技术方面，最重要的提醒是了解你所在工作机构的所有规定。如果你是个人执业，或者在一个创建了自身规则的联合小团体中工作，那么很有必要与时俱进地了解地方政府和中央政府关于远程医疗、健康信息保密等方面不断变化的规则。参加这方面主题的继续教育项目会对你有所帮助。尽管如此，同样重要的是要把私人生活和你的工作尽量隔离。不要加来访者为"好友"，不要在推特上谈论你和来访者的工作，等等。永远要记住，短信和电子邮件很容易遗漏重要细节。如果可能，把对它们的使用严格限制在有关会谈时间、办公地点等基本信息的沟通上。若要使用电子邮件讨论治疗问题，请确保来访者已经同意这种交流方式。

推荐阅读书目

挑选出一个认知行为疗法的推荐阅读书目清单是一件颇具挑战性的事，因为好书不胜枚举。为了让这个书单尽可能精练，我们决定重点选择 2010 年之后出版的图书。我们也将这个领域中的一些经典囊括在本推荐清单中，它们都是认知行为治疗领域的实践者耳熟能详的著作。

认知行为疗法基础

Beck, A. T. (1976). *Cognitive therapy and the emotional disorders*. New York: International Universities Press.

Craske, M.G. (2017). *Cognitive-behavioral therapy* (rev. ed.). Washington, DC: American Psychological Association.

Dobson, D., & Dobson, K. S. (2017). *Evidence-based practice of cognitive-behavioral therapy* (2nd ed.). New York: Guilford Press.

Hofmann, S. G. (2012). *An introduction to modern CBT: Psychological solutions to mental health problems*. West Sussex, UK: Wiley-Blackwell.

Hofmann, S. G. (Ed.). (2014). *The Wiley handbook of cognitive behavioral therapy* (2nd ed.). West Sussex, UK: Wiley-Blackwell.

Hofmann, S. G., & Asmundson, G. J. (Eds.). (2017). *The science of cognitive behavioral therapy*. San Diego, CA: Academic Press.

Hofmann, S. G., & Reinecke, M. (Eds.). (2010). *Cognitive-behavioral therapy with adults: A guide to empirically-informed assessment and intervention*. New York: Cambridge University Press.

Leahy, R. L. (2017). *Cognitive therapy techniques: A practitioner's guide* (2nd ed.) . New York: Guilford Press.

Newman, C. F. (2013). *Core competencies in cognitive-behavioral therapy: Becoming an effective cognitive-behavioral therapist*. New York: Routledge.

O'Donohue, W. T., & Fisher, J. E. (Eds.). (2012). *Cognitive behavior therapy: Core principles for practice*. New York: Wiley.

Tolin, D. F. (2016). *Doing CBT: A comprehensive guide to working with behaviors, thoughts, and emotions*. New York: Guilford Press.

Wenzel, A. (2017). *Innovations in cognitive behavioral therapy: Strategic interventions for creative practice*. New York: Routledge.

Wright, J. H., & Brown, G. K. (2017). *Learning cognitive-behavior therapy: An illustrated guide* (2nd ed.). Washington, DC: American Psychiatric Publishing.

个案概念化及治疗计划

Beck, J. S. (2011). *Cognitive behavior therapy: Basics and beyond* (2nd ed.). New York: Guilford Press.

Kazantzis, N., Dattilio, F. M., & Dobson, K. S. (2017). *The therapeutic relationship in cognitive-behavioral therapy: A clinician's guide*. New York: Guilford Press.

Kuyken, W., Padesky, C. A., & Dudley, R. (2009). *Collaborative case conceptualization: Working effectively with clients in cognitive-behavioral therapy*. New York: Guilford

Press.

Persons, J. B. (2008). *The case formulation approach to cognitive-behavior therapy*. New York: Guilford Press.

Sperry, L., & Sperry, J. J. (2012). *Case conceptualization: Mastering this competency with ease and confidenc*e. New York: Routledge.

Tarrier, N., & Johnson, J. (Eds.). (2016). *Case formulation in cognitive behaviour therapy: The treatment of challenging and complex cases*. East Sussex, UK: Routledge.

帮助具有挑战性的个案

Beck, J. S. (2005). *Cognitive therapy for challenging problems: What to do when the basics don't work*. New York: Guilford Press.

McKay, D., Abramowitz, J. S., & Taylor, S. (Eds.). (2009). *Cognitive-behavioral therapy for refractory cases: Turning failure into success*. Washington, DC: American Psychological Association.

McKay, D., & Storch, E. A. (Eds.). (2009). *Cognitive behavior therapy for children: Treating complex and refractory cases*. New York: Springer.

精神障碍的性质、治疗和评估

Antony, M. M., & Barlow, D. H. (Eds.). (2010). *Handbook of assessment and treatment planning for psychological disorders* (2nd ed.). New York: Guilford Press.

Barlow, D. H. (Ed.). (2014). *Clinical handbook of psychological disorders: A step-by-step treatment manual* (5th ed.). New York: Guilford Press.

Craighead, W. E., Miklowitz, D. J., & Craighead, L. W. (2013). *Psychopathology: History, diagnosis, and empirical foundations*. New York: Wiley.

认知行为治疗的培训和督导

Milne, D. L., & Reiser, R. P. (2017). *A manual for evidence-based CBT supervision: Enhancing supervision in cognitive and behavioral therapies*. West Sussex, UK: Wiley-Blackwell.

Newman, C. F., & Kaplan, D. A. (2016). *Supervision essentials for cognitive-behavioral therapy*. Washington, DC: American Psychological Association.

Sudak, D. M., Codd III, R. T., Ludgate, J. W., Sokol, L., Fox, M. G., Reiser, R. P., et al. (2015). *Teaching and supervising cognitive behavioral therapy*. New York: Wiley.

有关特殊主题的延伸阅读

自 杀

Beck, A. T., Brown, G. K., & Wenzel, A. (2008). *Cognitive therapy for suicidal patients: Scientific and clinical applications*. Washington, DC: American Psychological Association.

Jobes, D. A. (2016). *Managing suicidal risk: A collaborative approach* (2nd ed.). New York: Guilford Press.

Joiner, T. (2005). *Why people die by suicide*. Cambridge, MA: Harvard University Press.

Joiner, T. E., Jr., Van Orden, K. A., Witte, T. K., & Rudd, M. D. (2009). *The interpersonal theory of suicide: Guidance for working with suicidal clients*. Washington, DC: American Psychological Association.

Linehan, M. M. (1993). *Cognitive-behavioral treatment of borderline personality disorder*. New York: Guilford Press.

Linehan, M. M. (2015). *DBT skills training manual* (2nd ed.). New York: Guilford Press.

Miller, A. L., Rathus, J. H., & Linehan, M. M. (2007). *Dialectical behavior therapy with suicidal adolescents*. New York: Guilford Press.

Nock, M. K. (Ed.). (2017). *The Oxford handbook of suicide and self-injury*. New York: Oxford University Press.

Rudd, M. D., Joiner, T. E., & Rajab, M. H. (2001). *Treating suicidal behavior: An effective, time-limited approach*. New York: Guilford Press.

Williams, M., Fennell, M., Barnhofer, T., Crane, R., & Silverton, S. (2015). *Mindfulness-based cognitive therapy with people at risk of suicide*. New York: Guilford Press.

对不同群体进行认知行为治疗

Beck, A. (2016). *Transcultural cognitive behaviour therapy for anxiety and depression: A practical guide*. Abingdon, UK: Routledge.

Bernal, G. E., & Domenech Rodríguez, M. M. (Eds.). (2012). *Cultural adaptations: Tools for evidence-based practice with diverse populations*. Washington, DC: American Psychological Association.

Dattilio, F. M. (2010). *Cognitive-behavioral therapy with couples and families: A comprehensive guide for clinicians*. New York: Guilford Press.

Hays, P. A. (2016). *Addressing cultural complexities in practice: Assessment, diagnosis, and therapy* (3rd ed.). Washington, DC: American Psychological Association.

Hays, P. A., & Iwamasa, G. (Eds.). (2006). *Culturally responsive cognitive-behavioral therapy: Assessment, practice, and supervision*. Washington, DC: American Psychological Association.

Laidlaw, K., Thompson, L. W., Dick-Siskin, L., & Gallagher-Thompson, D. (2003). *Cognitive behaviour therapy with older people*. Chichester, UK: Wiley.

Martell, C. R., Safran, S. A., & Prince, S. E. (2004). *Cognitive-behavioral therapies with lesbian, gay, and bisexual clients*. New York: Guilford Press.

对儿童和青少年进行认知行为治疗

Creed, T. A., Reisweber, J., & Beck, A. T. (2011). *Cognitive therapy for adolescents in school settings*. New York: Guilford Press.

Friedberg, R. D., & McClure, J. M. (2015). *Clinical practice of cognitive therapy with children and adolescents: The nuts and bolts* (2nd ed.). New York: Guilford Press.

Friedberg, R. D., McClure, J. M., & Garcia, J. H. (2009). *Cognitive therapy techniques for children and adolescents: Tools for enhancing practice*. New York: Guilford Press.

Kendall, P. C. (Ed.). (2012). *Child and adolescent therapy: Cognitive-behavioral procedures* (4th ed.). New York: Guilford Press.

Weisz, J. R., & Kazdin, A. E. (Eds.). (2017). *Evidence-based psychotherapies for children and adolescents* (3rd ed.). New York: Guilford Press.

治疗手册和来访者练习册

截至2017年12月初，在美国亚马逊网站上搜索"认知行为疗法　自助"，会出现1800多条搜索结果。搜索"认知行为治疗师指南"，会出现360条搜索结果。虽然相对前者，后者少得多，但仍然可观。而且，当搜索"认知行为疗法　抑郁症"时，亚马逊网站出现了超过840条搜索结果。

一方面，这表明相比以往任何时候，认知行为疗法都更加受欢迎了，而且心理健康专业人员和消费者都更容易获得相关资源。另一方面，可选项实在是海量的。这些书并非都使用了基于实证支持的方法或由认知行为治疗专家级从业者所著。为了便于你的选择，我们提供了一些可靠的资料。

- 有两本经典的著作，都是非常具有普适性的，可以广泛适用于不同的来访者：《伯恩斯新情绪疗法》（*Feeling Good: The New Mood Therapy*；Burns，2008）和《理智胜过情感：如何改变你的抑郁、焦虑、愤怒和内疚情绪》（第二版）［*Mind Over Mood: Change How You Feel by Changing the Way You Think*（2nd ed.）；Greenberger & Padesky，2016］。
- 有一本适用于儿童和青少年的书是《儿童认知行为快乐治疗练习册》（*Think Good—Feel Good: A Cognitive Behaviour Therapy Workbook for Children*；Stallard，2002；另请参见附带的治疗师手册）。

- "有效的治疗方法（Treatments That Work）"系列丛书由牛津大学出版社出版，包括治疗师指南和来访者手册，介绍了对一系列疾病实施认知行为治疗的细节。所有项目已在临床试验中进行了测试，并得到了研究的支持。该系列包括对广泛的成人（社交焦虑、抑郁、强迫症等）和儿童（儿童抽动秽语综合征、拒绝上学等）心理健康问题的干预手册。

- 行为和认知疗法协会（ABCT）持续更新着一份经过其成员组成的委员会审查的自助书籍列表。

- 心理健康专业人员开始越来越多地向来访者推荐手机应用程序，作为他们治疗的辅助工具。现在有很多手机应用程序可用，但大多数都没有研究基础。美国焦虑与抑郁协会（ADAA）根据易用性、有效性和研究证据，独立评估了心理健康应用程序。

对认知行为治疗师有用的信息

认知行为疗法相关的主要期刊包括：

Acta Psychiatrica Scandinavica

Addiction

Addictive Behaviors

American Journal of Family Therapy

American Journal of Geriatric Psychiatry

American Journal of Psychiatry

Anxiety, Stress and Coping

Archives of General Psychiatry

Australian and New Zealand Journal of Psychiatry

Behavior Modification

Behavior Therapy

Behaviour Research and Therapy

Behavioural and Cognitive Psychotherapy

Biological Psychiatry

Bipolar Disorders

British Journal of Clinical Psychology

British Journal of Psychiatry

Canadian Journal of Psychiatry

Clinical Psychology and Psychotherapy

Clinical Psychology Review

Clinical Psychology: Science and Practice

Cognitive and Behavioral Practice

Cognitive Behaviour Therapy

Cognitive Therapy and Research

Comprehensive Psychiatry

Depression and Anxiety

European Eating Disorders Review

International Journal of Eating Disorders

Journal of Abnormal Psychology

Journal of Affective Disorders

Journal of Anxiety Disorders

Journal of Behavior Therapy and Experimental Psychiatry

Journal of Clinical Psychiatry

Journal of Clinical Psychology

Journal of Cognitive Psychotherapy

Journal of Consulting and Clinical Psychology

Journal of Family Psychology

Journal of Marital and Family Therapy

Journal of Marriage and the Family

Journal of Nervous and Mental Disease

Journal of Personality Disorders

Journal of Psychiatric Research

Journal of Psychopathology and Behavioral Assessment

Journal of Studies on Alcohol

Journal of Traumatic Stress

Obesity Research

Personality and Individual Differences

Professional Psychology: Research and Practice

Psychiatric Clinics of North America

Psychiatry Research

Psychological Assessment

Psychological Medicine

Psychology of Addictive Behaviors

Schizophrenia Bulletin

Suicide and Life-Threatening Behavior

认知行为治疗师会感兴趣的专业组织包括：

- 认知治疗学院（Academy of Cognitive Therapy）
- 行为和认知疗法协会（Association for Behavioral and Cognitive Therapies）
- 美国焦虑与抑郁协会（Anxiety and Depression Association of America）
- 国际创伤性压力研究学会（International Society for Traumatic Stress

Studies）

- 行为医学学会（Society for Behavioral Medicine）
- 临床心理学学会（Society of Clinical Psychology）/ 美国心理学协会第 12 分会
- 国际认知心理治疗协会（International Association for Cognitive Psychotherapy）

这些组织可提供：

- 时事通讯和邮件列表服务，让会员了解最新的研究和问题。
- 与你所在领域的其他专业人士建立联系的机会。
- 参加年度会议以及定期参加继续教育项目的机会（包括网络研讨会）。
- 一种向潜在来访者宣传你的服务的方式，还可以介绍专业人士。
- 出版期刊，发表与会员相关的研究成果。
- 组织里有特定的兴趣小组，可将心理健康专业人士联系在一起，分享高度专业化的信息（例如，行为和认知疗法协会有成瘾行为小组、针对女性问题的行为治疗小组，等等）。
- 提供会士（fellow）身份，认知治疗学院受理认知行为治疗师的认证流程。
- 申请特别奖项和认可的机会。

American Psychiatric Association. (2013). *Desk reference to the diagnostic criteria from DSM-5.* Arlington, VA: Author.

American Psychological Association. (2002). Guidelines on multicultural education, training, research, practice, and organizational change for psychologists.

American Psychological Association. (2010a). 2010 Amendments to the 2002 "Ethical principles of psychologists and code of conduct." *The American Psychologist, 65*(5), 493.

American Psychological Association. (2010b). Guidelines for child custody evaluations in family law proceedings. *The American Psychologist, 65*(9), 863–867.

American Psychological Association. (2015). Guidelines for clinical supervision in health service psychology. *The American Psychologist, 70*(1), 33–46.

Antony, M. M., & Barlow, D. H. (Eds.). (2010). *Handbook of assessment and treatment for psychological disorders* (2nd ed.). New York: Guilford Press.

Arkowitz, H., Miller, W. R., & Rollnick, S. (Eds.). (2015). *Motivational interviewing in the treatment of psychological problems* (2nd ed.). New York: Guilford Press.

Arkowitz, H., Westra, H. A., Miller, W. R., & Rollnick, S. (Eds.). (2008). *Motivational interviewing in the treatment of psychological problems.* New York: Guilford Press.

Barlow, D. H. (Ed.). (2014). *Clinical handbook of psychological disorders: A step-by-step treatment manual* (5th ed.). New York: Guilford Press.

Barlow, D. H., Farchione, T. J., Fairholme, C. P., Ellard, K. K., Boisseau, C. L., Allen, L. B., et al. (2011). *Unified protocol for transdiagnostic treatment of emotional disorders: Therapist guide.* New York: Oxford University Press.

Barsaglini, A., Sartori, G., Benetti, S., Pettersson-Yeo, W., & Mechelli, A. (2014). The effects of psychotherapy on brain function: A systematic and critical review. *Progress in Neurobiology, 114,* 1–14.

Beck, A. (2016). *Transcultural cognitive behaviour therapy for anxiety and depression: A practical guide.* Abington, UK: Routledge.

Beck, A. T. (1976). *Cognitive therapy and the emotional disorders.* New York: International Universities Press.

Beck, A. T. (1979). *Cognitive therapy and the emotional disorders.* New York: Penguin.

Beck, A. T., Brown, G. K., & Wenzel, A. (2008). *Cognitive therapy for suicidal patients: Scientific and clinical applications.* Washington, DC: American Psychological Association.

Beck, A. T., Rush, A. J., Shaw, B. F., & Emery, G. (Eds.). (1979). *Cognitive therapy of depression.* New York: Guilford Press.

Beck, J. S. (1995). *Cognitive therapy: Basics and beyond.* New York: Guilford Press.

Beck, J. S. (2005). *Cognitive therapy for challenging problems: What to do when the basics don't work.* New York: Guilford Press.

Beck, J. S. (2011). *Cognitive behavior therapy: Basics and beyond* (2nd ed.). New York: Guilford Press.

Benjamin, C. L., Puleo, C. M., Settipani, C. A., Brodman, D. M., Edmunds, J. M., Cummings, C. M., et al. (2011). History of cognitive-behavioral therapy in youth. *Child and Adolescent Psychiatric Clinics of North America, 20*(2), 179–189.

Bernal, G. E., & Domenech Rodríguez, M. M. (Eds.). (2012). *Cultural adaptations: Tools for evidence-based practice with diverse populations.* Washington, DC: American Psychological Association.

Beutler, L. E., Bongar, B., & Shurkin, J. N. (1998). *Am I crazy, or is it my shrink?: How to get the help you need.* New York: Oxford University Press.

Beutler, L. E., Malik, M., Alimohamed, S., Harwood, T. M., Talebi, H., Noble, S., et al. (2004). Therapist variables. In M. Lambert (Ed.), *Bergin and Garfield's handbook of psychotherapy and behavior change* (pp. 226–306). New York: Wiley.

Bowen, R., South, M., Fischer, D., & Looman, T. (1994). Depression, mastery and number of group sessions attended predict outcome of patients with panic and agoraphobia in a behavioural/medication program. *Canadian Journal of Psychiatry, 39*(5), 283–288.

Brown, T. A., & Barlow, D. H. (2014). *Anxiety and Related Disorders Interview Schedule for DSM-5 (ADIS-5): Adult Version—Client Interview Schedule.* New York: Oxford University Press.

Burns, D. (2008). *Feeling good: The new mood therapy* (rev. ed.). New York: Harper.

Canadian Psychological Association. (2000). Canadian code of ethics for psychologists (3rd ed.).

Choy, Y., Schneier, F. R., Heimberg, R. G., Oh, K. S., & Liebowitz, M. R. (2008). Features of the offensive subtype of Taijin-Kyofu-Sho in US and Korean patients with DSM-IV social anxiety disorder. *Depression and Anxiety, 25*(3), 230–240.

Corrie, S., & Lane, D. A. (2015). *CBT supervision.* Thousand Oaks, CA: SAGE.

Craighead, W. E., Miklowitz, D. J., & Craighead, L. W. (2013). *Psychopathology: History, diagnosis, and empirical foundations.* New York: Wiley.

Craske, M. G. (2017). *Cognitive-behavioral therapy* (rev. ed.). Washington, DC: American Psychological Association.

Craske, M. G., Roy-Byrne, P., Stein, M. B., Sullivan, G., Hazlett-Stevens, H., Bystritsky, A., et al. (2006). CBT intensity and outcome for panic disorder in a primary care setting. *Behavior Therapy, 37*(2), 112–119.

Creed, T. A., Reisweber, J., & Beck, A. T. (2011). *Cognitive therapy for adolescents in school settings.* New York: Guilford Press.

Crits-Christoph, P., Baranackie, K., Kurcias, J., Beck, A., Carroll, K., Perry, K., et al. (1991). Meta-analysis of therapist effects in psychotherapy outcome studies. *Psychotherapy Research, 1*(2), 81–91.

Dattilio, F. M. (2010). *Cognitive-behavioral therapy with couples and families: A comprehensive guide for clinicians.* New York: Guilford Press.

DeJong, S. M. (2014). *Blogs and tweets, texting and friending: Social media and online professionalism in health care.* San Diego, CA: Academic Press.

Diener, E. D., Emmons, R. A., Larsen, R. J., & Griffin, S. (1985). The Satisfaction with Life Scale. *Journal of Personality Assessment, 49*(1), 71–75.

Disney, R. H. (2015). *The emotions' survival guide: How to deal with how you feel.* New York: Author.

Dobson, D., & Dobson, K. S. (2017). *Evidence-based practice of cognitive- behavioral therapy* (2nd ed.). New York: Guilford Press.

Driscoll, K. A., Cukrowicz, K. C., Reitzel, L. R., Hernandez, A., Petty, S. C., & Joiner, T. E.

(2003). The effect of trainee experience in psychotherapy on client treatment outcome. *Behavior Therapy, 34*(2), 165–177.

Farchione, T. J., Fairholme, C. P., Ellard, K. K., Boisseau, C. L., Thompson- Hollands, J., Carl, J. R., et al. (2012). Unified protocol for transdiagnostic treatment of emotional disorders: A randomized controlled trial. *Behavior Therapy, 43*(3), 666–678.

First, M. B., Williams, J. B. W., Karg, R. S., & Spitzer, R. L. (2015). *Structured Clinical Interview for DSM-5 Disorders, Clinical Version (SCID-5-CV)*. Arlington, VA: American Psychiatric Association.

Fitzgerald, L. F., Shullman, S. L., Bailey, N., Richards, M., Swecker, J., Gold, Y., et al. (1988). The incidence and dimensions of sexual harassment in academia and the workplace. *Journal of Vocational Behavior, 32*(2), 152–175.

Franklin, M. E., & Tolin, D. F. (2007). *Treating trichotillomania: Cognitive- behavioral therapy for hairpulling and related problems*. New York: Springer Science & Business Media.

Friedberg, R. D., & McClure, J. M. (2015). *Clinical practice of cognitive therapy with children and adolescents: The nuts and bolts* (2nd ed.). New York: Guilford Press.

Friedberg, R. D., McClure, J. M., & Garcia, J. H. (2009). *Cognitive therapy techniques for children and adolescents: Tools for enhancing practice*. New York: Guilford Press.

Frisch, M. B. (1994). *QOLI: Quality of Life Inventory: Manual and treatment guide*. New York: Pearson.

Galatzer-Levy, I. R., & Bryant, R. A. (2013). 636,120 ways to have posttraumatic stress disorder. *Perspectives on Psychological Science, 8*(6), 651- 662.

Ginsburg, K. R., with Jablow, M. M. (2015). *Building resilience in children and teens: Giving kids roots and wings* (3rd ed.). Elk Grove Village, IL: American Academy of Pediatrics.

Gladis, M. M., Gosch, E. A., Dishuk, N. M., & Crits-Christoph, P. (1999). Quality of life: Expanding the scope of clinical significance. *Journal of Consulting and Clinical Psychology, 67*(3), 320–331.

Glenn, D., Golinelli, D., Rose, R. D., Roy-Byrne, P., Stein, M. B., Sullivan, G., et al. (2013). Who gets the most out of cognitive behavioral therapy for anxiety disorders?: The role of treatment dose and patient engagement. *Journal of Consulting and Clinical Psychology, 81*(4), 639–649.

Goldstein, S., & Naglieri, J. A. (2014). *Handbook of executive functioning*. New York: Springer.

Greenberger, D., & Padesky, C. A. (1995). *Mind over mood: Change how you feel by changing the way you think*. New York: Guilford Press.

Greenberger, D., & Padesky, C. A. (2016). *Mind over mood: Change how you feel by changing the way you think* (2nd ed.). New York: Guilford Press.

Groth-Marnat, G. (1997). Millon Clinical Multiaxial Inventory. In *Handbook of psychological assessment* (3rd ed., pp. 301–342). New York: Wiley.

Gutner, C. A., Gallagher, M. W., Baker, A. S., Sloan, D. M., & Resick, P. A. (2016). Time course of treatment dropout in cognitive-behavioral therapies for posttraumatic stress disorder. *Psychological Trauma: Theory, Research, Practice, and Policy, 8*(1), 115–121.

Hardy, G., Cahill, J., & Barkham, M. (2007). Active ingredients of the therapeutic relationship that promote client change. In R. Leahy & P. Gilbert (Eds.), *The therapeutic relationship in the cognitive behavioral psychotherapies* (pp. 24–42) New York: Routledge.

Hayes, S. C., Strosahl, K. D., & Wilson, K. G. (2012). *Acceptance and commitment therapy: The process and practice of mindful change* (2nd ed.). New York: Guilford Press.

Hays, P. A. (2016). *Addressing cultural complexities in practice: Assessment, diagnosis, and therapy* (3rd ed.). Washington, DC: American Psychological Association.

Hays, P. A., & Iwamasa, G. (Eds.). (2006). *Culturally responsive cognitive- behavioral therapy: Assessment, practice, and supervision*. Washington, DC: American Psychological Association.

Heimberg, R. G., & Ritter, M. R. (2008). Cognitive behavioral therapy and acceptance and commitment therapy for the anxiety disorders: Two approaches with much to offer. *Clinical Psychology: Science and Practice, 15*(4), 296–298.

Hinton, D. E., & La Roche, M. (2014). Cultural context. In S. G. Hofmann (Ed.), *The Wiley handbook of cognitive behavioral therapy* (Vol. 1, pp. 399–433). West Sussex, UK: Wiley-Blackwell.

Hinton, D. E., & Lewis-Fernández, R. (2010). Idioms of distress among trauma survivors: Subtypes and clinical utility. *Culture, Medicine, and Psychiatry, 34*(2), 209–218.

Hofmann, S. G. (2012). *An introduction to modern CBT: Psychological solutions to mental health problems*. West Sussex, UK: Wiley-Blackwell.

Hofmann, S. G. (Ed.). (2014). *The Wiley handbook of cognitive behavioral therapy.* West Sussex, UK: Wiley-Blackwell.

Hofmann, S. G., & Asmundson, G. J. (Eds.). (2017). *The science of cognitive behavioral therapy.* San Diego, CA: Academic Press.

Hofmann, S. G., Asnaani, A., & Hinton, D. E. (2010). Cultural aspects in social anxiety and social anxiety disorder. *Depression and Anxiety, 27*(12), 1117–1127.

Hofmann, S. G., & Reinecke, M. (Eds.). (2010). *Cognitive-behavioral therapy with adults: A guide to empirically-informed assessment and intervention.* New York: Cambridge University Press.

Hope, D. A., Burns, J. A., Hayes, S. A., Herbert, J. D., & Warner, M. D. (2010). Automatic thoughts and cognitive restructuring in cognitive behavioral group therapy for social anxiety disorder. *Cognitive Therapy and Research, 34*(1), 1–12.

Hope, D. A., Heimberg, R. G., & Turk, C. L. (2010). *Managing social anxiety: A cognitive-behavioral therapy approach.* New York: Oxford University Press.

Huppert, J. D., Bufka, L. F., Barlow, D. H., Gorman, J. M., Shear, M. K., & Woods, S. W. (2001). Therapists, therapist variables, and cognitive- behavioral therapy outcome in a multicenter trial for panic disorder. *Journal of Consulting and Clinical Psychology, 69*(5), 747–755.

Jobes, D. A. (2016). *Managing suicidal risk: A collaborative approach* (2nd ed.). New York: Guilford Press.

Joiner, T. (2005). *Why people die by suicide.* Cambridge, MA: Harvard University Press.

Joiner, T. E., Van Orden, K. A., Witte, T. K., & Rudd, M. D. (2009). *The interpersonal theory of suicide: Guidance for working with suicidal clients.* Washington, DC: American Psychological Association.

Jones, M. C. (1924). A laboratory study of fear: The case of Peter. *Journal of Genetic Psychology, 31,* 308–315.

Kaplan, H. I., Sadock, B. J., & Grebb, J. A. (1994). *Kaplan and Sadock's synopsis of psychiatry: Behavioral sciences, clinical psychiatry.* Baltimore: Williams & Wilkins.

Kaplan, R. M. (2003). The significance of quality of life in health care. *Quality of Life Research, 12,* 3–16.

Katschnig, H. (2006). Quality of life in mental disorders: Challenges for research and clinical practice. *World Psychiatry, 5*(3), 139–145.

Kazantzis, N., Dattilio, F. M., & Dobson, K. S. (2017). *The therapeutic relationship in cognitive-behavioral therapy: A clinicians guide.* New York: Guilford Press.

Keijsers, G. P. J., Schaap, C. P. D. R., & Hoogduin, C. A. L. (2000). The impact of interpersonal patient and therapist behavior on outcome in cognitive-behavior therapy: A review of empirical studies. *Behavior Modification, 24*(2), 264–297.

Kendall, P. C. (Ed.). (2012). *Child and adolescent therapy: Cognitive-behav ioral procedures* (4th ed.). New York: Guilford Press.

Klonsky, E. D., & Lewis, S. R. (2014). Assessment of non-suicidal self-injury. In M. K. Nock (Ed.), *Oxford handbook of suicide and self-injury* (pp. 337–354). New York: Oxford Press.

Knapp, S. J., Gottlieb, M. C., & Handelsman, M. M. (2015). *Ethical dilemmas in psychotherapy: Positive approaches to decision making.* Washington, DC: American Psychological Association.

Kring, A. M., & Sloan, D. M. (Eds.). (2010). *Emotion regulation and psychopathology: A transdiagnostic approach to etiology and treatment.* New York: Guilford Press.

Kuyken, W., Padesky, C. A., & Dudley, R. (2009). *Collaborative case conceptualization: Working effectively with clients in cognitive-behavioral therapy.* New York: Guilford Press.

Laidlaw, K., Thompson, L. W., Dick-Siskin, L., & Gallagher-Thompson, D. (2003). *Cognitive behaviour therapy with older people.* Chichester, UK: Wiley.

Lambert, M. J., & Bergin, A. E. (1994). The effectiveness of psychotherapy. In A. E. Bergin & S. L. Garfield (Eds.), *Handbook of psychotherapy and behavior change* (4th ed., pp. 143–189). New York: Wiley.

Leahy, R. L. (2003a). *Cognitive therapy techniques: A practitioner's guide.* New York: Guilford Press.

Leahy, R. L. (Ed.). (2003b). *Roadblocks in cognitive-behavioral therapy: Transforming challenges into opportunities for change.* New York: Guilford Press.

Leahy, R. L. (2017). *Cognitive therapy techniques: A practitioner's guide* (2nd ed.). New York: Guilford Press.

Lewis-Fernández, R., Hinton, D. E., Laria, A. J., Patterson, E. H., Hofmann, S. G., Craske, M. G., et al. (2010). Culture and the anxiety disorders: Recommendations for DSM-V. *Depression and Anxiety, 27*(2), 212–229.

Linehan, M. M. (1993). *Cognitive-behavioral treatment of borderline personality disorder.* New York: Guilford Press.

Linehan, M. M. (2015). *DBT skills training manual* (2nd ed.). New York: Guilford Press.

Lythcott-Haims, J. (2015). *How to raise an adult: Break free of the overparenting trap and prepare your kid for success.* New York: Holt.

Manassis, K. (2014). *Case formulation with children and adolescents.* New York: Guilford Press.

March, J. S., with Benton, C. M. (2006). *Talking back to OCD: The program that helps kids and teens say "No way"—and parents say "Way to go."* New York: Guilford Press.

March, J. S., & Mulle, K. (1998). *OCD in children and adolescents: A cognitive-behavioral treatment manual.* New York: Guilford Press.

Martell, C. R., Dimidjian, S., & Herman-Dunn, R. (2010). *Behavioral activation for depression: A clinician's guide.* New York: Guilford Press.

Martell, C. R., Safran, S. A., & Prince, S. E. (2004). *Cognitive-behavioral therapies with lesbian, gay, and bisexual clients.* New York: Guilford Press.

Martin, D. J., Garske, J. P., & Davis, M. K. (2000). Relation of the therapeutic alliance with outcome and other variables: A meta-analytic review. *Journal of Consulting and Clinical Psychology, 68,* 438–450.

Mataix-Cols, D., Rauch, S. L., Baer, L., Eisen, J. L., Shera, D. M., Goodman, W. K., et al. (2002). Symptom stability in adult obsessive-compulsive disorder: Data from a naturalistic two-year follow-up study. *American Journal of Psychiatry, 159*(2), 263–268.

McKay, D., Abramowitz, J. S., & Taylor, S. (Eds.). (2009) *Cognitive-behavioral therapy for refractory cases: Turning failure into success.* Washington, DC: American Psychological Association.

McKay, D., & Storch, E. A. (Eds.). (2009). *Cognitive behavior therapy for children: Treating complex and refractory cases.* New York: Springer.

Mendlowicz, M. V., & Stein, M. B. (2000). Quality of life in individuals with anxiety disorders. *American Journal of Psychiatry, 157*(5), 669–682.

Miller, A. L., Rathus, J. H., & Linehan, M. M. (2007). *Dialectical behavior therapy with suicidal adolescents.* New York: Guilford Press.

Milne, D. L., & Reiser, R. P. (2017). *A manual for evidence-based CBT supervision: Enhancing supervision in cognitive and behavioral therapies.* West Sussex, UK: Wiley-

Blackwell.

Mogotsi, M., Kaminer, D., & Stein, D. J. (2000). Quality of life in the anxiety disorders. *Harvard Review of Psychiatry, 8*(6), 273–282.

Naglieri, J. A., & Goldstein, S. (2014). Assessment of executive function using rating scales: Psychometric considerations. In S. Goldstein & J. A. Naglieri (Eds.), *Handbook of executive functioning* (pp. 159–170). New York: Springer.

Nasreddine, Z. S., Phillips, N. A., Bédirian, V., Charbonneau, S., Whitehead, V., Collin, I., et al. (2005). The Montreal Cognitive Assessment, MoCA: A brief screening tool for mild cognitive impairment. *Journal of the American Geriatrics Society, 53*(4), 695–699.

Nelson, M. L., Barnes, K. L., Evans, A. L., & Triggiano, P. J. (2008). Working with conflict in clinical supervision: Wise supervisors' perspectives. *Journal of Counseling Psychology, 55,* 172–184.

Newman, C. F. (2013). *Core competencies in cognitive-behavioral therapy: Becoming a highly effective and competent cognitive-behavioral therapist.* New York: Routledge.

Newman, C. F., & Kaplan, D. A. (2016). *Supervision essentials for cognitive- behavioral therapy.* Washington, DC: American Psychological Association.

Nock, M. K. (Ed.). (2017). *The Oxford handbook of suicide and self-injury.* New York: Oxford University Press.

Norcross, J. C. (2002). *Psychotherapy relationships that work: Therapist contributions and responsiveness to patients.* New York: Oxford University Press.

Norton, P. J. (2012). *Group cognitive-behavioral therapy of anxiety: A transdiagnostic treatment manual.* New York: Guilford Press.

Norton, P. J., & Barrera, T. L. (2012). Transdiagnostic versus diagnosis-specific CBT for anxiety disorders: A preliminary randomized controlled noninferiority trial. *Depression and Anxiety, 29*(10), 874–882.

Norton, P. J., & Paulus, D. J. (2016). Toward a unified treatment for emotional disorders: Update on the science and practice. *Behavior Therapy, 47*(6), 854–868.

O'Donohue, W. T., & Fisher, J. E. (Eds.). (2012). *Cognitive behavior therapy: Core principles for practice.* New York: Wiley.

Olatunji, B. O., Cisler, J. M., & Tolin, D. F. (2007). Quality of life in the anxiety disorders: A meta-analytic review. *Clinical Psychology Review, 27*(5), 572–581.

Padesky, C. A., with Greenberger, D. (1995). *Clinicians guide to Mind over Mood.* New

York: Guilford Press.

Persons, J. B. (1989). *Cognitive therapy in practice: A case formulation approach.* New York: Norton.

Persons, J. B. (2008). *The case formulation approach to cognitive-behavior therapy.* New York: Guilford Press.

Quilty, L. C., Van Ameringen, M., Mancini, C., Oakman, J., & Farvolden, P. (2003). Quality of life and the anxiety disorders. *Journal of Anxiety Disorders, 17*(4), 405–426.

Roemer, L., Orsillo, S. M., & Salters-Pedneault, K. (2008). Efficacy of an acceptance-based behavior therapy for generalized anxiety disorder: Evaluation in a randomized controlled trial. *Journal of Consulting and Clinical Psychology, 76,* 1083–1089.

Rogers, C. R. (1957). The necessary and sufficient conditions of therapeutic personality change. *Journal of Consulting Psychology, 21*(2), 95–103.

Rosengren, D. B. (2009). *Building motivational interviewing skills: A practitioner workbook.* New York: Guilford Press.

Rosengren, D. B. (2018). *Building motivational interviewing skills: A practitioner workbook* (2nd ed.). New York: Guilford Press.

Rudd, M. D. (2014). *Core competencies, warning signs, and a framework for suicide risk assessment in clinical practice.* In M. K. Nock (Ed.), *The Oxford handbook of suicide and self-injury* (pp. 323–337). New York: Oxford University Press.

Rudd, M. D., Joiner, T. E., & Rajab, M. S. (2001). *Treating suicidal behavior: An effective, time-limited approach.* New York: Guilford Press.

Sadler, J. Z. (2002). Values in developing psychiatric classifications: A proposal for the DSM-V. In J. D. Sadler (Ed.), *Descriptions and prescriptions: Values, mental disorders, and the DSMs* (pp. 301–322). Baltimore: Johns Hopkins University Press.

Schneier, F. R., & Pantol, G. (1997). Quality of life in anxiety disorders. In H. Katschnig, H. Freeman, & N. Sartorius (Eds.), *Quality of life in mental disorders* (pp. 149–164). New York: Wiley.

Seedat, S., Lochner, C., Vythilingum, B., & Stein, D. J. (2006). Disability and quality of life in post-traumatic stress disorder. *Pharmacoeconomics, 24*(10),989–998.

Shahid, A., Wilkinson, K., Marcu, S., & Shapiro, C. M. (2011). Mini-Mental State Examination (MMSE). In A. Shahid, K. Wilkinson, S. Marcu, & C. Shapiro (Eds.), *Stop, that and one hundred other sleep scales.* New York: Springer.

Shapiro, D. A., & Shapiro, D. (1982). Meta-analysis of comparative therapy outcome studies: A replication and refinement. *Psychological Bulletin, 92*(3), 581–604.

Sheehan, D. V. (2000). Sheehan Disability Scale. In A. J. Rush et al. (Eds.), *Handbook of psychiatric measures* (pp. 113–115). Washington, DC: American Psychiatric Publishing. (Original work published 1983)

Skinner, B. F. (1976). *About behaviorism.* New York: Vintage Books.

Smith, M. L., & Glass, G. V. (1977). Meta-analysis of psychotherapy outcome studies. *The American Psychologist, 32*(9), 752–760.

Sperry, L., & Sperry, J. J. (2012). *Case conceptualization: Mastering this competency with ease and confidence.* New York: Routledge.

Spradlin, S. A. (2003). *Don't let your emotions run your life: How dialectal behavior therapy can put you in control.* Oakland, CA: New Harbinger.

Stallard, P. (2002). *Think good-feel good: A cognitive behaviour workbook for children.* West Sussex, UK: Wiley.

Sudak, D. M., Codd, III, R. T., Ludgate, J. W., Sokol, L., Fox, M. G., Reiser, R. P., et al. (2015). *Teaching and supervising cognitive behavioral therapy.* New York: Wiley.

Sue, S., Zane, N., Nagayama Hall, G. C., & Berger, L. K. (2009). The case for cultural competency in psychotherapeutic interventions. *Annual Review of Psychology, 60,* 525–548.

Taft, C. T., Murphy, C. M., Elliott, J. D., & Morrel, T. M. (2001). Attendance- enhancing procedures in group counseling for domestic abusers. *Journal of Counseling Psychology, 48*(1), 51–60.

Tarrier, N., & Johnson, J. (Eds.). (2016). *Case formulation in cognitive behaviour therapy: The treatment of challenging and complex cases.* East Sussex, UK: Routledge.

Tolin, D. F. (2016). *Doing CBT: A comprehensive guide to working with behaviors, thoughts, and emotions.* New York: Guilford Press.

van Minnen, A., & Foa, E. B. (2006). The effect of imaginal exposure length on outcome of treatment for PTSD. *Journal of Traumatic Stress, 19,* 427–448.

Vitousek, K., Watson, S., & Wilson, G. T. (1998). Enhancing motivation for change in treatment-resistant eating disorders. *Clinical Psychology Review, 18*(4), 391–420.

Ware, J. E., Jr., & Sherbourne, C. D. (1992). The MOS 36-item short-form health survey (SF-36): I. Conceptual framework and item selection. *Medical Care, 30*(6), 473–483.

Watson, J. B. (1913). Psychology as the behaviorist views it. *Psychological Review, 20*(2), 158–177.

Watson, I., & Watson, R. (1921). Studies in infant psychology. *The Scientific Monthly, 13*(6), 493–515.

Weingarten, C. P., & Strauman, T. J. (2015). Neuroimaging for psychotherapy research: Current trends. *Psychotherapy Research, 25*(2), 185–213.

Weisz, J. R., & Kazdin, A. E. (Eds.). (2017). *Evidence-based psychotherapies for children and adolescents* (3rd ed.). New York: Guilford Press.

Wenzel, A. (2017). *Innovations in cognitive behavioral therapy: Strategic interventions for creative practice.* New York: Routledge.

Westra, H. A., Constantino, M. J., & Antony, M. M. (2016). Integrating motivational interviewing with cognitive-behavioral therapy for severe generalized anxiety disorder: An allegiance-controlled randomized clinical trial. *Journal of Consulting and Clinical Psychology, 84,* 768–782.

Wierzbicki, M., & Pekarik, G. (1993). A meta-analysis of psychotherapy dropout. *Professional Psychology: Research and Practice, 24*(2), 190–195.

Williams, M., Fennell, M., Barnhofer, T., Crane, R., & Silverton, S. (2015). *Mindfulness-based cognitive therapy with people at risk of suicide.* New York: Guilford Press.

Williams, M., Teasdale, J., Segal, Z., & Kabat-Zinn, J. (2007). *The mindful way through depression: Freeing yourself from chronic unhappiness.* New York: Guilford Press.

Wright, J. H., & Brown, G. K. (2017). *Learning cognitive-behavior therapy: An illustrated guide* (2nd ed.). Washington, DC: American Psychiatric Publishing.